老化とたたかう漢方薬入門

関水康彰　著

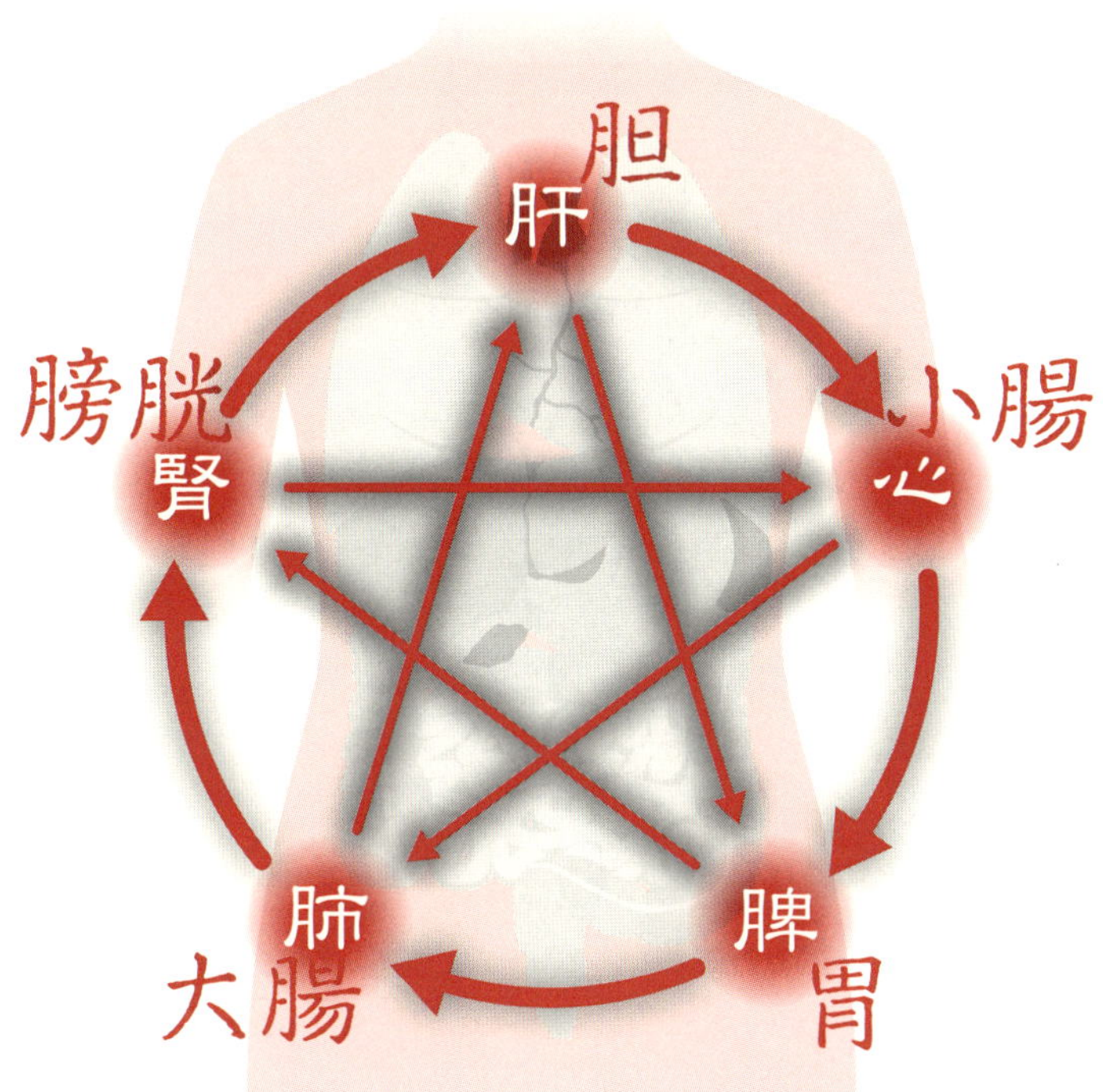

技術評論社

はじめに

19世紀、明治維新までは、日本における医学といえば漢方でした。

漢方は中医学（中国の伝統医学）に起源をもち、奈良時代に渡来して以来、気候・風土、さらに日本人の体質などを取り入れながら発展してきた日本独自の医学です。

したがって、漢方は精密な検査機能がなかった時代から、患者の訴えと医師の観察で診断・治療してきた**経験の蓄積によって育まれてきた医学**とも言えるでしょう。

漢方治療は、各人が本来もっている「**病気と闘い治す力**（**自然治癒力＝生命力**）」を高めて病気や老化に対処することに重点を置きます。

西洋医学では、体質が違っても診断が決まれば同じ薬の処方となりますが、漢方ではそれぞれの体質およびその自覚症状、さらに診察所見などと八綱弁証（証《しょう》）を勘案しながら処方が決まり、一人ひとりにふさわしい治療が施されます。

漢方は、東洋的な自然哲学思想による生理学、病理学に裏付けされた**気血水の調和というバランス理論に基づく自然の摂理に従う医学**でもあります。

陰陽五行説では、人体の構造と機能（働き）を5つに分けたものが五臓六腑であり、人間の体は五臓（肝・心・脾・肺・腎）を中心に機能しているとされます。

そして、陰陽五行説を人体（生理・病理）に当てはめて応用したのが、漢方の医学思想であり医方（診断と治療）でもあります。

昨今、病気とは言えないまでも、**グレーゾーンの未病状態**（体のバランスが崩れ始めている状態）で不調に悩む人が年々増えていると言われます。

不定愁訴や冷えなどがあるにも関わらず、検査の結果は「異常なし」と診断されてしまうこともあります。

とくに高齢者の場合では、生活の不活発（＝全身の機能が低下）から生理学的な不調によって、一人で多くの病気を抱えていたり、症状がはっきりしなかったり（病気ではない病気状態）、ということが特徴とされます。

日経メディカル「漢方薬使用実態調査及び医学教育に関する意識調査２０１２」（オンライン登録医師が対象）によると、**処方を受けた高齢者の88・1％の人が漢方薬による治療に納得**しているという報告もあります。

本書では、漢方の思想基盤である陰陽五行説に則り、五臓の働きを現代的に解釈して解説するとともに、老化にともなう五臓の変調とそれに対応する漢方処方を紹介しました。

現在、漢方薬を服用されているご本人、それを見守るご家族の方に少しでもお役に立てれば幸甚です。

関水康彰

老化とたたかう 漢方薬入門

目次

第1章

中年以降、老化現象はどのように現れるのか？

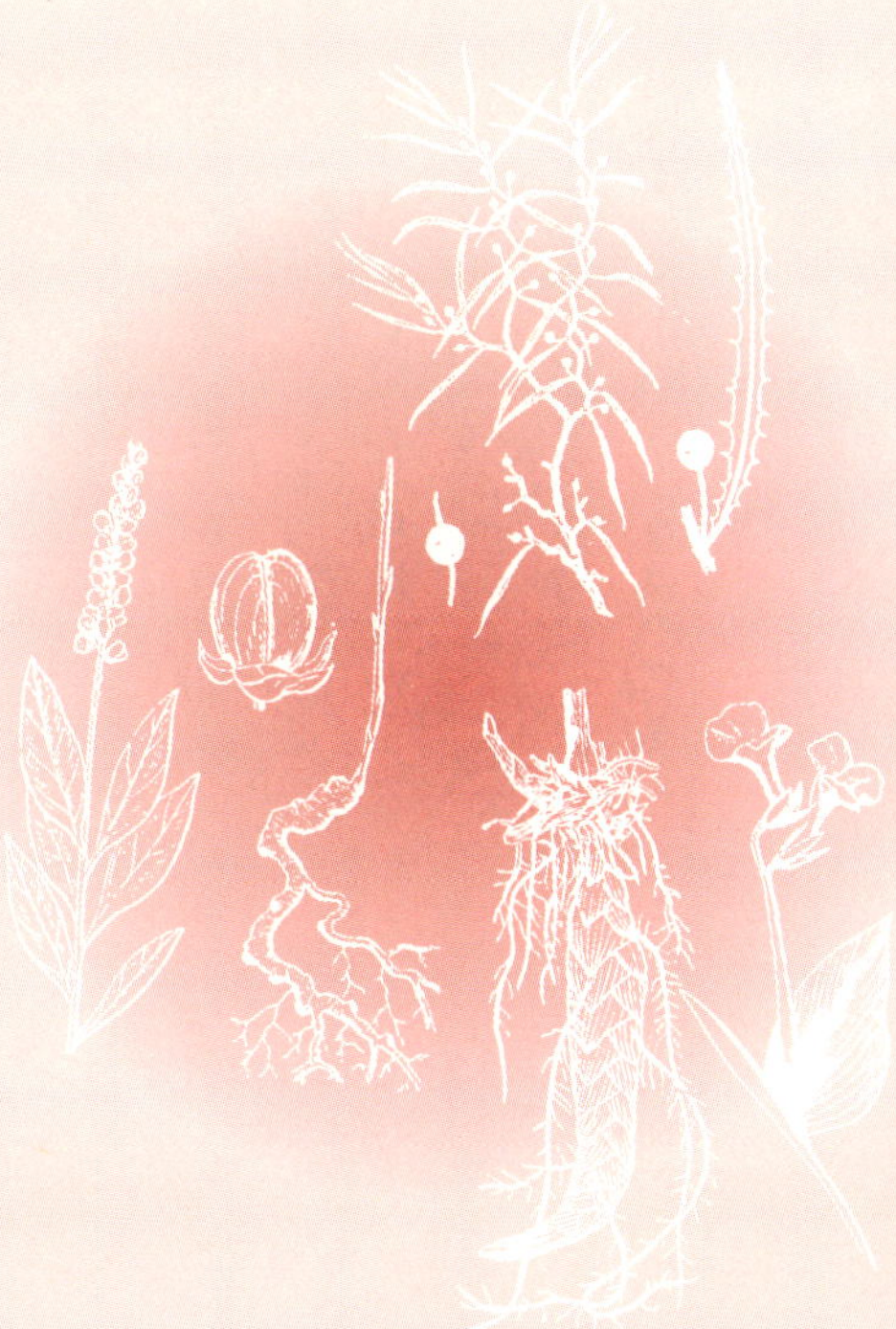

今後も延びる平均寿命

■日本人の平均寿命の年次推移（1947～2014年）

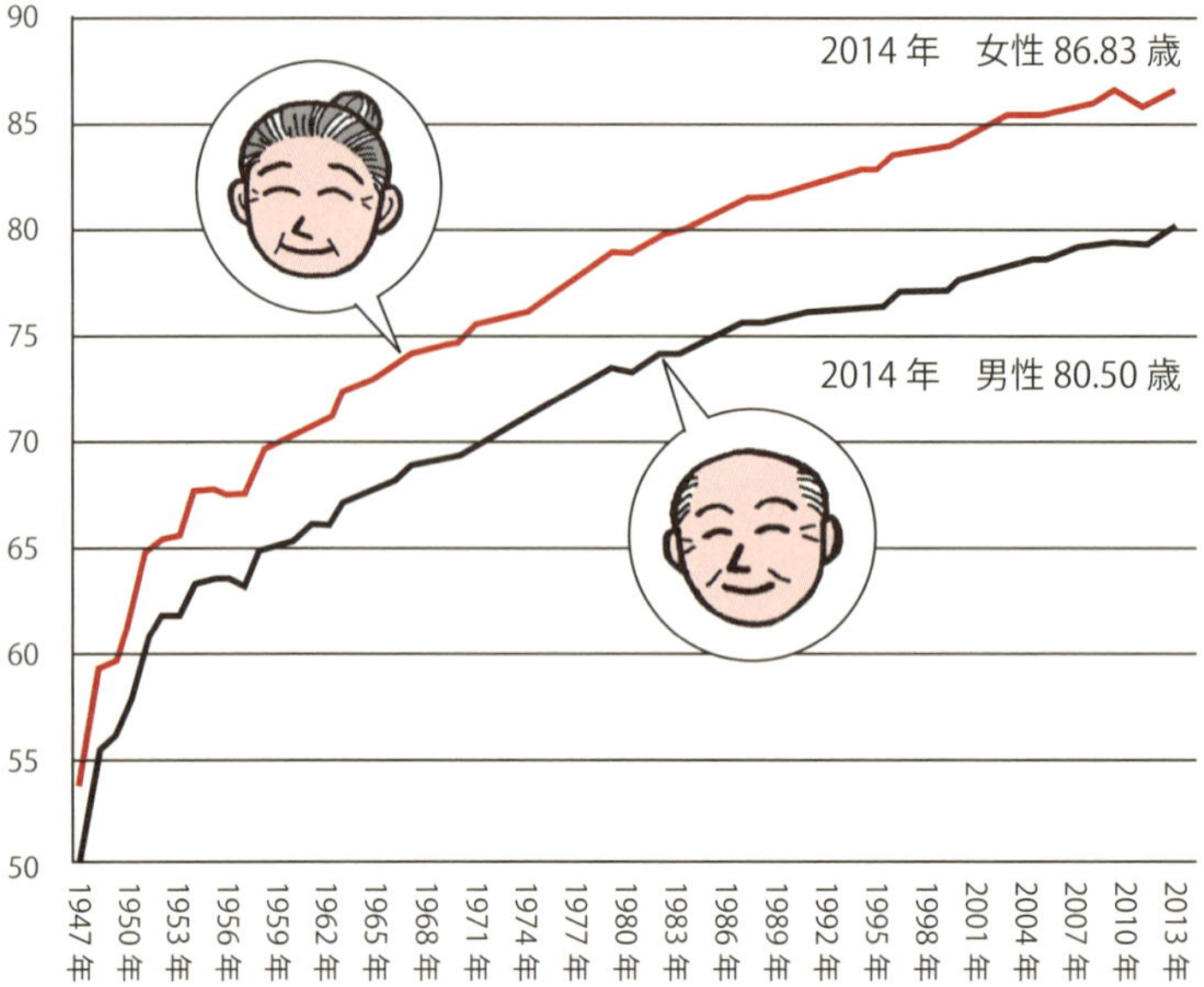

厚生労働省が２０１５年７月に発表した２０１４年の「簡易生命表」によると、日本人女性の平均寿命は86・83歳、男性は80・50歳になりました。女性は３年連続で世界第位１位、男性は前回の第４位から上昇して第３位になり、いずれも過去最高を更新しました。

平均寿命は前年と比べて、女性が０・22歳、男性が０・29歳延びています。これは女性が心疾患や脳血管障害、男性はがんや肺炎の死亡状況が改善したことが大きく、厚生労働省は、医療技術の進歩や健康意識の高ま

＊簡易生命表：厚生労働省によって毎年作成、公開される。日本にいる日本人について、１年間の死亡状況が今後変化しないと仮定したときに、各年齢の人が１年以内に死亡する確率や、平均してあと何年生きられるかという期待値などを、死亡率や平均余命などの指標（生命関数）によって表したもの。

＊平均寿命：各年における０歳児の平均余命のこと。たとえば2014年の女性の平均寿命は86.83歳なので、「2014年に生まれた女性は、社会情勢などの大きな変化が無い限り、平均的に86.83歳まで生きられる」ことを意味する。

りが、その背景にあるとしています。

日本人の平均寿命は、戦後間もない１９４７年では女性が53・96歳、男性が50・06歳でした。それが女性は１９６０年に70歳、１９８４年に80歳を超え、男性は１９７１年に70歳、２０１３年に80歳を超えてからも延び続けています。

こうしてみると、67年間で男女とも30年以上も平均寿命が延びたわけですから、いかに日本人が長寿になったかがわかります。

さらに「三大疾患」、つまり「がん、心疾患、脳血管疾患」で死亡する確率は、男性が52・20％、女性が47・80％とされ、これらがゼロのなった場合には、女性で６・02歳、男性で７・28歳、延びる可能性がある、としています。

したがって、今後も日本人の平均寿命は、まだまだ延びる余地があるわけです。

加齢と老化の違いは？

「**加齢**」と「**老化**」という言葉を区別して使っているでしょうか。

一般には同様な意味で用いられることが多いようですが、両者は明確に異なるのです。こと健康やそれに関するケースでは、きちんと区別して用いる必要があります。

加齢とは、誕生から暦に従って数えた年齢であり、必ずしも老化がともなうわけではありません。つまり、年齢の増加にともなう変化のことで、生まれてから死を迎えるまでの時間経過を表します。

したがって、加齢は誰にでも平等に訪れるもので、その経過は「歳」という年齢表記で具体的に表されます。

一方、**老化とは、加齢にともなって起こるさまざまな生理機能の低下**を表した言葉です。それは、性的活動期（生殖期）を終え成塾過程の終盤でもある衰退期から生じる生体機能（細胞、組織、臓器）の劣化とも言えます。

ただし、老化は、各人の身体能力、生活環境や社会環境、食習慣や生活習慣、遺伝などの要因に左右されます。

したがって、**老化は個人差が大きく、同年齢の人でもその度合は異なる**と言えるでしょう。そしてその差は、歳を重ねるほど開いていくために、各人への訪れ方は不平等である、とも言えます。

そのひとつの例ですが、90歳を超えても国際ゴールドマスターズ陸上に参加して現役アスリートとして記録を伸ばしている人もいれば、病院通いを強いられている人もいます。

以上のことからわかるのは、加齢は自分の力で変えることはできないが、老化はさまざまな悪しき習慣を改善すれば、精神的活動と身体的活動により止めることは不可能でも**進行を遅らせることは可能**だ、ということです。

感覚器・筋肉・骨の変化

一般的に中年以降、健康面（心身）での変化として現れる老化現象とは、主にどのようなものでしょうか。
最もわかりやすい変化は、**感覚器の機能面での衰え**（**機能的老化**）でしょう。

たとえば、眼の近点調節機能ですが、それは加齢とともに低下し、40歳を過ぎたころから新聞を読む距離（だいたい30センチ）を遠ざけるようになります。いわゆる老眼です。

じつは、眼の近点調節機能は、早い人で10歳ごろから衰え（つまり老化）始めていると言われているので、もって生まれた機能にもよりますが、生体の老化は成長と同時に始まっているのです

また、**聴覚機能**も加齢とともに低下するので、音の聞こえ方が悪くなります。とくに、**高い音が聞こえにくい**、というのは聴覚の老化の顕著な例です。一般には、60歳前後からその現象は目立ち始め

耳の模式図

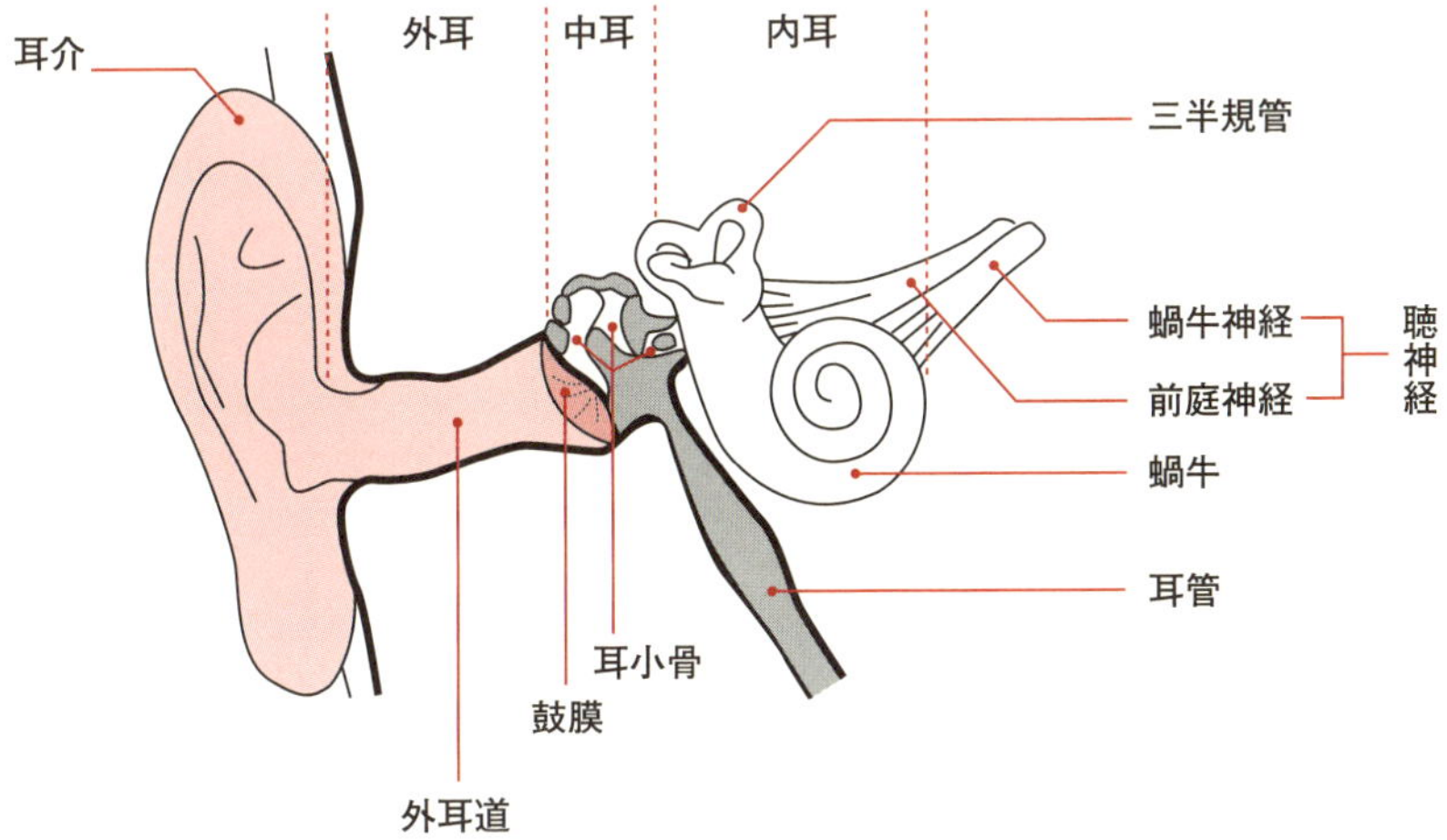

音を感知する耳の仕組み

耳介《じかい》で集められた音の振動は、外耳道を通って鼓膜に伝えられます。この鼓膜までの部分が外耳です。そこから先は中耳で、さらにその先は内耳と呼ばれるところです。音が内耳に入ると、蝸牛《かぎゅう》に伝わり、その中に満ちているリンパ液を振動させ、それが聴神経に伝わり、大脳で知覚・認識されます。

蝸牛の中には有毛細胞があり、リンパ液が揺れることによってその細胞が反応して、入ってきた音の周波数の分析をします。蝸牛の入口付近の有毛細胞は高周波（高音）、奥が低周波（低音）を感知します。入口付近の有毛細胞は、つねに音にさらされているために摩耗が早く、それが高音を聞き取れない耳の老化につながっています。

ますが、じつは30歳頃から徐々に進行していると言われています。

一方、嗅覚は視覚や聴覚に比べると、原始的で直接的なために老化の影響を受けにくい、と言われています。したがって、**嗅覚障害の原因は、老化よりもむしろ鼻の疾患**であることが多いようです。

皮膚の老化も加齢とともに進みます。シミやシワなど外面的な変化は顕著な例ですが、皮下組織や汗腺・皮脂腺、感覚受容器でも老化は着実に進行します。

加齢とともに**筋肉が衰える**と、腹部や大腿部では**皮下脂肪が増加**しますが、顔や手、背中などではそれが減少します。

また、毛細血管が衰えて汗腺などの機能性が悪くなり、汗の出方も減り、体温の調節がうまくいかなくなります。同時に、皮膚の赤みがなくなり、くすみが出てきます。さらに、皮脂腺からの皮脂の分泌も悪くなるために、皮膚に潤いがなくなりカサカサしてきます。

それに加えて、**皮膚神経までもが減少**するので、**痛みや外的刺激からの反応も鈍く**なります。これは、感覚受容器（体内外の刺激を感知する器官）が十分に働かなくなったためで、その結果として、切り傷や火傷など痛みを自覚しにくくなるのです。

次に骨ですが、**加齢にしたがい骨量が減少**していくのは、誰にでも訪れる生理的な老化現象です。そのなかで深刻な疾患とされるのが、骨粗しょう症です。

骨は体重を支え、その内部では造血などを行っています。さらには、カルシウムやリンを中心としたミネラルの貯蔵もしています。

骨は、カルシウム、リン、タンパク質（コラーゲン）などでできていて、つねに破壊と再生（**リモデリング**）を繰り返している活発なひとつの臓器です。しかし、このリモデリングがバランスよく行われているうちはよいのですが、筋肉*の活動が減り骨への負荷減少によってカルシウム代謝が低下すると、骨の粗しょう化が起こってきます。

このように骨が脆《もろ》くなっているところに加えて、脳中枢の運動野、小脳、内耳の平衡器、大脳基底核の変性、さらに**筋肉の衰え**などから運動機能やバランス力の低下も加わり、**転倒の危険性**が増し骨折を引き起こしやすくなります。

骨粗しょう症は、女性に多く現れる疾患です。それには、女性ホルモンの分泌減少が大きく関わっています。

女性はだいたい50歳前後に閉経を迎えます。女性ホルモンは、副甲状腺ホルモン（骨からカルシウムを引き出す働きをする）に拮抗する働きをもっています。

したがって、女性ホルモンが分泌されている間は、骨からのカルシウム流出を防いでくれるので、骨のカルシウムはうまく新陳代謝されています。しかし、閉経した更年期からは、女性ホルモン分泌が減少するために、それができなくなり骨の粗しょう化が早まるのです。

最近、**ロコモティブシンドローム**という言葉をよく耳にするようになりました。これは「**運動器症候群**」とも呼ばれ、体を動かさなくなることで、**廃用性萎縮***による運動器（体を動かす筋肉、関節、骨など）の衰えによって、日常生活動作が低下し、**要介護になりやすい**

*筋肉：筋は骨の母で、筋はカルシウムによって収縮活動をする。

*廃用性萎縮：筋肉の委縮や心身機能低下などが、過度の安静などにより筋肉を長期間 使わないことで起こること。生活不活発病または廃用症候群ともいう。とくに高齢者では、筋肉量や骨量の減少が速く、１日臥床安静にしていると、2％の筋肉量（筋力）を失うという。老人とは仕事をやめた人、と言われるが、仕事という刺激が、代謝を調節する成長ホルモンの分泌を支え生体機能が維持される、と考えられる。

状態を指します。骨粗しょう症は、その危険因子の最たるものと位置づけられているのです。ちなみに、**骨の老化は夜間に進行する**と言われています。

背骨と組織の変化

加齢とともに体型なども変化を余儀なくされます。

中年を過ぎたあたりからは、腹部や腰部に脂肪が付き始めるとともに、大胸筋や上腕筋などが衰え、さらに下半身を支える大きな筋肉の塊である大腿筋（太もも）も痩せてきます。しかし、このような老化現象は、生体の機能に関する限りでは、それほど大きな問題ではありません。

最も問題になるのは、年齢とともに曲がってくる脊椎《せきつい》（背骨）の変化とされています。これは重い頭や上肢、胸部などを脊椎で支えながら二足歩行をする人間にとっては、宿命的な変化とも言えます。

脊椎の彎曲《わんきょく》は、身体の機能にさまざまな影響をおよぼします。

肩こり、腰痛、坐骨神経痛などは、それが原因で引き起こされる代表的な症状ですが、ほかにも、内臓、とりわけ胃への影響が知られています。

脊椎の彎曲によって圧迫を受けて胃が変形し、活動の制限を受けてしまうことで、食物が胃の上部に溜り、それが一定量になったときに一気に下方に送られるために、胃底部を刺激して出血性胃炎を起こす場合があるのです。

さらに、同様の理由で狭心症のような前胸部の痛みを引き起こしたり、肋間神経痛を起こしたりなど、消化器系の疾患だけではなく、神経系の疾患や循環器系疾患と似た症状が現れてくることもあります。

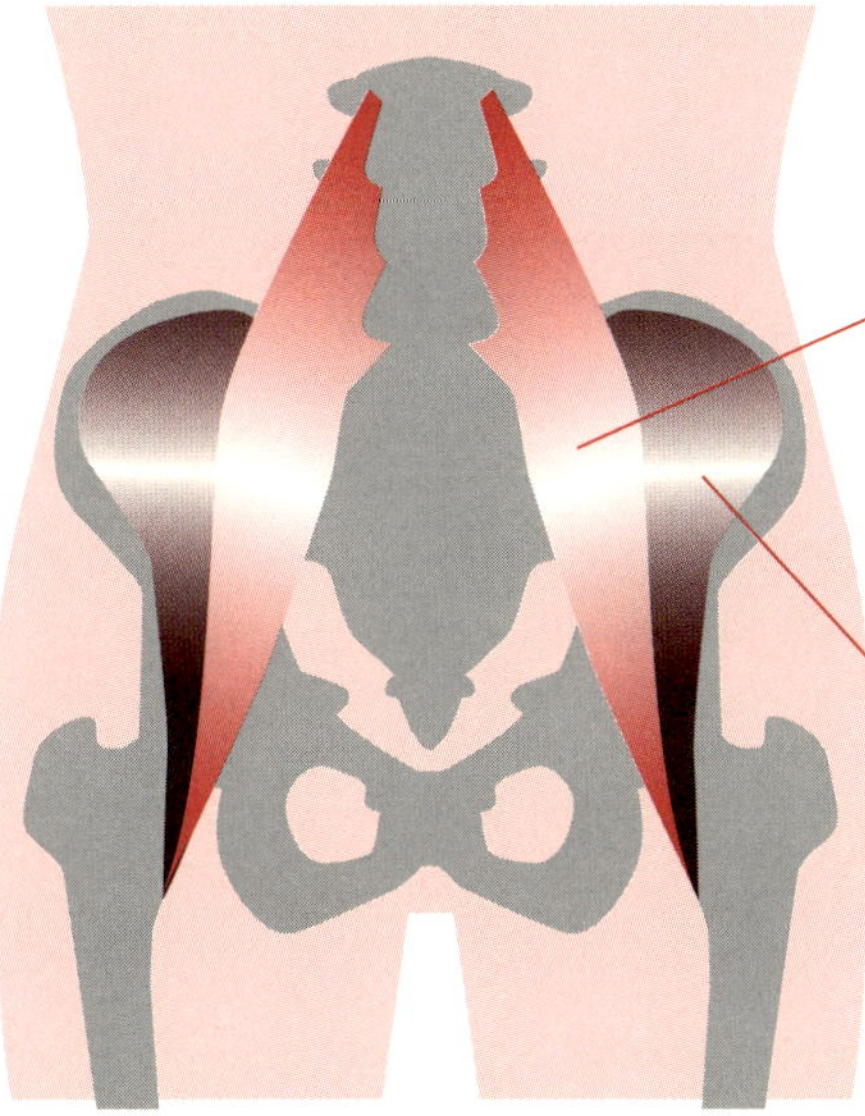
大腰筋
（背骨と両脚の付け根を結ぶ筋肉で、膝を高く上げるときに使われる）
腸骨筋
（骨盤と脚の付け根を結ぶ筋肉）

次に、**組織や臓器などの老化による変化**に触れてみましょう。

一般に、心臓を除いた臓器、脳、肝臓、腎臓、脾臓《ひぞう》などは、加齢とともに細胞が減って重量が低下します。これは、諸臓器が線維化して萎縮するため、と言われています。

しかし心臓だけは、逆に重量が増えます。その大きな原因は、血圧上昇や動脈硬化によって血管の壁が厚くなり負担が増して心臓が肥大化するからです。

こうした内臓以外で大きく変化する形態的老化は、インナーマッスル*の腸《ちょう》腰筋《ようきん》の重量です。腸腰筋とは、内臓と

＊インナーマッスル：幾重にも重なった筋肉構造のうち、人体の内側（骨に近い方）の見えない深層筋肉。体の各箇所の関節間をしっかりつなぎとめて、重力に対抗して姿勢を固定する役割をもつ。

■要介護度別にみた介護が必要となった主な原因（上位３位）

厚生労働省「国民生活基礎調査（平成 25 年度版）」のデータ「要支援者」項目をグラフ化

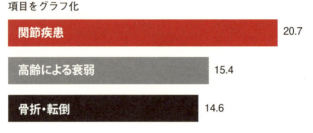

脊椎の間にある外からは見えない筋肉の一つで、大腰筋と腸骨筋を併せてそう呼びます。

その主な役割は、股関節を屈曲させることや腰椎のS字型を維持することです。この筋肉が老化にともない、若いときの半分以下の重量まで落ちてしまうことが知られています。なかでも、立ち姿勢の維持や歩行時に脚を上げる時必要とされる大きな大腰筋は、とくに老化しやすいと言われ、つまずきの原因になります。

したがって、腸腰筋が衰えると、体幹を支える姿勢もバランス感覚も悪くなり、つまずきや転倒・骨折もしやすくなり、また腰痛の原因にもなります。

厚生労働省による「国民生活基礎調査（平成25年度版）」では、介護が必要となった主な原因を要介護度別にみると、要支援者*では「**関節疾患**」が20・7％で最も多く、次いで「高齢による衰弱」が15・4％、第3位は「骨折・転倒」で14・6％になっています。さらに、要介護者の要介護4でも骨折転倒は第3位に入っています。

また、「要介護者等の年齢を年次推移で」みると、年齢が高い階級が占める割合が増加していて、「平成25年の要介護者等の年齢」を性別にみると、男は「80～84歳」の25・4％、

＊要支援：現在は介護の必要はないが日常生活を送るうえで不便があり、将来的に要介護状態になる可能性がある。要支援１～２がある。要介護４とは、みだしなみや掃除はおろか、立ち上がりや歩行などがほとんどできない、排泄がほとんどできない、などの状態。要介護１～５まである。

女は「85～89歳」の26・8％が最も多くなっています。

　人間の骨格筋の約70％は下半身にあります。その筋肉が衰えれば、動きやバランス感覚が悪くなるのは明らかです。よく、老化は下半身から、と言われますが、まさしくそれは老化のバロメーターと成り得るわけです。

脳機能の変化

　脳機能の老化というと、物忘れ、ど忘れ、探し物など記憶力の低下がまず指摘されます。記憶のプロセスは、記銘→保持→想起という流れでワンセットになっています。コンピューターにたとえれば、入力→保存→再生という一連の操作と言えるでしょう。

　歳をとって物覚えが悪くなるのは記銘力、「あれあれ」とすぐに言葉が出てこないのは想起力の衰えがベースにあると考えられます。

　しかし、このような多少の記憶力の低下は、歳を取り脳機能が衰えてくれば誰にでも訪れる生理的なもの、と言えなくもないでしょう。

　ですから、家族関係や社会生活において、支障をきたすことがなければ、さほど気にすることではありません。

　後の章で詳しく述べますが、問題になるのは、今しがたの記憶が曖昧になる「短期記憶障害」や時間・場所・人物・状況などがわからなくなる「見当識《けんとうしき》障害」などのほか、今までできていたことが難しくなったり、言葉の言い間違いが多くなったり、言葉が理解できな

■脳の模式図

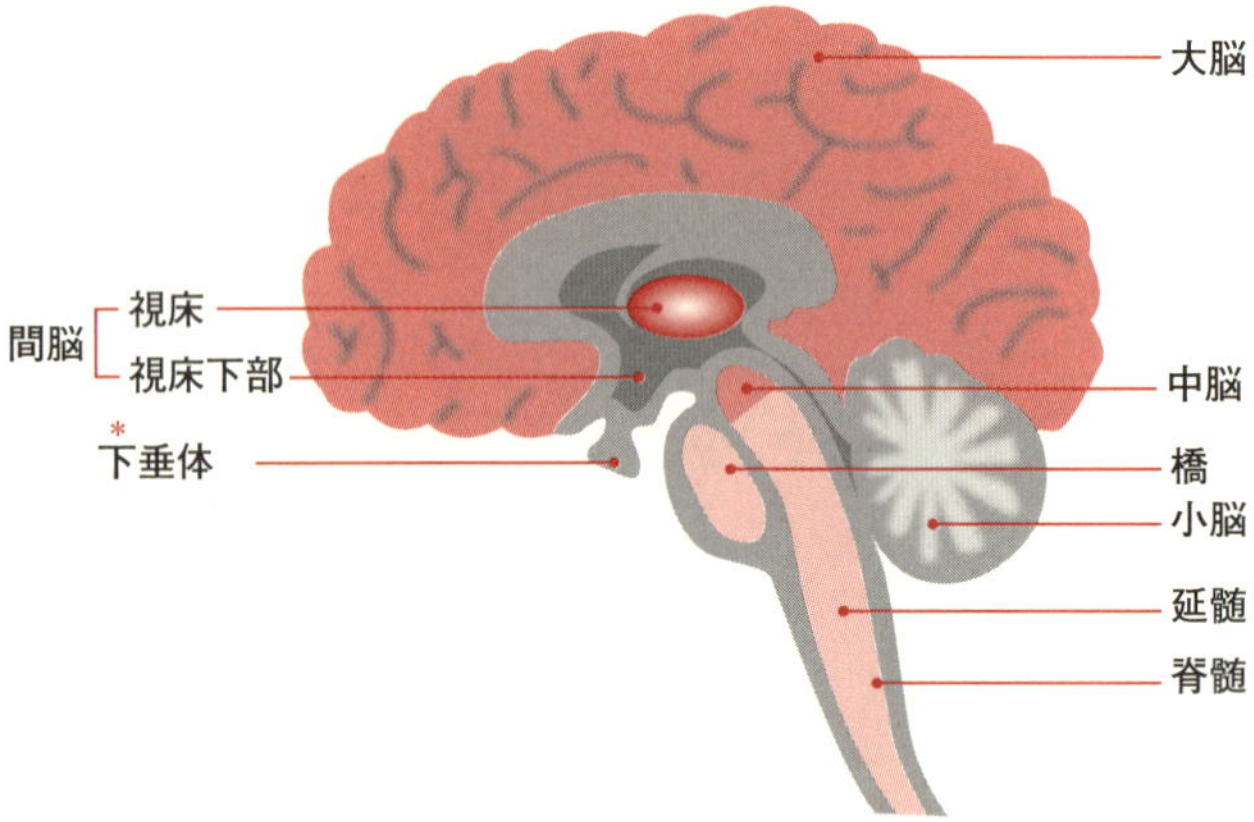

くなったりなどの障害が起こり、それが進行していくようなケースです。この状態は、認知症へ進む危険水域と考えられます。

脳は言うまでもなく、生命活動のコントロールタワーです。したがって、脳幹以外の脳機能のすべてが停止してしまった状態は脳死と呼ばれ、欧米のほとんどの国ではそれはヒトの死としています。

脳は大きく分けて、大脳、小脳、脳幹に分けられます。

大脳は、脳全体の約80%の重量をもち、からだ全体から送られてくる情報を処理し、指令を下す総司令室のような役割を果たしています。

小脳は、脳の後部にぶら下がったようにあり、からだ各部の筋運動の調節と平衡感覚を司ります。

脳幹は、脳の最下層に位置し、間脳（視床《ししょう》、視床下部）、中脳、橋《きょう》、延髄が含まれます。こ

＊下垂体：さまざまなホルモンの働きをコントロールしている部位。まさにホルモン中枢。

■側頭葉の深部にある海馬

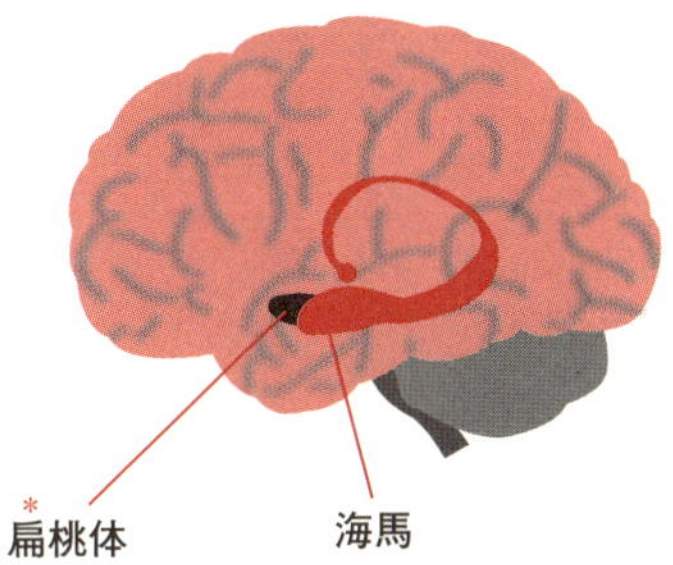

■大脳皮質の４エリア

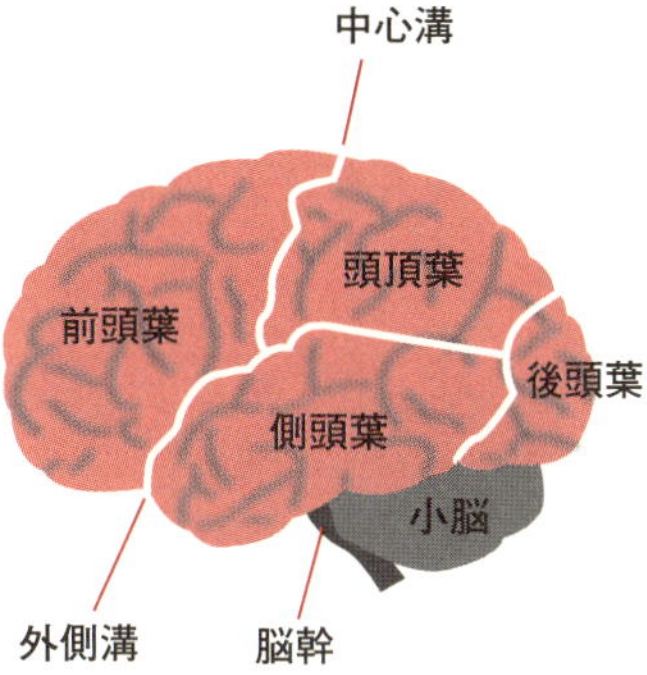

こは、すべての運動神経繊維と感覚神経線維が通っている脳の神経中枢部です。

視床は、中脳*の上部に左右２つあって、嗅覚を除き視覚、聴覚、体性感覚などの感覚入力を大脳新皮質へ中継する重要な役割を担う部位です。

視床下部は自律神経の中枢であり、呼吸や睡眠・覚醒、血液の循環、発汗による体温調節など、動物が生きていくうえで不可欠な本能行動と怒りや不安などの情動行動を司っています。

この項の初めに記した、認知や判断、記憶などに深く関わるのが大脳です。そして、その表層部分にあるのが大脳皮質で、**前頭葉**(認知、判断、意思、記憶、運動言語運動など)、**頭頂葉**(知覚、味覚、皮膚感覚など)、**側頭葉**(記憶、聴覚など)、後頭葉(視覚)に分かれます。

前頭葉や側頭葉は、老化にともない脳細胞の変性や脱落による萎縮が大きいと言われ、機能

＊中脳：脳幹を構成する部位のひとつ。脳幹の上部にあり、大脳と脊髄、小脳を結びつける。視覚、聴覚、体の平衡、姿勢の保持などに関する中枢がある。

＊扁桃体：意識によらない恐怖感、不安、悲しみ、喜び、直観力、情動の処理などを行う。

低下を起こしやすくなります。その結果、認知、記憶、判断力が鈍ってくることになります。

記憶入力に関わるのは、海馬《かいば》です。海馬は、大脳皮質の内側にある大脳辺縁系*の一部で、側頭葉の内側部の奥深い場所にあります。

そこは情報が一時的に保存される場所で、この部位が老化して機能低下を起こすと、物忘れがひどくなります。アルツハイマー型認知症の場合では、初期の時点で海馬に萎縮障害が発生すると言われています。

視床や視床下部などの間脳も、やはり老化によって機能低下を起こします。とくに、**自律神経***(交感神経、副交感神経)は、生命に必要なすべての機能に関与していて、とりわけ、内臓系の生体の恒常性(ホメオスタシス)の維持に重要な役割を担っています。自律神経は、その名のとおり意志とは関係なく自律的に働いている神経で、**交感神経と副交感神経は拮抗**して働いています。

それが加齢などによって老化すると、活動と感情変化によって副交感神経の働きが低下していき、逆に交感神経だけが強く働くというアンバランスな状態(時にはその逆)に陥りやすくなります。

副交感神経は、心肺以外の内臓系の血管を拡張して**全身の隅々まで血液を送り届ける**働きがあるので、その機能が低下すると血流が悪くなり、体内に十分な栄養や酸素が行きわたらなくなります。

＊大脳辺縁系：大脳皮質の内側にあり、脳幹の周囲にあるエリアで、動物としての原初的な行動の源となっている部位。情動に深く関与する。

＊自律神経：内臓などの諸器官の活動を意思に関係なくコントロールする末梢神経。交感神経が強く働くと、血圧・心拍数・呼吸数が上昇し（消耗・発電状態）、逆に副交感神経が強く働くと、その数値が下降する（充電・補給状態）。

■自律神経のバランス

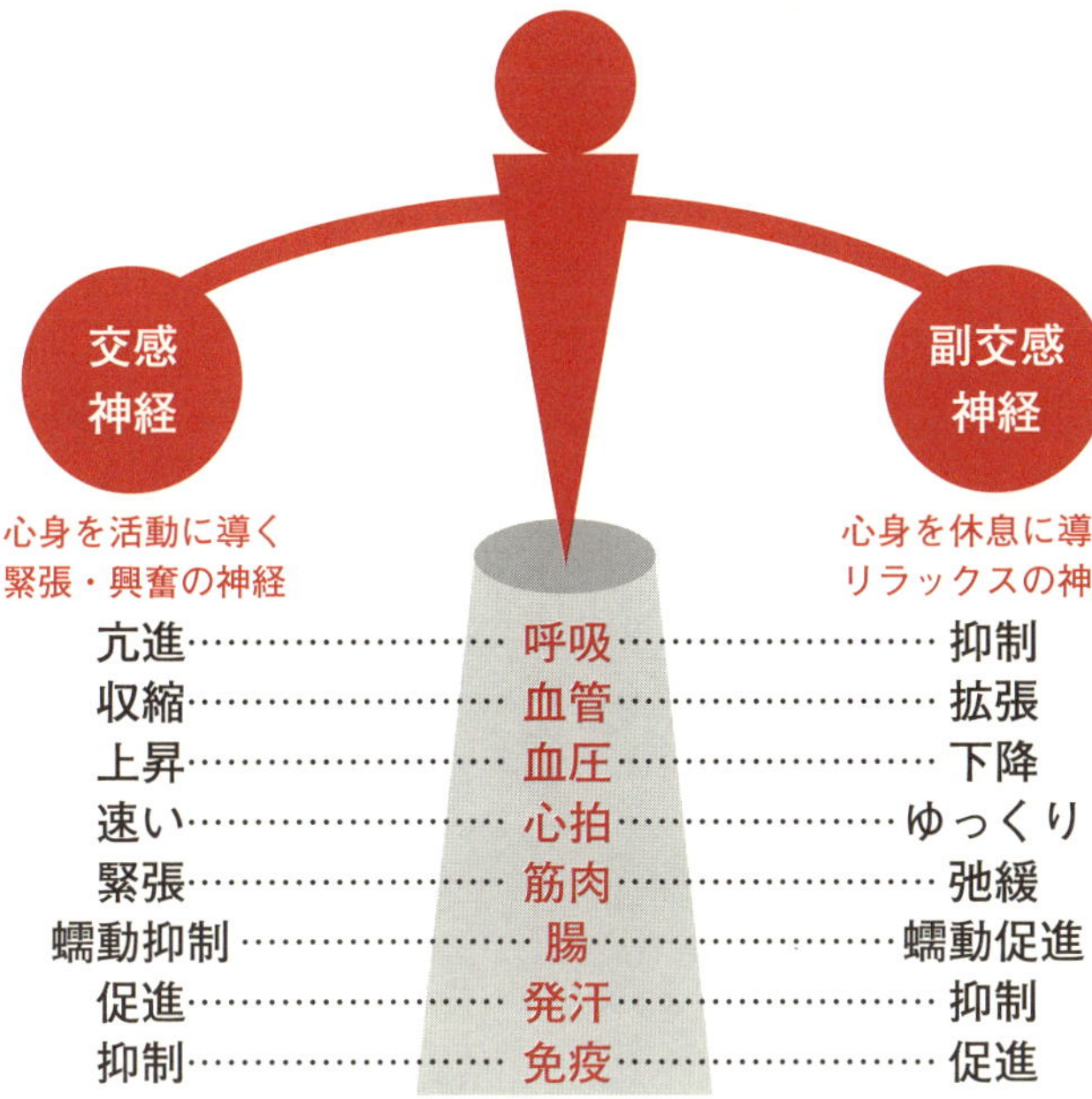

また、代謝によって生じた老廃物をうまく回収できなくなります。さらに、経年変化は免疫系にも及び、免疫細胞が十分に働くことができなくなります。その結果、冷えやむくみだけではなく、免疫力も低下してしまいます。そうなると、全身の機能は低下し、感染症、がん、自己免疫疾患など、さまざまな不調や病気を招きやすくなり、また老化もさらに進んでしまうことなるのです。

一方、**交感神経の亢進**では、**心臓と肺、そして筋肉系の活動、血流を活発**にします。

神経系は自律神経をはじめ、身体の内外からの刺激に対して素早く反応し、諸臓器および各器官の調和を保つ働きを司っています。

全身の末端から情報を集め、神経系全体をコントロールしている脳や脊髄は、中枢神経と言います。これに対し

- 神経系
  - 中枢神経
    - 脳
    - 脊髄
  - 末梢神経
    - 体性神経
      - 運動神経（遠心神経：脳から末端へ）
      - 感覚神経（求心神経：末端から脳へ）
    - 自律神経
      - 交感神経（活動時優位）
      - 副交感神経（休息、睡眠時、食事時優位）

て、前述の自律神経や体性神経の運動神経、感覚神経は末梢神経と呼ばれています。

脳は、全身に指令を出す神経の指令塔であり、脊髄は諸器官への神経伝導路としての役割を担い、運動神経は筋肉を支配し中枢の興奮を末梢へ伝え、逆に感覚神経は刺激・興奮を末梢から中枢へ伝える働きをします。

中枢神経の老化は、血管病変とともに脳の老化（萎縮や変性など）であり、**認知症やパーキンソン病*を引き起こす**一因にもなります。

また、脊髄の老化は、排便・排尿障害や下半身の麻痺などの原因にもなります。

しかし、それは脊髄そのものの病気（老化）というよりも二足歩行の宿命とも言えるのですが、それが脊柱の構造変性や椎間板の変性などを引き起こして神経を圧迫するのです。その結果、背中や腰部の痛みやしびれ、排尿・排便障害などの神経症状が現れることになります。

一方、体性神経の運動神経や感覚神経の老化は、中枢神経（とくに大脳皮質）との情報交換がスムーズにいかなくな

＊パーキンソン病：神経活動に欠かせないドーパミンという神経伝達物質が不足することで発症する。代表的な症状は「振戦（ふるえ）」「固縮（こわばり）」「無動（動きが遅い）」「姿勢反射障害（バランスが取れない）」の４つが知られている。

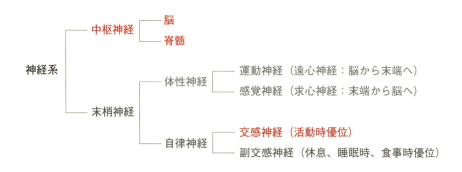

る（反応が遅くなる）ので、動きが鈍くなってしまいます。

以上のことからもわかるように、老化することは私たちの心身に有害に働く現象です。

しかも、老化は進行性ですから後戻りはできません。

しかし、身体機能は使い続ける限り発達するという法則があります。それは使うことによって血流がよくなり、新陳代謝のための機能が維持されるからです。

逆に、使わずに何もしなくなれば、「生きることを止めた」とヒトの身体は察知してしまい、死のスイッチを作動すると言われます。

したがって、適当な刺激（運動）を継続的に与えることによって、脳を含め（認知症も）臓器や器官の機能衰退を抑制して健康を維持することが大切なのです。

ここで重要なことは、**すべての老化現象の背景には血流障害があって、それが最大の原因因子**となっている、という事実です。これは血の道症（瘀血）と呼ばれ、漢方治療においてはその解消にこそ重要な意味がある、とされています。

そこで必要になるのは、神経系に重要な栄養成分、ビタミンB群の摂取と適宜な運動や活動による機能の維持と、廃用性萎縮を防ぐ筋肉組織の強化です。

加齢を重ねれば、誰もが高齢者になることは避けられません。

しかし、老化現象をたくさん抱えた老人にはなりたくない、という意志を強くもって生活することが老化抑制の第一歩ではないでしょうか。

第2章

高齢者の身体的特徴と疾患の特徴とは？

20年後の日本は3人に1人が高齢者に？

総務省統計局によると、平成27年9月15日現在推計で「65歳以上の高齢者（以下「高齢者」）人口は３３８４万人で、総人口に占める割合は26・７％となりました。これは前年（３２９５万人、25・９％）と比べると、89万人増で0.8ポイント大きく増加しており、人口・割合ともに過去最高となりました。

男女別にみると、男性は１４６２万人（男性人口の23・７％）、女性は１９２１万人（女性人口の29・５％）と、女性が男性より４５９万人多くなっています。

年齢階級別にみると、70歳以上人口は２４１５万人（総人口の19・０％）で、前年と比べ33万人、0.3ポイント増、75歳以上人口は１６７３万人（同12・９％）で47万人、0.4ポイント増となりました。

また、80歳以上人口は１００２万人（同7.9％）で、前年と比べ38万人、0.3ポイント増となり、初めて１０００万人を超えました。

さらに、高齢者の総人口に占める割合をみると、昭和25年（4.9％）以降一貫して上昇が続いており、昭和60年に10％、平成17年に20％を超え、平成27年は26・７％となりました。ちなみに、主要国のなかで高齢者の総人口に占める割合を比較すると、日本（26・７％）が最も高く、次いでイタリア（22・４％）、ドイツ（21・２％）などとなっています。

国立社会保障・人口問題研究所の推計によると、高齢者が総人口に占める割合は今後も

■高齢者人口及び割合の推移

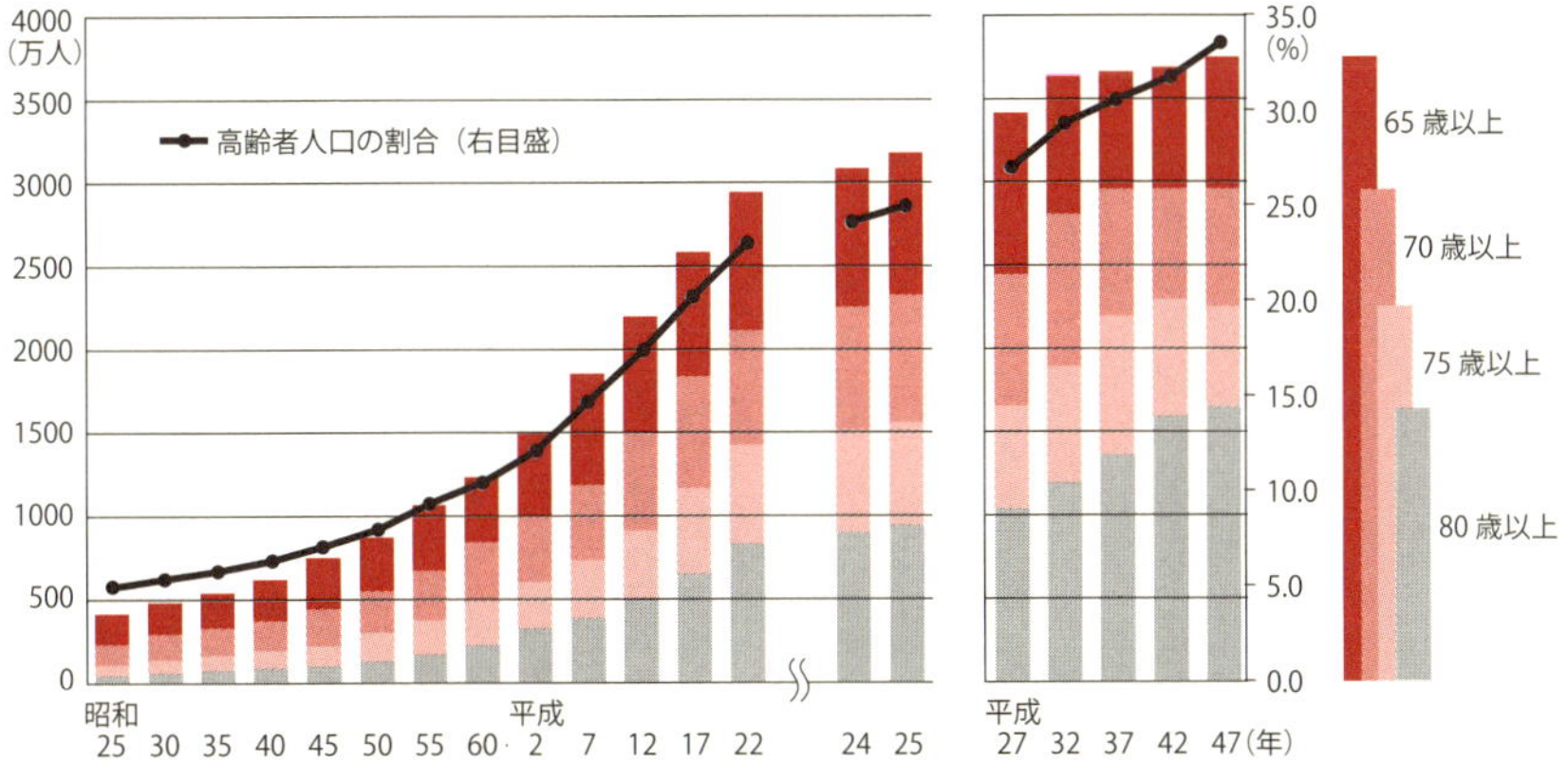

資料：昭和 25 ～平成 22 年は「国勢調査」、平成 26 年および 27 年は「人口推計」
平成 32 年以降は「日本の将来推計人口（平成 24 年１月推計）」出生・死亡推計（国立社会保障・人口問題研究所）から作成

注）平成 26 年および 27 年は９月 15 日現在、その他の年は 10 月１日現在

■今後の高齢者人口の見通しについて

	平成 27（2015）年	平成 32（2020）年	平成 37（2025）年	平成 42（2030）年	平成 47（2035）年	平成 52（2040）年
６５歳以上 高齢者人口（割合）	3384 万人（26.7%）	3612 万人（29.1%）	3657 万人（30.3%）	3685 万人（31.6%）	3741 万人（33.4% ）	3868 万人（36.1% ）
７０歳以上 高齢者人口（割合）	2415 万人（19.0 %）	2797 万人（22.5%）	2950 万人（24.5%）	2949 万人 25.3%）	2945 万人（26.3%）	2981 万人（27.8%）
７５歳以上 高齢者人口（割合）	1637 万人（12.9%）	1897 万人（15.1 %）	2179 万人（18.1 %）	2278 万人（19.5 %）	22455 万人（20.0 %）	2223 万人（20.7 %）
８０歳以上 高齢者人口（割合）	1002 万人（7.9 %）	1173 万人（9.4 %）	1339 万人（11.1 %）	1571 万人（13.5 %）	1627 万人（14.5 %）	1576 万人（14,7 %）

＊（出所）総務省「国勢調査」、社会保障・人口問題研究所「日本の将来推計人口（平成 24 年１月推計）より

上昇を続け、平成47年(2035年)には33・4%になり、3人に1人が高齢者になるとされます。そして、第二次ベビーブーム期(昭和46年~49年)に生まれた世代が65歳以上となる平成52年(2040年)には、それが36・1%になると見込まれています。

これを同年における他国との比較で見ても、日本(36・1%)が最も高く、次いでイタリア(33・8%)、ドイツ(31・3%)などとなっており、日本の高齢者人口の割合は、主要国の中で今後とも高い水準で推移すると推計されています。

厚生労働省「高齢者の健康(有訴者率)」に関する調査というデータがあります。そのなかで「65歳以上の高齢者の健康状態について」をみると、「平成25(2013)年における有訴者率(人口 1、000人当たりの『ここ数日、病気やけが等で自覚症状のある者(入院者を除く)』の数)」は466・1と半数近くの人が何らかの自覚症状を訴えている。」という報告があります。

さらに、「65歳以上の高齢者の日常生活に影響のある者率(人口1000人当たりの『現在、健康上の問題で、日常生活動作、外出、仕事、家事、学業、運動等に影響のある者(入院者を除く)』数)は、平成25(2013)年において285・2と、有訴者率と比べるとおよそ半分になっている。これを年齢階級別、男女別にみると、年齢層が高いほど上昇し、また、70歳代後半以降の年齢層に おいて女性が男性を上回っている。」と分析しています(参照:65歳以上の高齢者の有訴者率及び日常生活に影響のある者率)。

この調査結果から「高齢者の半数近くが何らかの自覚症状を訴えているが、日常生活に影響がある人は４分の１程度」であることがわかります。

加齢による基礎代謝の低下は病気のもとをつくる？

加齢にともなって基礎代謝量は低下するとされます。**基礎代謝**とは、身体を動かさなくても**生命を維持するために必要な最小限のエネルギー**（心臓を動かす、呼吸をする、体温を保つなど）のことで、１日の消費エネルギーの60％以上（約１２００～１４００キロカロ

■65歳以上の高齢者の有訴者率及び日常生活に影響のある者率

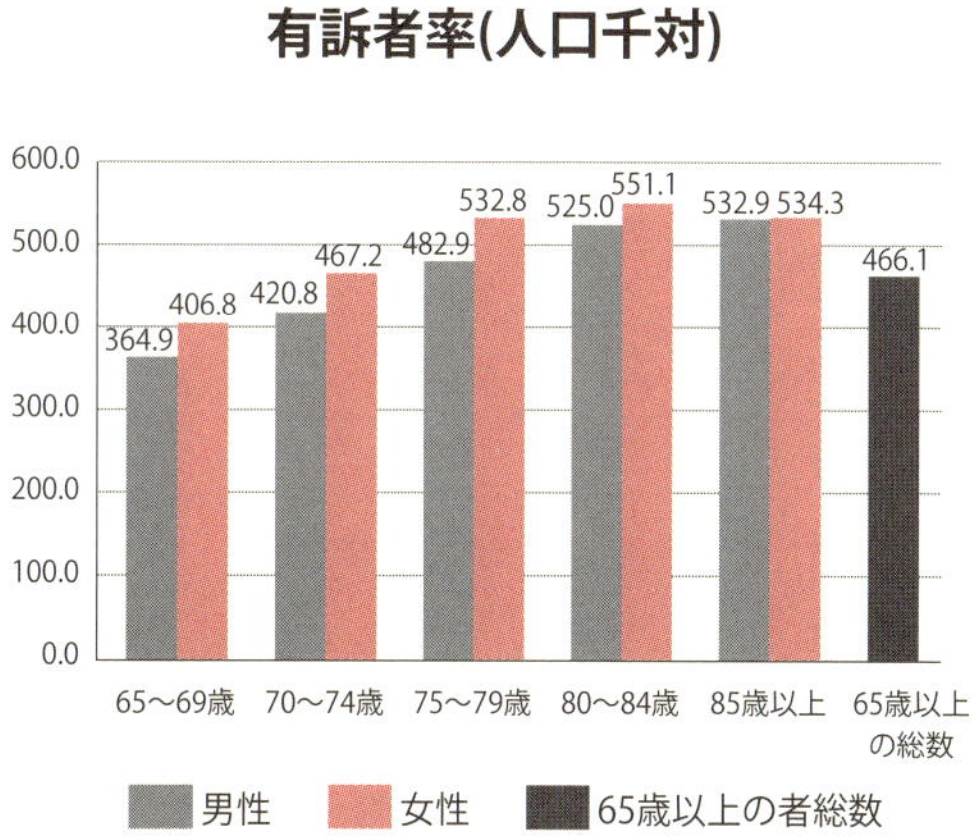

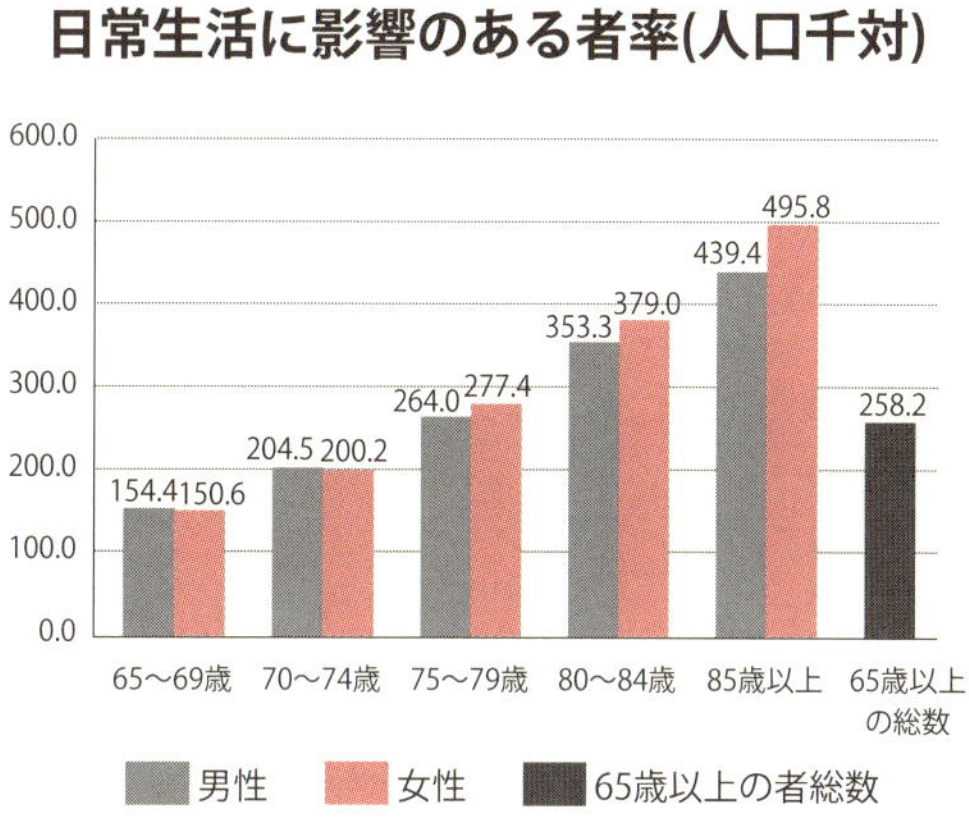

資料:厚生労働省「国民生活基礎調査」(平成 25 年)

リー）を占めます。

その**基礎代謝低下**の主な理由は、**筋肉などの除脂肪量*の低下**があげられます。代謝量（個体の熱の産生量に比例）は組織ごとで大きく異なり、脳や心臓、肝臓など臓器が最も大きく、次いで骨格筋です。脂肪組織にいたっては骨格筋の20％以下（全体では数％）ほどしかありません。

■年齢別基礎代謝量

性別	男性	女性
年齢（歳）	基礎代謝量	基礎代謝量
1～2	700	660
3～5	900	840
6～7	980	920
8～9	1140	1050
10～11	1330	1260
12～14	1520	1410
15～17	1610	1310
18～29	1520	1110
30～49	1530	1150
50～69	1400	1100
70以上	1290	1020

「日本人の食事摂取基準（2015年版）策定検討会」報告書
（厚生労働省健康局がん対策・健康増進課栄養指導室より抜粋）

歳をとっても臓器の重量は、それほど大きな変化はありませんが、脂肪は加齢にともない蓄積していく傾向があります。したがって、臓器は基礎代謝の低下にはつながりませんし、脂肪は蓄積されても基礎代謝量は上がりません。つまり、加齢にともなう基礎代謝量の低下は、骨格筋量の減少（体動が減るため）が主な理由としてあげられる、というわけです。

基礎代謝が低下すると、なぜ

＊除脂肪量：体重から脂肪量を除いた重量（水分、筋肉、骨など）のこと。

問題なのでしょうか。

それは、生活習慣病の元凶とされる**肥満**につながるからです。例えば、同じエネルギーを摂取していた場合、年齢とともに基礎代謝が低下するため、消費されないカロリーは脂肪となり蓄積されてしまいます。つまり、中性脂肪の増加、イコール肥満です。

また**骨格筋量の低下は**、**低体温を招く**ことにもなります。そうすると、新陳代謝が落ちるために血行も悪くなって、**免疫力の低下**や疲労、アレルギー、ひいては熱に弱く酸素呼吸の比率が低い、**がん細胞の活発化**にもつながります。

厚生労働省「日本人の食事基準２０１５年版」（年齢別基礎代謝量参照）によると、50歳を過ぎると男性はピーク時の約87％、女性は約77％、さらに70歳以上になると男性が約80％、女性は約72％まで基礎代謝は低下します。これはその背景に性ホルモン分泌低下があり、それが更年期以降に起こるためと考えられます。

ちなみに、基礎代謝量は男性のピークが15～17歳、女性が12～14歳なので、女性のほうが基礎代謝の低下時期が早いことがわかります。

このデータでも示されているように、加齢（性ホルモン分泌低下）による基礎代謝量の低下はやむを得ませんが、生きがいをもち、身体活動を増やして骨格筋の維持を心がければ、老化の速度を遅らせることは可能と言えるでしょう。

p33にまとめたものは、日本医師会が示した「**一般的な高齢者の身体的特徴**」です。それによると、特徴は大きく分けて６つあり「**予備力の低下**＊」「**内部環境の恒常性維持機**

＊予備力：日常生活を営むための気力や体力、適応力以外に使える余力のこと。病気になった場合などに、予備力が低下して肉体に負担かかかると、エネルギー不足によって回復が遅れ慢性化しやすくなる。

能の低下」「**複数の病気や症状をもっている**」「**症状が教科書どおりには現れない**」「**現疾患と関係のない合併症を起こしやすい**」「**感覚器機能の低下**」をあげています。

繰り返しになりますが、老化による身体の衰えを止めることはできません。それは仕方がないことですから、老化自体はそれほど問題ではありません。困るのは、老化によって引き起こされる病気、いわゆる**高齢者疾患**（老人病）なのです。

その代表的なものは、中枢神経系の血管損傷（脳血管障害の脳卒中など）、悪性腫瘍（がんなど）や心臓疾患（心筋梗塞など）、老年精神病（うつ、認知症など）などです。

一般的に、老化にともなって活動量（運動量）は減ってきます。それでも日常的に動くことができているうちは、それほど問題にはなりませんが、入院や安静を強いられて筋肉をあまり使わない生活を続けていると、**廃用性萎縮**（筋肉を長期間使わないことによって生じる筋肉の萎縮）を起こしてしまうこともあります。

そうなると、呼吸気系、循環器系、消化器系の各臓器は機能低下を起こしてしまいます。各臓器は相互に依存しあい、血管系、神経系、免疫系で連携しています。したがって、ひとつの臓器の機能障害は、その部位だけにとどまらず、いくつもの臓器に影響を与えます。それが高齢者の病気の特徴とも言えるのです。

日本医師会「高齢者の身体と疾病の特徴」のなかで「**3つの老年症候群**」として、次のパターンと「高齢者の疾患の特徴」を示しています。

【加齢変化なし】めまい、息切れ、腹部腫瘤、胸・腹水、頭痛、意識障害、不眠、転倒、骨

■一般的な高齢者の身体的特徴

①予備力の低下 ……………………………………

病気にかかりやすくなる

②内部環境の恒常性維持機能の低下 ……………………

環境の変化に適応する能力が低下する

a) 体温調節能力の低下：例えば外気温が高いと体温が上昇してしまうことがある。

b) 水・電解質バランスの異常：発熱、下痢、嘔吐などにより容易に脱水症状を起こす。

c) 耐糖能の低下：血糖値を一定に維持する能力の低下。インスリンや経口糖尿病薬治療を受けている糖尿病患者は低血糖を起こしやすくなる。

d) 血圧の変化：加齢とともに血圧が上昇する傾向にある

③複数の病気や症状をもっている ……………………

治癒もするが障害が残ったり、慢性化しやすくなる

④症状が教科書どおりには現れない ……………………

診断の基準となる症状や徴候がはっきりしないことが多い

例えば肺炎の一般的な症状といわれる高熱・咳・白血球増多も 高齢者の場合 50 ～ 60%しかみられないといわれている

⑤現疾患と関係のない合併症を起こしやすい ……………

病気により安静・臥床が長期にわたると、関節の拘縮、褥瘡（床ずれ）の発症、深部静脈血栓症、尿路感染などさまざまな合併症を起こしやすくなる

⑥感覚器機能の低下 …………………………………

視力障害、聴力障害などが現れる

日本医師会「高齢者の身体と疾病の特徴」より

折、腹痛、黄疸、リンパ節腫脹、下痢、低体温、肥満、睡眠時呼吸障害、喀血、吐・下血

【前期老年者（65～74歳）で増加】認知症、脱水、麻痺、骨関節変形、視力低下、発熱、関節痛、腰痛、喀痰《かくたん》（たんを吐く）、咳嗽《がいそう》（せきをする）、喘鳴、食欲不振、浮腫、やせ、しびれ、言語障害、悪心嘔吐、便秘、呼吸困難、体重減少

【後期老年者（75～89歳）で増加】ＡＤＬ（日常生活動作）低下、骨粗鬆症、椎体骨折、嚥下困難、尿失禁、頻尿、譫妄《せんもう》（意識障害）、うつ、褥瘡《じょくそう》（床ずれ）、難聴、貧血、低栄養、出血傾向、胸痛、不整脈

　老化という生理的現象は、活動量だけではなく、社会的立場や生きがいとしてのライフワークの有無などの精神的な要素をも含め、個人差が大きいとされます。したがって、体力や生理的年齢を考慮しながら、各人の基礎疾患に応じた治療が必要になります。
また一方では、高齢になると病気とは言えないような老化にともなう慢性疾患のケースも多くあると言われ、しかも経過が長いために、長期にわたって薬剤の投与が行われることになりがちなので、注意が必要です。

　日本医師会による「高齢者の身体器官の加齢現象・機能的変化にともなう疾患」では、加齢現象と主な疾患をとりあげ、表にして紹介しています。身近に高齢者の方がいる場合には参考になると思われるので、ぜひ記憶にとどめておいていただきたいと思います。

■高齢者の疾患の特徴

①	一人で多くの疾患をもっている（異なる系統の疾患を同時多発的にもつ）
②	個人差が大きい（筋肉活動をしている人は筋力低下などの廃用性萎縮が少ない）
③	症状が非定型的（症状がはっきりせず隠れやすい）
④	水・電解質の代謝異常を起こしやすい（熱中症、下痢、感染症、発熱などで循環器障害や脱水などで意識障害を起こしやすい）
⑤	慢性の疾患が多い（身体の機能が低下するため）
⑥	薬剤に対する反応が成人と異なる肝・腎臓の機能低下によって薬物などが体内に蓄積され副作用が発生しやすい）
⑦	生体防御力が低下しており疾患が治りにくい（予備力の低下で合併症の確率が高くなる）
⑧	患者の予後が医療のみならず社会的環境に大きく影響される（家族、友人との人間関係や経済事情）

＊日本医師会「高齢者の身体と疾病の特徴」より抜粋

■高齢者の身体器官の加齢現象・機能的変化に伴う疾患

身体器官		加齢現象	主な疾患
運動系	骨	骨組織を形成するカルシウムなどの減少により鬆（す）が入ったような状態になる。外力に対して弱くなり転倒などで折れやすい	大腿骨骨折
	関節	関節の軟骨が硬くなり周囲の組織は弾力性を失い関節の屈伸・可動域が減少する（変形）	変形関節炎 骨粗鬆症 リウマチ
	筋肉	筋組織が細くなり筋量が減少する	
感覚器系	聴覚	聴覚神経細胞の再生能力の限界と動脈硬化による内耳の血液循環の障害により、高音域が聞き取りにくい	難聴
	視覚	眼球は結膜を潤す細胞数の減少により乾燥する角膜は混濁化、瞳孔は収縮し、光反射が低下する 眼瞼下垂、遠視、視力低下、視野狭窄	白内障 緑内障
	感覚神経	痛みや温度に対する感覚低下（内臓系の痛みに鈍麻になり発見が遅れる）、皮膚感覚の鈍麻	外傷（熱症）
消化器系		唾液分泌の減少（口腔内の乾燥） 消化液の分泌の低下（胃液・胆汁・膵液） 消化能力の低下	潰瘍・がん 肝硬変　など
泌尿器系		膀胱の萎縮、男性の前立腺肥大、頻尿、残尿 排尿筋の低下および亢進による失禁 細菌に対する抵抗力低下・腎機能の低下	前立腺肥大　など
呼吸器系		胸膜関節の石灰化により胸壁の可動域低下 呼吸運動の低下（分泌物の喀出力の低下）	肺炎・肺癌・肺気腫 肺線維症
循環器系		大動脈の組織の石灰化により動脈弁の肥厚 弾力性の低下・冠動脈の硬化により心筋の 酸素供給の低下 血液中の赤血球数の減少	高血圧・白血病 虚血性心疾患 閉塞性動脈硬化貧血 悪性リンパ腫 不整脈うっ血性心不全
神経 代謝系		脳を含む神経系の機能低下、全体の代謝、ホルモンの分泌機能、免疫機構の機能低下、振動覚の低下、膝蓋腱反射の低下	脳卒中・糖尿病 パーキンソン病 変形性頸椎症 甲状腺疾患

日本医師会「高齢者の身体と疾病の特徴」より

第3章

漢方では老化をどう考えるのか？

「女性は7の倍数、男性は8の倍数」の年齢に変化が起こる根拠とは?

漢方*の原典とされる中国最古の医学書に『**黄帝内経**《こうていだいけい》』があります。

この書物は、前漢時代(紀元前206~8年)に編纂されたのが初めと言われ、後に複数人の手によって修飾や改修が加えられ、現存しているのは、そのなかの『**素問**《そもん》』と『**霊枢**《れいすう》』の二書です。

『**素問**』は生理、衛生、病理などの**基礎理論**と摂生および養生法について論じた書で、もう一方の『**霊枢**』は診断、治療、針灸術など**臨床医学**に関することが実践的、技術的に記述されています。

この『素問』と『霊枢』に一貫して流れる理論基盤は、後述する**陰陽五行説**という中国独自の**哲学思想**です。

『素問』と『霊枢』は、ともに黄帝と臣下の医師(主に岐伯《きはく》)による対話(黄帝の質問に岐伯が応える)という形式で進行します。

『素問』において、「人が年老いて子どもができなくなるのは、生殖能力が無くなるためか、あるいは自然の摂理なのか」という黄帝の問に岐伯は、以下のように答えます。

「女子は7歳になると**腎気**《じんき》が盛んになり、永久歯が生え変わり髪の毛も長く伸びます」と。

岐伯は、**女子は7歳、男子は8歳ごとの節目に変化が起こる**、ということを黄帝に説きま

*漢方:中国(漢)で発達し渡来して独自の発展をしてきた日本の伝統医学。

■女性の７年周期加齢変化

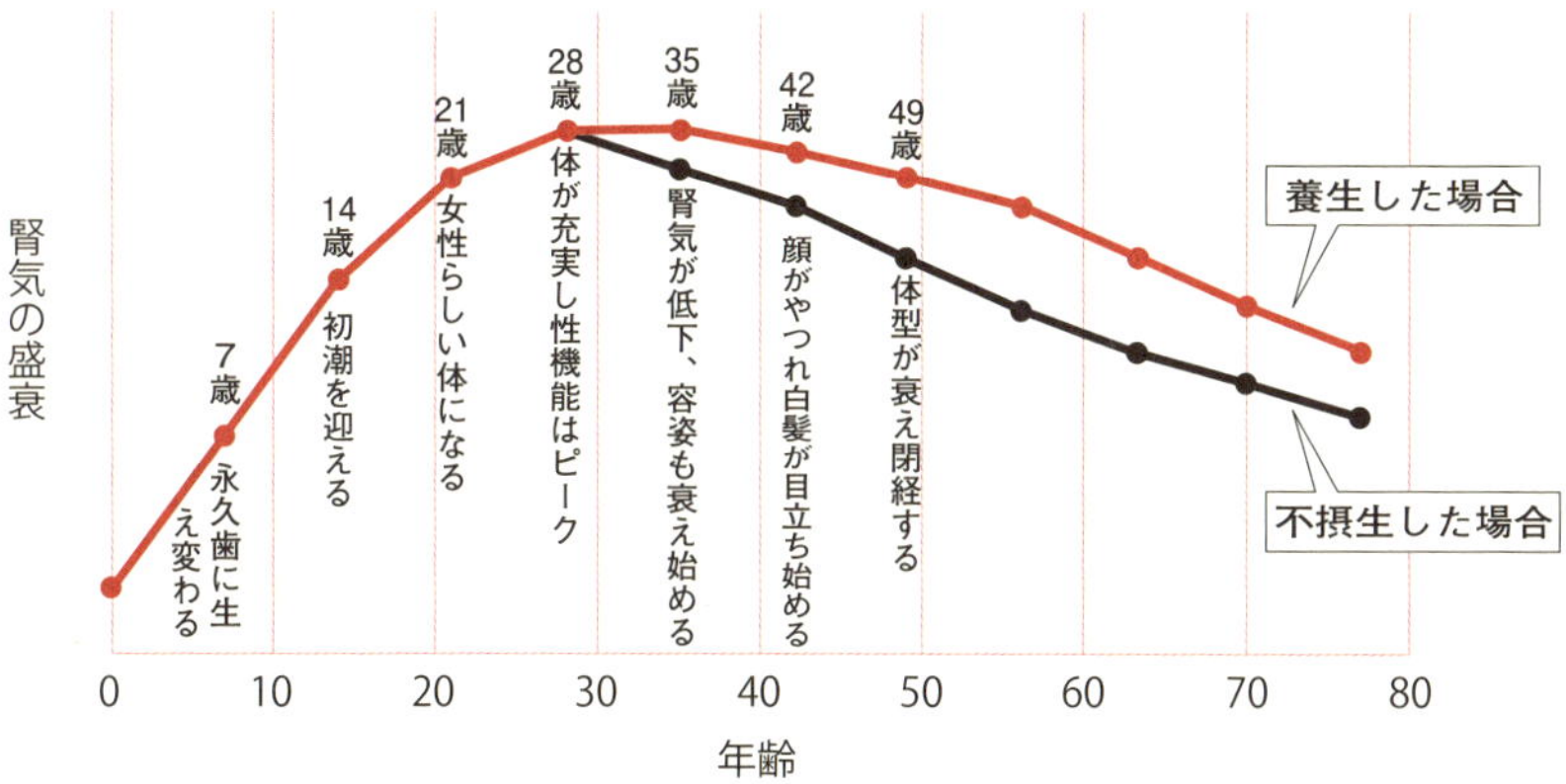

■男性の８年周期加齢変化

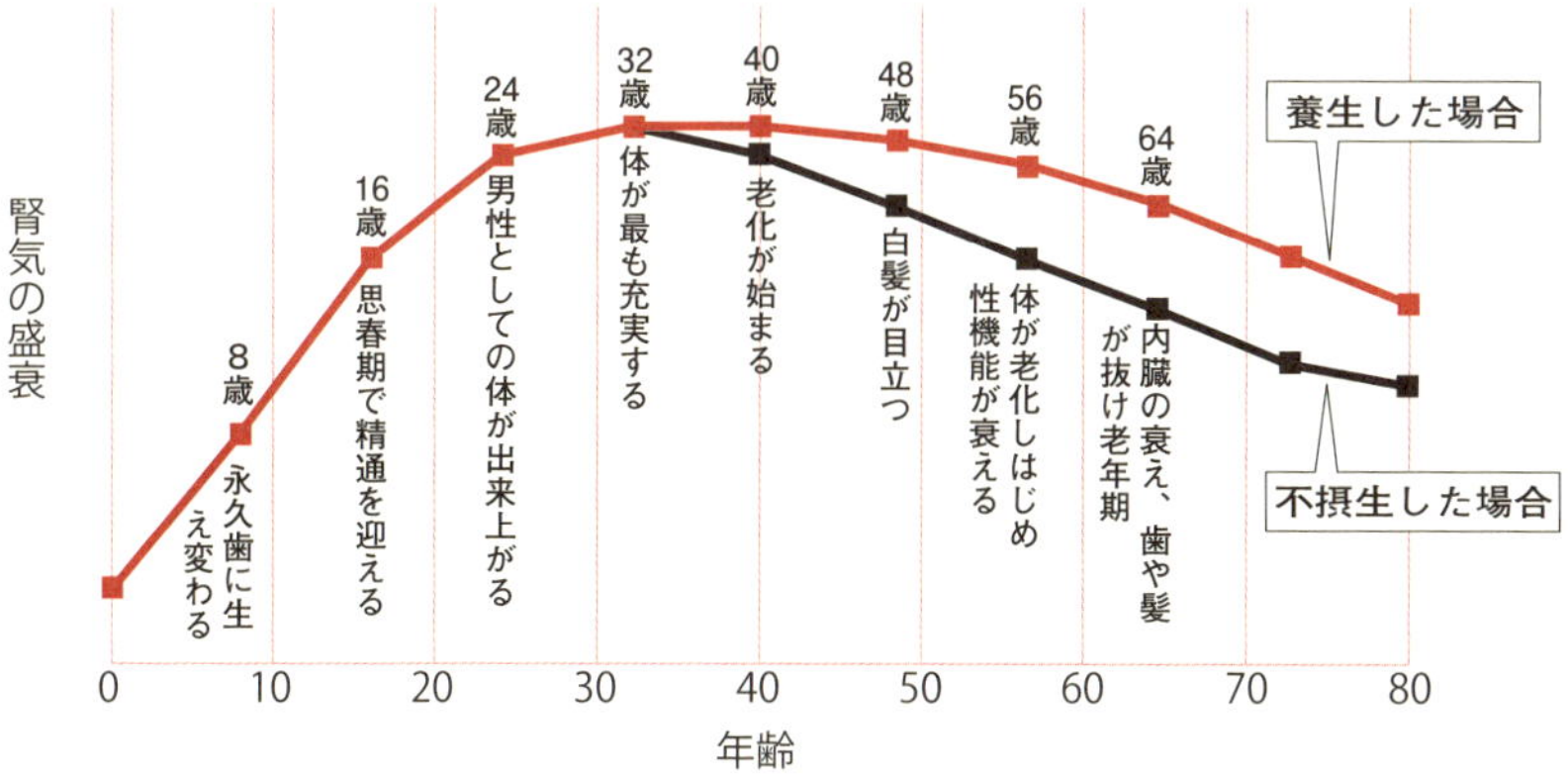

※上のグラフは『黄帝内経』における「男女の生殖可能（限界）年齢」です。

す。

これが、よく耳にする「女性は7の倍数、男性は8の倍数」の歳に体の変化が起こる、とされる「**年齢周期と体の変化**」の出処です。

その根拠とされるキーワードは「**腎気**」です。

腎気とは、腎臓やその働きだけを指すのではなく、**成長・発育・生殖などに関わるエネルギー**と考えられます。

つまり、「女性は7の倍数、男性は8の倍数」の歳に変化が訪れるというのは、男女のライフサイクルにおける**腎気の盛衰の周期**と言えるでしょう。

『素問』には、女性は7歳から49歳、男性は8歳から64歳まで**節目年齢**における体の変化が記されてあり、それをグラフにしたのが、p39の「女性の7年周期加齢変化」と「男性の8年周期加齢変化」です。

では、**女性の49歳**、**男性の64歳**というのは、何を意味しているのでしょう。

当時ではこの年齢になると、腎気が衰え女性ホルモンや男性ホルモンも激減してしまう、と考えられていたと思われます。つまり、**生殖年齢の限界**を岐伯が示した、と言えるでしょう。

さらに黄帝は「その年齢になっても、なお子どもをつくる能力がある者もいるがなぜか」と尋ねます。

それに対し「そのような人は、精気（生命活動のエネルギー）がいつまでも全身を巡り、腎気に余力があるから寿命が一般人よりも長いのです。しかし、やはりその年齢が限界です」と岐伯は答えます。

そして、「ただし、養生して道を心得ている者や仙人なら可能でしょう」とも答えたとされますが、それは理想像を語ったのではではないかと思われます。

さらに、もう一方の書『霊枢』において、黄帝が「気の盛衰は、生まれてから死ぬまで、どう変わっていくのか」を問います。

それに対し岐伯は、「気」の盛衰をベースに10歳刻みで１００歳までの変化を示して答えています。

その答えを表にしたのが下の「**気の盛衰による寿命１００年**」です。

■気の盛衰による寿命 100 年

年齢	気*の盛衰による体の状態
10	五臓*の機能が安定し、気血の巡りも順調になり、よく動いて走り回る。
20	血気が盛んになりはじめ、筋肉もたくましくなり、機敏に小走りをする。
30	五臓の働きが安定し、気血の流れも充実して、穏やかに歩く。
40	五臓六腑十二経脈のが完成し、成長も止まり、白髪が出はじめ、よく座るようになる。
50	肝気が衰えはじめ、肝臓も薄くなって胆汁の分泌が減り、視力が低下していく。
60	心気が衰え、憂い悲しみ、血気も巡りも悪くなるので、横臥するのを好むようになる。
70	脾気が虚弱になり、皮膚も衰えカサカサに乾燥してくる。
80	肺気が衰え、声にハリが無くなり、言い間違いをするようになる。
90	腎気が枯渇し、その他の四臓や全身の神経・脈管も低下し、脈も弱くなる。
100	五臓の気はすべて不足し、エネルギーがなくなり形骸だけが残り、やがて死に至る。

＊気：生体のエネルギー。
＊五臓：肝、心、脾、肺、腎を指す。
＊脾：消化器または消化システム。

生命のエネルギー「先天の気」「後天の気」とは？

漢方で「**腎**＊」は、心身の盛衰に関わる大切な臓器で、広く生殖や成長・発育、ホルモンの分泌、免疫系などの生命の根幹機能を併せもつ「**生命力の源**＊」と考えられています。

人間の生命力は、**生まれながらに親からもらった「先天の気（腎気）」**（元気＝生命力）と、**呼吸や食物などから摂り入れた「後天の気（脾《ひ》気）」**（生体維持＝生きていく力）によって決まるとされます。

これら2つの気は、**生命エネルギーの基**である**精**として腎に蓄えられます。それを**腎精**《じんせい》と呼び、それゆえに「腎」は生命力の源とされるのです。

ただし、ここで言う「**腎**」とは腎臓のみならず、**生殖器**、**副腎**、**腹腔神経節**（交感神経の内臓神経）など腹部の重要な臓器を含んでいます。

これを漢方では、**気海丹田**《きかいたんでん》と呼びます。**気海**とは腎気が集まる場所で、**丹田**は臍《へそ》のすぐ下のあたりですから、まさに「腎」を指していることがわかります。

もって生まれた**先天の気**は、呼吸、循環、消化、排泄など生命維持のための**基本的な新陳代謝**を司ります。また、さまざまな**調節作用**（胃腸など体内環境を調えるなど）や**防衛作用**（免疫力を高めるなど）に関与して、疾患から生体を守る役割も担っているとされます。

生殖器は、活動期に性ホルモンを盛んに分泌します。そして、生命および性のエネルギーの大半は、副腎に代表されるステロイドホルモンによるものです。

＊腎：生まれもった先天の気が宿るとされており、腎気を蓄える。第8章で詳述。

＊生命力の源：今日でいう脳幹（視床下部）―脳下垂体―副腎―生殖器系システムに該当する。ホルモンで言うと成長ホルモン、甲状腺ホルモン、性ホルモン、副腎皮質ホルモンに当たる。

副腎は、自律神経系の補佐や生体の調節の要であり、皮質からは**副腎皮質ホルモン**を分泌します。

このホルモンは、生命の維持には欠かせないものであり、炎症の抑制作用や抗アレルギー作用のほか、生体エネルギーの源であるミトコンドリア*での炭水化物の代謝や水分代謝の調節、免疫系など広範囲に関わっています。

腹腔神経節は、**神経の集合体**であり腹脳とも呼ばれ、脳と消化管の関係で**上部消化管**（胃、肝臓、膵臓、小腸）を支配しています。

先天の気は、生まれながら各人に備わっているエネルギーですが、**決まった量**しか与えられておらず、**加齢とともに減少**していくもの、とされます。またこの気は、生活習慣の悪化（不養生）や過剰なストレスなどでも**使い減り**していいます。

しかし、先天の気は、養生、食物、禅定（仏教における心身ともに動揺することがなくなった状態）などによって気（エネルギー）の浪費を避け、**限界を越さず中庸*を保ち**、大切に温存させながら使えば**天寿*もまっとう**できる、と考えられています。

そのような先天の気に対し**後天の気**は、成長の過程で**呼吸**によって得る「**天の気**（**宗気**《そうき》）」（第7章の「肺」を参照）と母乳や飲食物から**栄養**を摂り消化して得られる「**地の気**（**営気**《えいき》）」、そしてやはり滋養物質から得られる体の防衛（免疫作用）を担う「**衛気**《えき》」の3つの気が、体内で合成されてつくられるものであり、養い育てることができる、と考えられています。

その**後天の気は**、「**脾**」**を通じて取り込まれる**とされます。

＊天寿：本来備わっている生命を十分に発揮させること。それをまっとうするためには、それを妨害する病気やケガ、ストレスなどを取り除くことが必用。

＊中庸：可不足なく偏りのない、バランスのとれた状態に心身を正す、というのが漢方治療の基本的な考え方。

＊ミトコンドリア：酸素呼吸に関わり、細胞の中でエネルギーをつくりだす細胞内の小器官。呼吸によって取り入れた酸素と食事で摂り入れたブドウ糖を二酸化炭素と水とエネルギーに変える働きをする。まさに、生命のエネルギー工場と言えるもの。体質の強弱は、この機能に負う。

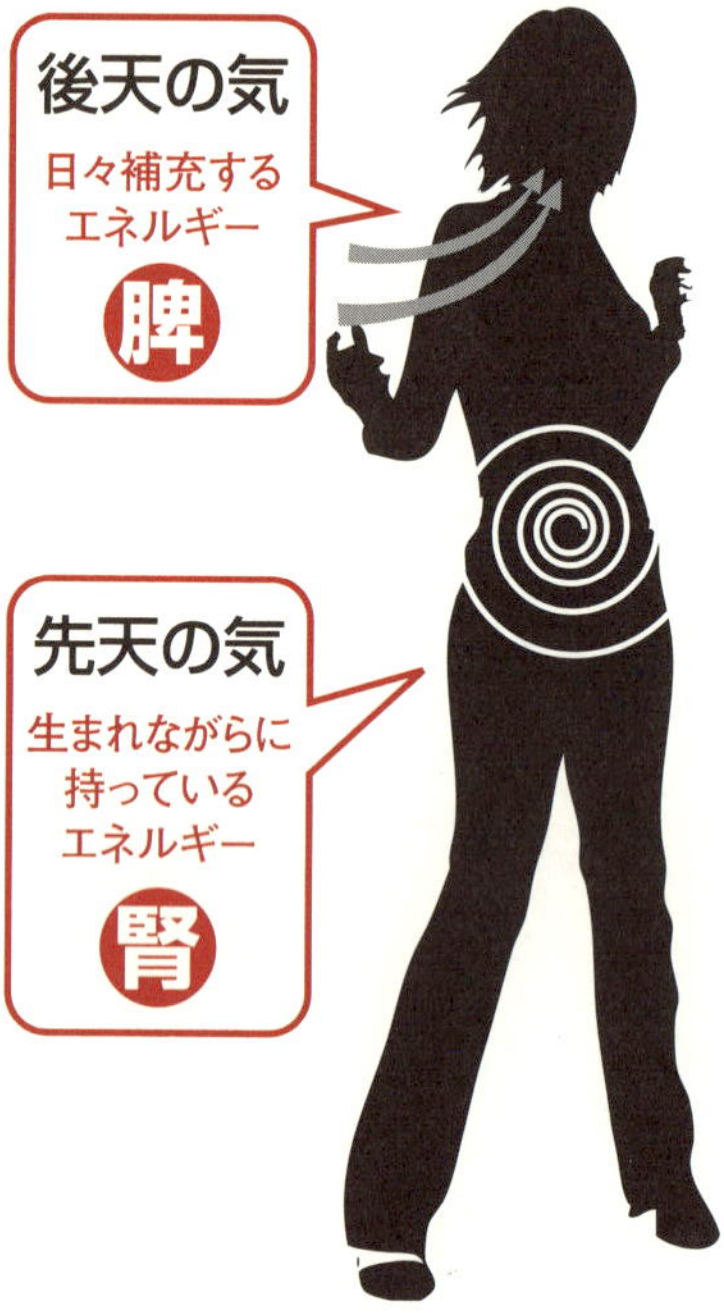
後天の気
日々補充する
エネルギー
脾
先天の気
生まれながらに
持っている
エネルギー
腎

「脾」(第6章で詳述)**とは、漢方独特の概念で、肺(腸に由来する)や胃腸を含む消化器系および消化吸収システム**と考えられます。

健康な生活を送るためには、もって生まれた**先天の気への日々のエネルギー補給**が必要です。

その補給に力を発揮するのが、**脾の役目**というわけです。したがって、脾がきちんと役割を果たさなければ、**消化吸収**にも影響が出てくることになります。

消化吸収がうまくいかないと、肝・胆・膵の機能不全、便秘や下痢などの症状が増えて元気もなくなります。さらには、腹痛や倦怠感などを引き起こしたり、さらに重篤な病気を招いたりすることにもなりかねません。

生体を構成する基本的な要素「気・血・水」とは?

漢方では、**心身の健康状態**を考えるとき、「**気**《き》・**血**《けつ》・**水**《すい》」という生命活動の根幹を成す3

つの要素に着目して判断します。

「**気**」とは、**エネルギー的存在**と考えられ、新陳代謝を高めて熱を作り出し、**生命活動を維持**する働きをするとされます。また、精神神経系や内分泌系、免疫系など生体情報全般の機能を担うとも考えられています。

「**血**」とは、**全身に栄養を運び生体を養う**もので、**血液およびその機能**と考えられます。「気」と「血」は切り離すことがない存在で、ともに表裏一体となって全身を巡り、生命を維持する働きを担っている、とされます。

「**水**」とは「**津液**《しんえき》」とも呼ばれ、体内にある**血液以外の水分**で、**生体を潤す要素**とされます。それが体外に出たものが、尿や便、汗や涙などであると考えられています。

この3要素はお互いに関連し、影響をおよぼし合っていて、それが**過不足なく体内を巡っているとき**が「**健康**」とされます。

したがって、「気血水」の**どれか1つに異常**が起きたり、**バランスが崩れ**たりすると、さまざまな変調や不調、つまり**病気**にかかることになります。

では、その3要素は、どのようにして生み出されるのでしょう。

まず、生命力を維持する「気」ですが、その材料は3つあります。

ひとつは、飲食物の消化によって**胃で生成**され、「**脾**」**で運化**（**吸収・運搬**）される**水穀**《すいこく》**の精微**《せいび》と呼ばれる**滋養物質***（**後天の精**）です。水穀とは飲食物、精微とは栄養分とされます。

この水穀の精微は、「気」のほかに「**血**」や「**水**」**などにも変化**し、血脈（脈管）や水の道など

＊ 滋養物質：五臓六腑の働きを受けて生成され、腎に貯蔵されて腎精の一部となる、とされる。

■気血水の異常

異常	症状	主な症状
気の異常	気虚	全身倦怠感、易疲労感、気力の低下、食欲不振
	気滞	不安感、抑うつ気分、呼吸困難感、喉のつかえ感、腹部膨満感
	気逆	冷えのぼせ、発作性の頭痛、動悸発作、焦燥感
血の異常	血虚	皮膚の乾燥、肌荒れ、爪の割れ、頭髪が抜ける、月経異常
	瘀血	不眠、精神不穏、目のくま、月経異常、下肢静脈瘤、下腹部圧痛
水の異常	水滞	めまい、水様の鼻水、立ちくらみ、嘔吐、下痢、口渇、むくみ、尿量異常

を通じて全身を循環して身体の各部を養う、と考えられています。

もうひとつは、体外から取り入れる**新鮮な空気**です。この外気は清浄なものなので、**清気**《せいき》（**宗気**）と呼ばれます。

さらにもうひとつが、前述したエネルギー物質とされる**精**（**先天の精**）です。

「気」は生命活動を維持する機能を担っているわけですから、不足したり（**気虚**《ききょ》）、停滞したり（**気滞**《きたい》＝**気うつ**）、循環が乱れたり（**気逆**《きぎゃく》）すると体調異変を起こします。

つぎに「**血**」**の生成**ですが、「脾」の運化作用で摂取された**栄養物質**と「肺」によって取り入れられた**清気**が**脈管**（**血管やリンパ管**）**の中で結合**し、気の作用（営気）によって生じる、とされます。

そして血は、「**心**」（第5章で詳述）の機能で血脈と**経絡**《けいらく》*（五臓六腑や組織、皮膚などの連絡網）を循環して「**肝**」（第4章で詳述）に蓄えられ、必要に応じて「心」から送り出されるのです。

「血」は「**心**」**の拍動**によって**循環**を始め「**肝**」でその**流量**

＊ 経絡：生命の基本になっている手足の指を起点とする気血の巡行ルートで、東洋医学における最も基本的な生理現象とされる。経絡中の要所で、体外と通じるポイントが経穴、つまりツボ。体を縦方向に流れる気血が経脈、経脈からの分枝で全身に網目のように張り巡らされているのが絡脈で、両者をまとめて経絡と呼ぶ。

■気・血・水の循環で人体は維持されている

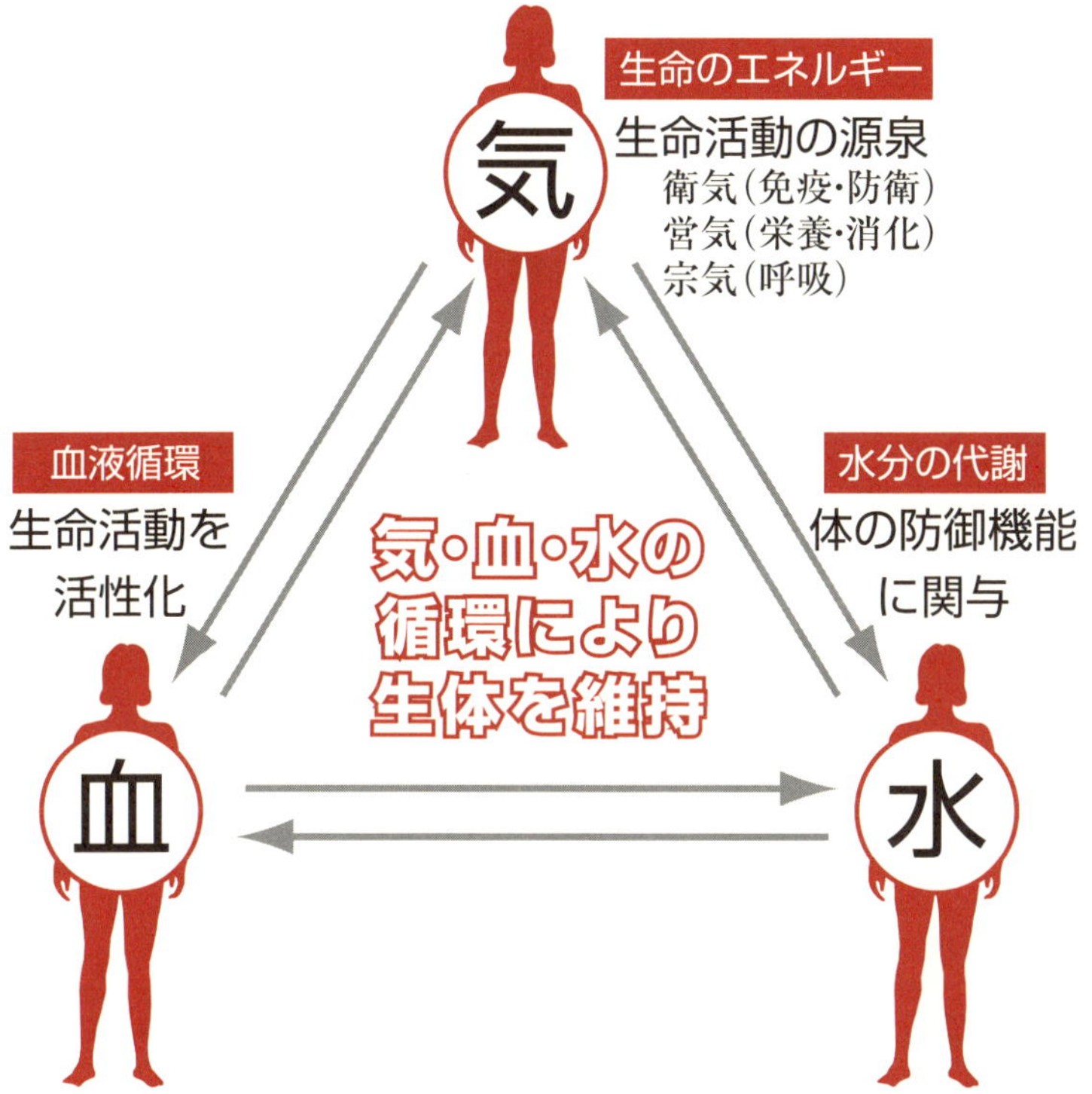

「気」とは、目に見えない生命エネルギーで、生体における精神的・機能的活動のこと。「血」と「水」は、いずれも体を潤し、栄養を与える体液で、赤い色をしたものが「血」、無色の体液が「水」である。「血」と「水」は「気」の働きをも担って、体内を循環している。

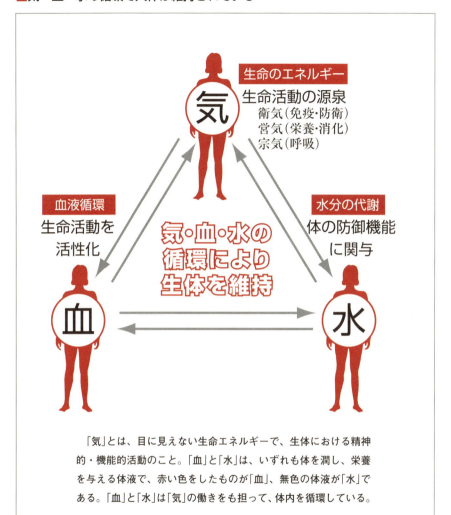

を調節され、「**脾**」の「血」を管理する**統血作用**によって全身を巡ります。

こうして「血」は、全身に栄養を運んでいるわけですから、それが届かない場所では栄養不足になってしまいます。

このような「血」が**不足**した状態を**血虚**《けっきょ》と言います。そうすると当然、**顔色が悪くなり**立ちくらみや手足のしびれなどが起こります。

ほかにも「血」の流れが悪く**停滞**してしまうことがあります。この状態が**瘀血**《おけつ》です。

「瘀」とは、停滞という意味ですから「血」がドロドロで流れが悪くなっているわけです。

したがって、**顔色がどす黒くなり**唇や舌が紫色に変色します。また、瘀血が起こった場所では痛みが感じるようにもなると言われます。

「**水**（**津液**）」は、**摂取された飲食物から**「**脾**」**の働き**、つまり消化吸収によって生成されます。

そうして生成された「水」は、主として「脾」から

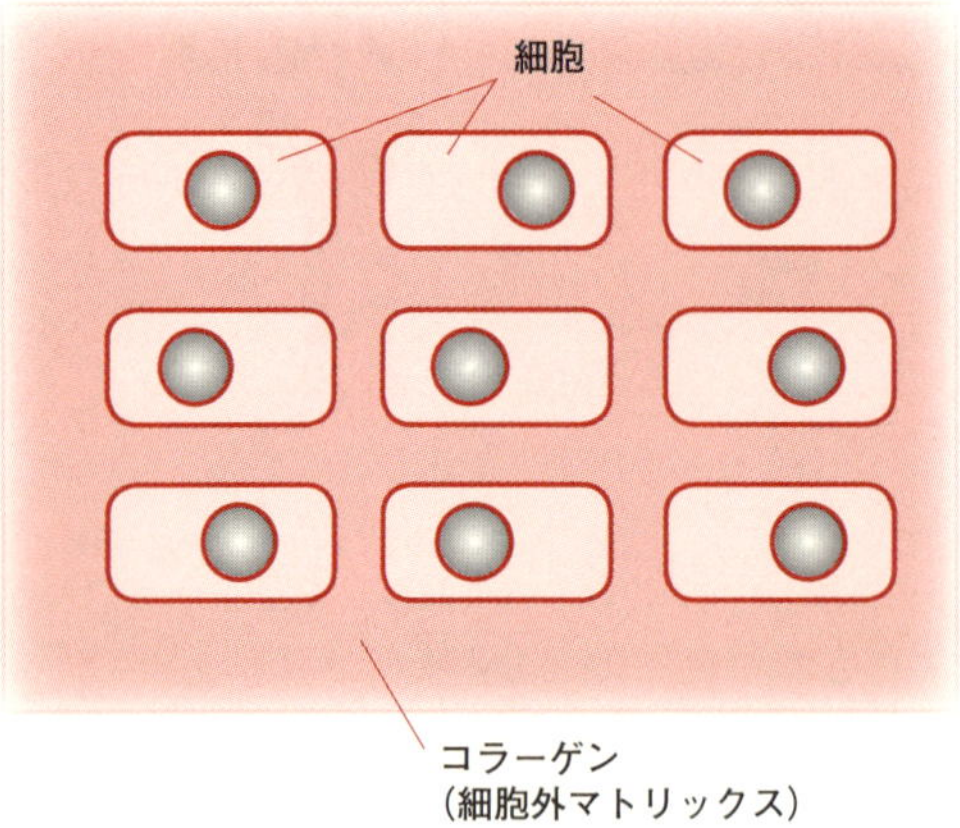

体の中の細胞は、細胞の外にあるマトリックス（細胞外マトリックス）とよばれる「物質（蛋白質）」の骨組みの中にはまりこむ形で存在している。細胞外マトリックスの主な成分は、コラーゲンやエラスチンなど繊維成分、プロテオグリカンやグルコサミノグリカンなどの非繊維成分および、これらと細胞との接着を調節するフィブロネクチンやラミニン、ビトロネクチンなどの接着物質からなる。ちなみに、皮膚の表皮層の下部にある真皮層は、90％以上が細胞外マトリックスで、構成されている。

「肺」に送られます。そして「肺」の宣散《せんさん》*作用によって「水」は全身に散布され、粛降《しゅくこう》*作用によって、その一部は「膀胱」に集められて排泄されます（第7章で詳述）。

「**水**」*のトラブルは、体内での分布異常、循環の異常、炎症の発生、肝障害、腎障害水の不足や過剰など、いわゆる**代謝障害**と考えられ、それらをひとつの病態と考え**水滞**《すいたい》（**水毒**）と呼びます。

それが呼吸器で起これば、咳や痰、胸水、胸苦しさが現れ、消化器なら腹部膨満感、食欲不振、悪心、嘔吐、腹水など、循環器や腎・泌尿器ならば腫《は》れやむくみ、めまい、尿量異常などが生じるとされます。

漢方薬の使用目標を決める「証」とは？

西洋医学では、受診者に病名を冠して治療しますが、**漢方**では病気を診るのではなく、その人の**現在の体調や体質、体力、病気の原因などを総合的に分析して治療**します。

つまり、つねに**全身を一個の有機体として診断する**ことが、**漢方の大きな特徴**です。それは、**心と体は快感と不快感でお互いに強く影響**しあっている（**心身一如**《しんしんいちにょ》）という考え方に基づいています。たとえれば、良い友が健康、悪い友が病気という善悪の関係とも言えるでしょう。

漢方においては、治療の判断材料を得るために重要な決め手とされるのが、「**証**《しょう》」という物差しです。

＊ 宣散作用：体を巡る清気や体液などの流れを上向きに誘導すること。またそれらの過剰になったものを体外へ発散させる作用。

＊粛降作用：清気を肺に取り込むこと。また取り込んだ清気や拡散しようとする体液などを体下部に下ろす作用。

＊ 水：細胞内液と細胞外マトリックスの間を流れるもの、細胞外液として出される胃液や涙など体内にある「血液以外の水分（体液）とその働き」のことで、体全体を潤し体内を循環して体温調節や関節の働きなどを円滑にする。

「**証**」とは、その人の状態(**体質・体力・抵抗力・症状の現れ方など医師が集めた情報**)および**本人が訴える症状や体格**などを要素として取り入れて**総合的に判断**したものです。

その物差しを用いて、個体差を重視しながら各人に適した**漢方薬**を処方します。

したがって、漢方の場合は**同じ病気でも**、**体質***や**体力**、**病状や病位**(病気がある場所)などによって**異なる処方**を用いることがあります。

●「陽」と「陰」で体の状態を判別

漢方では、**病態および生体の状態を「陰陽」***で**判別**(**体質および病気の進行状態の分類**)するとともに、「**虚実**」(**ほかに「表裏」「寒熱」も使用**)**に区別**します。

古代中国の自然哲学では、天と地、太陽と月、昼と夜、熱と寒、男と女など自然界の現象を「**陽**」と「**陰**」に分けて考えました。

そして治療においては「人は陰陽二気の結合により生まれ、陰陽の分離により死に、人は陰陽二気の不調により病気になる」という病理思想をベースにしています。

つまり、陰陽が拮抗しながらもバランスが保たれている状態(たとえば交感神経と副交感神経の均衡)が健康であり、それが乱れると病気になる、と考えるわけです。

そして治療の際は、その思想をベースにして、体を「陽の部位」と「陰の部位」に分けて陰陽のバランスの崩れを修復することを目標としたのです。

その場合、日の当たる背中(**背面**)が「**陽**」、胸や腹部(**腹面**)が「**陰**」(四つんばいになった

＊体質:がんを患って治療結果に違いが出るのは健康の土台を支える、免疫などの体質によると考えられる。また感染症が発病するか否かも体質(抵抗力)が大きく関与している。

＊陰陽:解剖的部位では、左(陽)右(陰)、上(陽)下(陰)、背部(陽)腹部(陰)、外(陽)内(陰)、体表部(陽)体内深部(陰)とされる。「臓腑」では臓が陰で、腑が陽とされ、それぞれに対応する経絡も陰と陽の二群に大別される。

状態での）としました。

また、**体表が「陽」で内臓は「陰」**というように、上下だけではなく内外をも二分しました。この場合には「**陽**」**を**「**表**《ひょう》」と呼び「**陰**」**を**「**裏**《り》」と呼びます。

これが**第一の陰陽における分類**（**病位**）です。

病気がまだ浅く体表部（**頭、頸部、背部、腰部など**）にある場合、たとえば肩がこる、頭重感があるなどというのは「**表証**」で、病気が重くなり**内臓**（**消化器、呼吸器、循環器、泌尿器など**）**に苦痛などの症状**が起こった場合は「**裏証**」となり、多くの慢性病も同様です。

陰陽における**第二の分類**（**病性**）は、「**寒**」と「**熱**」です。

その「寒」「熱」をひと言で表現すると、**急性疾患の経過中に現れる自覚症状**、とくに**温度感覚**を表したものとなります。

感染症にかかった場合、**高熱が出て体がほてり**、発赤や濃厚な痰が出るなどの症状が現れる人は「**陽**」であり、高熱が出ても**悪寒や頭痛**、筋肉痛や関節痛、発疹も色が薄くまた痰も薄いなどの症状が出る人は「**陰**」と考えられます。

このような**前者の病性を**「**熱**」とし、**後者**のそれを「**寒**」と区別します。

「**熱証**」は感染症初期の**発熱や炎症に対する生体防御機構が十分で熱感**を感じ、「**寒証**」は**新陳代謝が低下し病気に対する防御機能も低下し冷え**を感じる状態です。

第三の分類（病勢）は「虚」と「実」です。「**虚**」**とは**「**不足**」していることで、「**実**」**とは**「**過剰**」ということです。

■証における陽と陰の分類

分類	陽	陰
第１分類（病位）	表→表証（陽）	裏→裏証（陰）
第２分類（病性）	熱→熱証（陽）	寒→寒証（陰）
第３分類（病勢）	実→実証（陽）	虚→虚症（陰）

■病気に対する実証と虚症の抵抗力

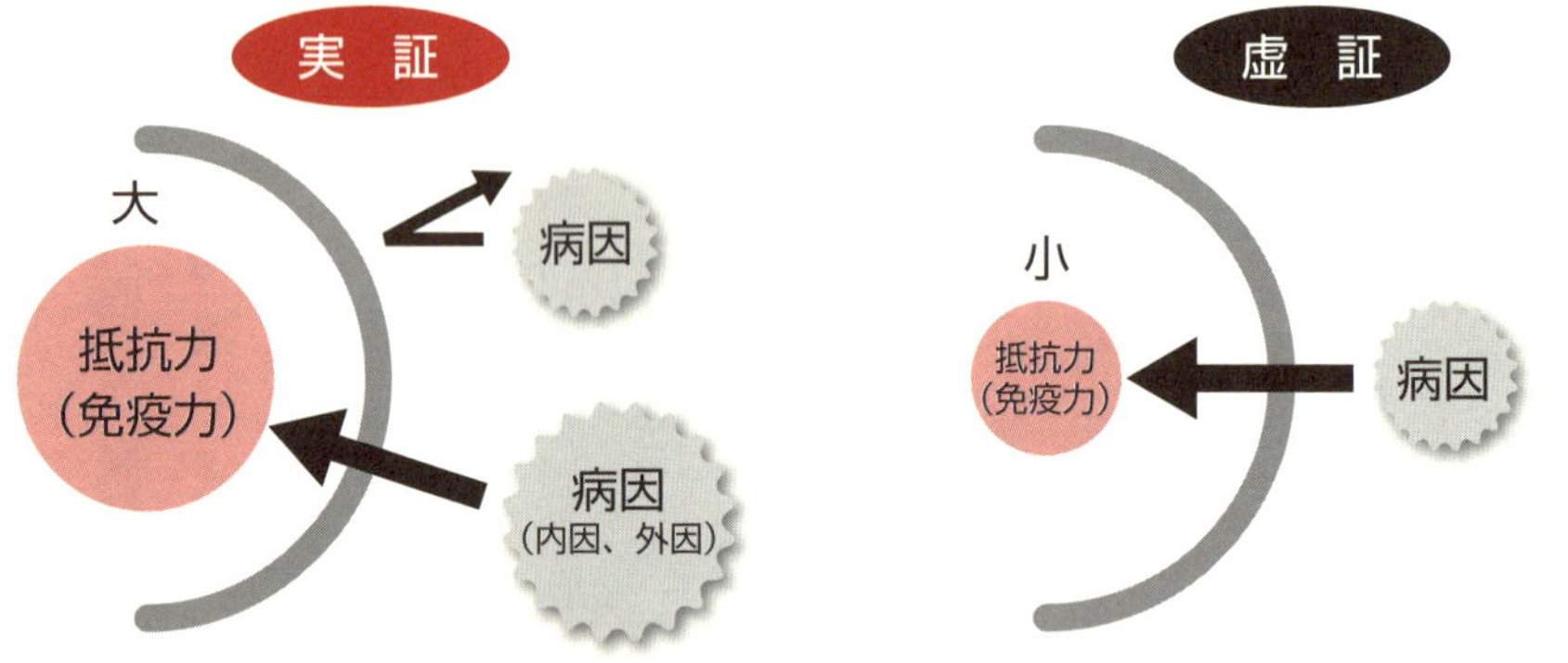

体の内外で発生する弱い病因に対する抵抗力が強い。強力な（悪性が強い）ものに対しては激しく戦う。

体の内外で発生する病因に対する抵抗力が弱い。弱い病原菌にも負けてしまいやすい。

病因：内因は体質や精神的な要因（過労や不摂生など）、外因は風・寒・暑・湿・燥・火（熱）など環境気象的要因。これらを「邪気」と呼び、それに対する抵抗力は「正気」と言う。

たとえば、同じ病気にかかっても**体力があり頑丈な人**は治りやすく、**体力がない虚弱な人**は治りにくく予後も不良になることがあります。

この場合、**病勢**（**病気の盛衰**）から判断すると前者は「陽」で後者は「陰」となります。そして、前者の「**陽**」**を**「**実**」と呼び、後者の「**陰**」**を**「**虚**」と呼びます。つまり、**病気に対する体力が十分に備わっている状態が**「**実証**」で、**精気が衰え病気に対する生体の防御反応も低下した状態が**「**虚証**」とされます。

このように「証」については、病気の位置（病位）を表す「**表証と裏証**」、病気の性質（病性）を表す「**熱証と寒証**」、そして病気の勢い（病勢）を表す「**実証と虚証**」というように陰陽分類（「**陽証と陰証**」*は証全体に通じる総括的な分類）

＊陽証と陰証：生命反応（生体の修復反応）が比較的亢進した状態（体力が病毒の力を上回っている）を「陽証」、逆に生命反応が比較的沈衰した状態（体力が弱り病毒の力が強くなっている）を「陰証」と呼ぶ。

八綱弁証図

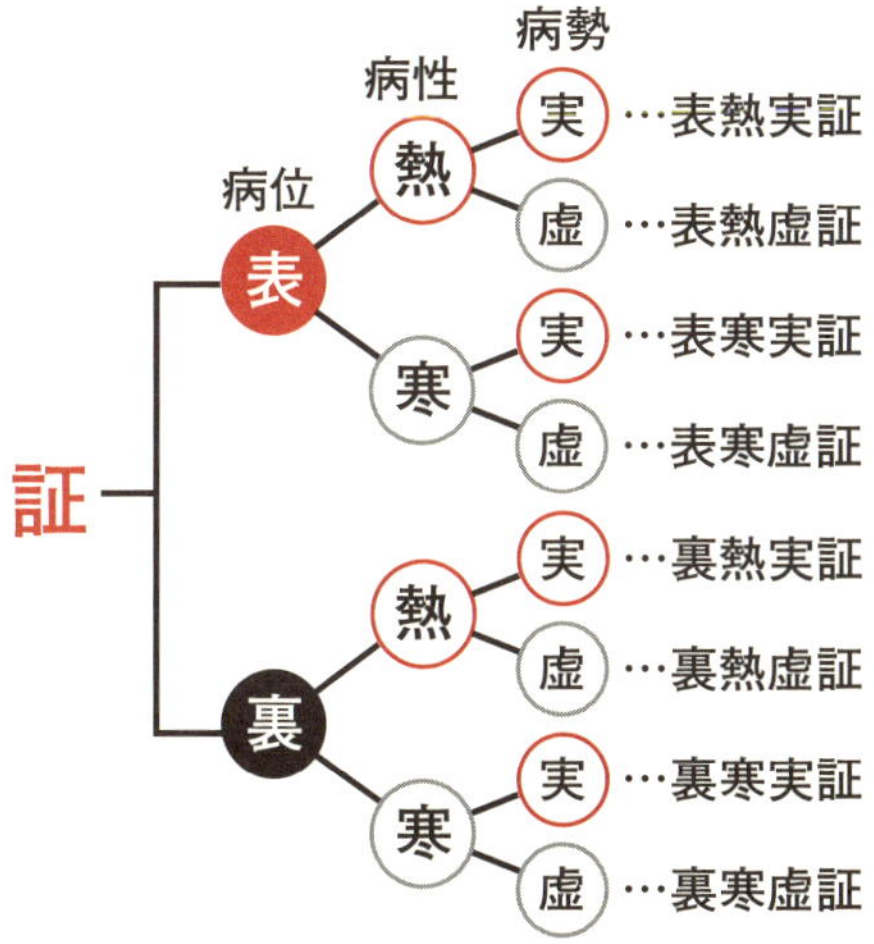

陽証……体や病気が陽的（積極、興奮、発揚など）な状態
陰証……体や病気が陰的（消極、抑うつ、沈滞など）な状態
表証……病気がまだ浅く、体表部（うなじ、背中、腰など）に症状がある状態
裏証……病気が深く進み、胸部や腹部など内臓に苦痛などの症状がある状態
熱証……機能が興奮的、亢進的で炎症症状がある状態
寒証……機能が萎縮的、衰退的でアトニー（弛緩）がある状態
実証……体力があり病気の勢いに対する抵抗力が強い状態
虚症……体力が虚弱で抵抗力が衰えている状態

表熱実証	体の表が熱い（熱を持っている）状態：かぜをひいて熱があり熱い状態。	体力はあるが、なかなか汗が出にくい。
表熱虚証	体の表が熱い（熱を持っている）状態：かぜをひいて熱があり熱い状態。	体力がなく、汗は自然に出て、寝汗などかく
表寒実証	体の表が寒い（冷えている）状態：かぜをひいて寒気や、ぞくぞくする状態。	体力はあるが、なかなか汗が出にくい。
表寒虚証	体の表が寒い（冷えている）状態：かぜをひいて寒気や、ぞくぞくする状態。	体力がなく、疲れやすい。また汗は自然に出る。
裏熱実証	体の裏（内部）が熱い状態：炎症を起こして下痢をしている状態。	元来が便秘傾向であることが多い。
裏熱虚証	体の裏（内部）が熱い状態：炎症を起こして下痢をしている状態。	元来が軟便や下痢傾向であることが多い。
裏寒実証	体の裏（内部）が寒い状態：冷えて下痢をしている状態。	元来が便秘傾向であることが多い。
裏寒虚証	体の裏（内部）が寒い状態：冷えて下痢をしている状態。	元来が軟便や下痢傾向であることが多い。

がなされるわけです。

つまり、「**表証**」「**裏証**」「**寒証**」「**熱証**」「**虚証**」「**実証**」**の6つの証は、それぞれ陰か陽に当てはまる**わけです。

そして、その6つの証の組み合わせでできたのが、8種類の症候に分けて考える八綱弁証という診断法です（p53図参照）。

●老化は「実」から「虚」へ傾いていくプロセス

漢方では、証という物差しを用いて、個体差（体質）を重視しながら各人に適した漢方薬を処方することは前述しました。体質というのは、曖昧でわかりにくい表現ですが、漢方では重要な意味合いをもち、「**虚弱体質**」と「**頑健体質**」を両極端と考え、**体質の強弱という概念を診断時にひとつの尺度**として用います。

病気のない普通の状態では**緊張状態**が「**実**」であり、**弛緩（無力）状態**が「**虚**」とされ、体質傾向としては**頑健体質が**「**実**」、**虚弱体質**が「**虚**」という適用をします。

「**虚**」**とは空虚**、「**実**」**は充実**した状態で、**質量とエネルギーの過不足を表した**言葉です。

病態で見る場合は、**正常よりも亢進した状態を**「**実**」とし、それが**異常に低下した状態を**「**虚**」とします。これは両者ともに生理的均衡状態（標準状態）が偏向した、つまり**バランスが崩れた状態**です。

また「**虚実**」は、そうした全体的な病態の認識法としてのみならず、**部分的な変調の認識**

■気血水の変動と「実」と「虚」の状態

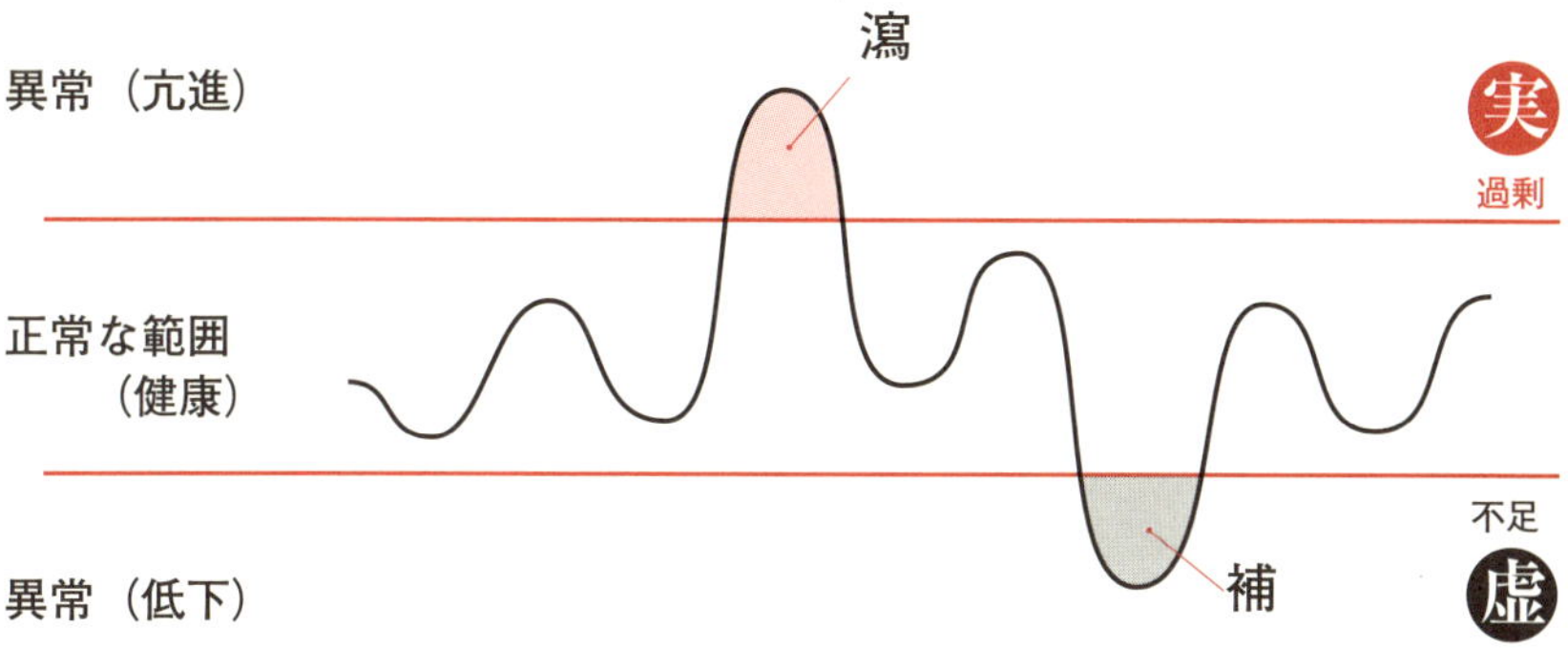

漢方において気血水（生体の構成成分）は、ある一定の幅で変動していると考えられ、恒常性維持機能（生体を健康な状態に保つ回復力）で正常範囲に戻れば健康が維持できます。正常範囲を超えて過剰になった状態を「実」とし、不足した状態を「虚」としています。

にも幅広く適用されます。たとえば、一般に盗汗《とうかん》（寝汗）や下痢などは「虚」で、便秘などが「実」とされます。

　いずれの場合でも、**重要な治療ポイント**になるのが「**体質**」です。

　漢方における「虚実」の治療対策は、「**虚**」に**対しては**「**補い**」、「**実**」**に対しては**「**瀉《しゃ》する**」というのが原則とされています。

　「**補**」とは不足している状態に対して「**補足する**」「**賦活《ふかつ》する**」ことであり、「**瀉**」とは「**もらす**」「**取り除く**」という意味で、**過不足をなくし中庸**（**健康状態**）**にもどす**、ということです。

　したがって、「**虚**」**の状態には補法**、逆に「**実**」**の状態には瀉法**を用います。そのときに使われる漢方薬が「**補剤《ほざい》**」（**守る薬**）であり「**瀉剤《しゃざい》**」（**攻める薬**）です。

　その代表的な漢方薬は、「**補剤**」では**十全大《じゅうぜんたい》補湯《ほとう》**や**補中益気湯《ほちゅうえっきとう》**、「**瀉剤**」では**葛根湯《かっこんとう》**、**防風《ぼうふう》**

補剤

体表を守る	内臓を守る	血管や組織を守る	気を補う	血を補う	水を補う
桂枝湯 桂枝加黄耆湯	小建中湯 人参湯 真武湯 茯苓四逆散 芍薬甘草湯 当帰四逆散	小柴胡湯	四君子湯 補中益気湯	四物湯 十全大補湯 当帰芍薬散	八味丸 真武湯

瀉剤

発汗剤	下剤	利水剤	清熱剤	中和解毒剤	駆瘀血剤
桂枝湯 葛根湯 小青竜湯	大承気湯 大黄甘草湯 大黄牡丹皮湯 桃核承気湯	五苓散 猪苓湯 防已黄耆湯	黄連解毒湯 白虎人参湯	小柴胡湯 大柴胡湯 柴胡加竜骨牡蛎湯 柴胡桂枝湯 柴胡桂枝乾姜湯 柴苓湯 柴朴湯	桂枝茯苓丸 桃核承気湯 当帰芍薬散

通聖散《つうしょうさん》、**小青竜湯《しょうせいりゅうとう》**などがあります。

漢方では、**老化を陰陽の各エネルギーの縮小**による「**陽病から陰病への流れ**」および「**実から虚への流れ**」と考えます。

それを現代医学では、ホルモン、免疫、神経伝達の衰退にともなう組織の萎縮、機能低下としています。

「**陽病から陰病への流れ**」は、**新陳代謝が活発で活気がある「陽」の状態から**加齢や疾患などによる諸臓器の衰退や調整力の低下が起こり、からだの一部あるいは全部の**新陳代謝が低下した「陰」の状態**へと陥っていく過程としています。

一方、「**実から虚への流れ**」は、**生理的に「虚」に傾く過程**と言えます。

中医学（中国の伝統医学いわゆる

■漢方医学で考える「老化」のふたつの流れ

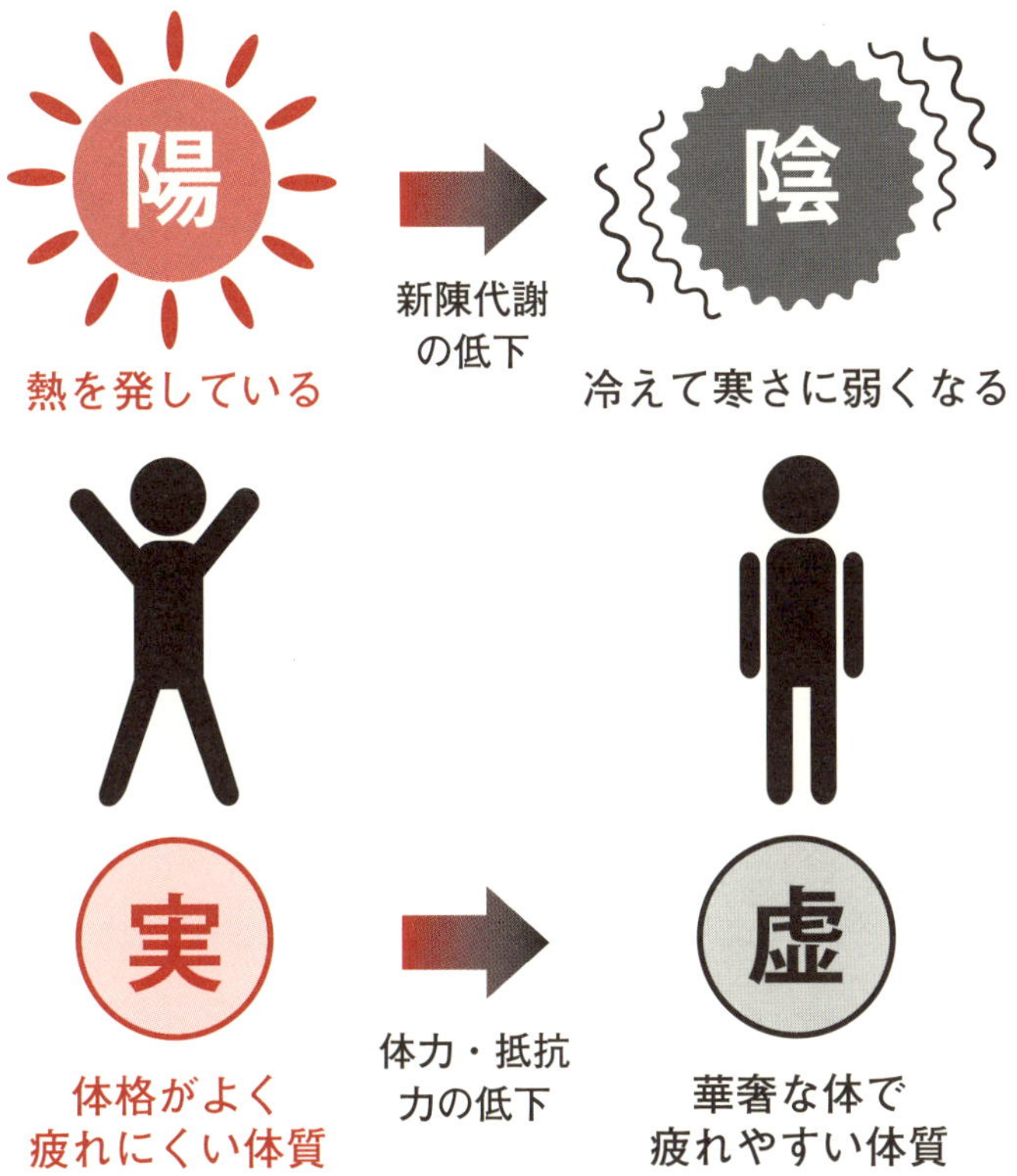

中国漢方）にある「虚すれば衰える」という言葉からもわかるように、**歳をとってくると体力も抵抗力も低下し「虚」に向かい**ます。

それは生命のエネルギー（気）が低下し、栄養状態（血）が悪くなり、体の潤い（水）も無くなり、諸機能も徐々に低下していくため、とされます。

したがって、**老化の予防**には、まず「**虚**」**に傾いた体力や機能の低下を補う**ことが基本になるわけです。

気血水を巡らせる五臓六腑の働きは？

漢方では、内臓諸器官のことを「**臓腑**《ぞうふ》」という呼び方をし、「**臓**」（内部が特有の組織でつまっている**実質臓器**）と「**腑**」（袋状もしくは管状の**管腔臓器**）に分けて考えます。

「臓」（実質臓器）には、「**肝**」「**心**」「**脾**」「**肺**」「**腎**」の５つがあり、これらをまとめて「**五臓**」と言います。

一方「**腑**（管腔臓器）」は、「**胆**」「**胃**」「**小腸**」「**大腸**」「**膀胱**」、それに漢方独特の考えに基づく「*__三焦__《さんしょう》」を加えた６つで、まとめて「**六腑**」という呼び方をします。

「**五臓**」の役割は、前項で触れた生命の根幹を成すとされる「**気血水**」**を生成・貯蔵**し体内を巡らせることとです。

「**六腑**」は、「**五臓**」**とペア**になって働き、また「**五臓**」**を補佐**し**消化・吸収および排泄**（**伝送**）**などを担う通路**で中空の管と考えられます。

「臓」と「腑」のペア（P60「五行説における五臓五腑のペア」図参照）は「**肝と胆**」「**心と小腸**」「**脾と胃**」「**肺と大腸**」「**腎と膀胱**」とされ、どちらか一方の調子が悪くなると、もう片方にも悪影響が出てしまいます。

＊三焦：「名ありて形なし」と言われる機能。漢方の原典『黄帝内経・素問霊蘭秘典論』では、臓腑観を官職にたとえて規定していて、三焦は「決瀆（けっとく）の官、水道出づ。」とされる。決瀆とは溝の流れを円滑にするという意味。水分代謝全般を指す機能系、水穀の道路、つまり摂り入れられたれた飲食物の通り道であり、さらに「気」が通る経路でもある、とされる。上焦、中焦、下焦に分けられる。

■五行生剋の図

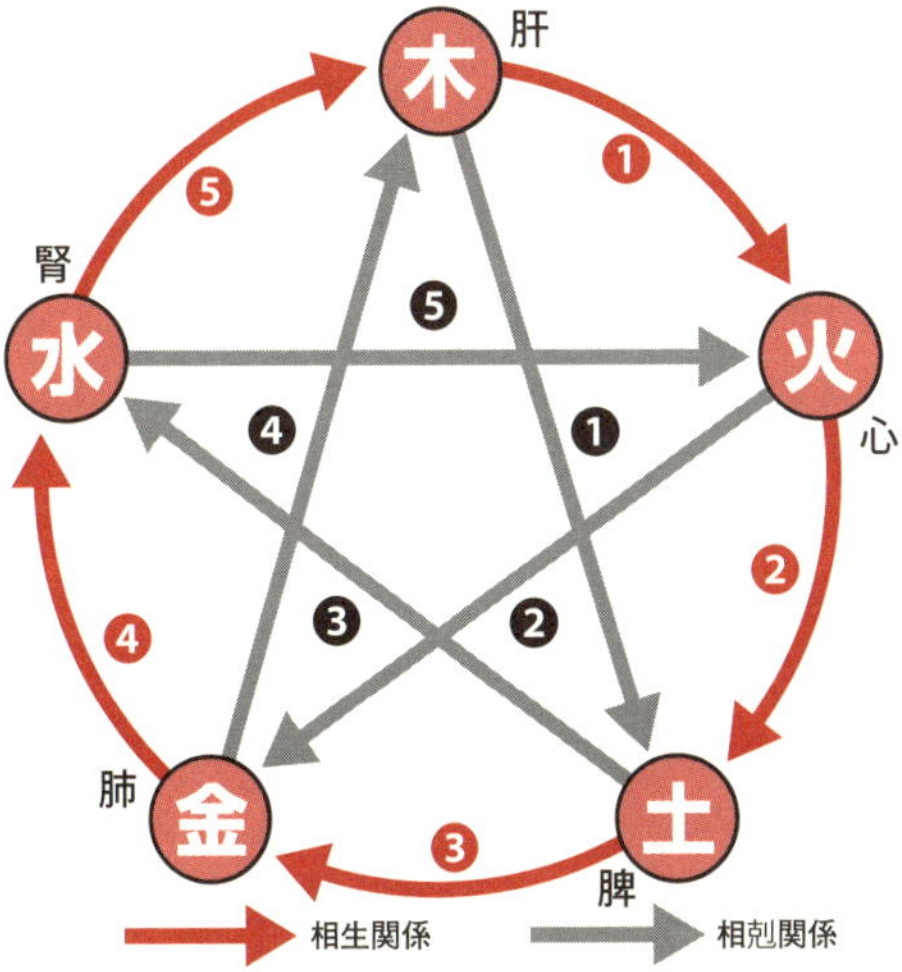

[相生《そうじょう》]
相手を育て、保護し、援助する関係
①木は火を生ず（燃える）
②火は土を生ず（燃えて灰土を生ず）
③土は金を生ず（鉱物は土中に産す）
④金は水を生ず（水源は鉱山に生ず）
⑤水は木を生ず（木は水により生長する）

[相剋《そうこく》]
相手に勝つ、抑える、支配する関係
❶木は土から養分を吸い取る
❷火は金属を溶かす
❸土は水を吸い取る
❹金属製の斧や鋸は木を傷つける
❺水は火を消し止める

漢方では、**臓腑の調子が乱れることを変調**（以降の各章で詳述）と言います。

そして、このような五臓六腑という考え方の基になっている思想は**五行説**です。

「**五行**」とは、**5つの原則を意味**し、**万物を「木・火・土・金・水」の要素に分類**し、それらの関係を説いた理論が五行説です。

ここで言う「**行**」とは、「**巡る**」「**循環する**」という意味があり、5つの要素が循環する（木→火→土→金→水→木の順番）ことによって、万物が生成され自然界が構成されていると考えられていたわけです。

そして、この5つの要素は、お互いに支配・抑制したりされたり（**相**《そう》*

■五行説における五臓五腑のペア

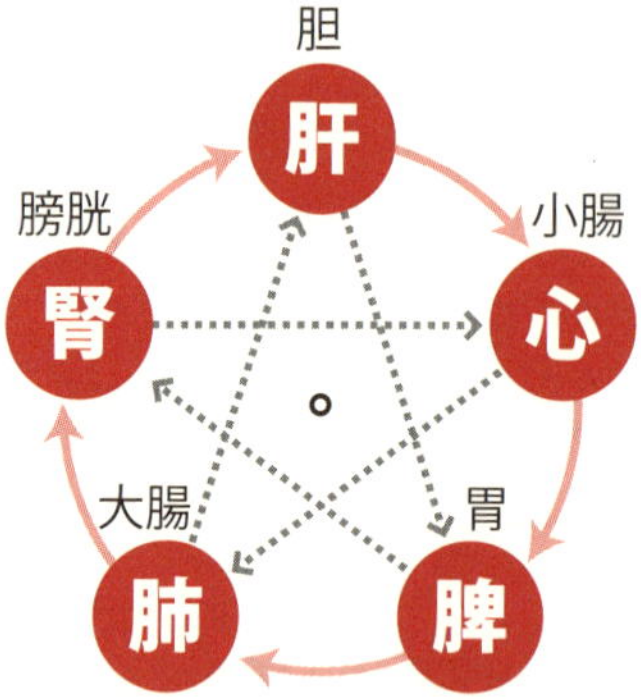

〈五臓の主な働き〉

肝：気血水の循環を司り、血を貯蔵。
　　自律神経や感情と深く関わる。
　　筋の働きに関わり収縮・弛緩のタイミングの調節。

心：五臓のコントロールを担う司令塔。
　　血液を循環させる働き。
　　重要な精神活動（意識、思考、睡眠など）を支える。

脾：消化吸収機能を担いエネルギーを補充。
　　気血が働くよう栄養を運ぶ。
　　血を管理する統血作用をもつ。

肺：呼吸調節機能を担う。
　　皮膚、免疫機能、水分代謝などに関わる。
　　気を全身に巡らせる働き。

腎：成長・発育、生殖、老化と深く関わる。
　　体内の水分代謝と貯蔵を管理する。
　　腎精としてエネルギーを蓄える。

〈六腑の主な働き〉

胆　：胆汁の貯蔵と分泌作用。
　　　決断力・行動力を司る。

小腸：胃で初歩消化された飲食物を消化・吸収。
　　　吸収した水分は三焦へ、栄養吸収後の濁（カス）は大腸に送る。

胃　：飲食物を受納し、初歩の消化を行う。
　　　水穀の精微をつくり、残りを小腸に送る。

大腸：小腸で消化・吸収された後の食物の残渣を糞便にする。
　　　糞便を肛門から体外に排出する。

膀胱：腎が生成・分別し不要になった水を貯蔵・排泄する。

三焦：上焦・中焦・下焦に分かれて水分代謝全般を担うとともに、
　　　衛気（免疫機能）を体表まで広げる。
　　　上焦は心・肺が含まれる。中焦は主に消化器官、下焦は腎、生殖器、排泄器官
　　　などが位置する。

剋関係《こくかんけい》）、産み育てたり養ったり（＊**相性関係**《そうじょうかんけい》）しながらバランスを保っています。

一方で前述のように、森羅万象のありとあらゆる事物をさまざまな観点から「陰」と「陽」の2つのカテゴリーに分類する思想があります。

この**「陰陽」の思想と「五行説」が結びついて生まれた**のが「**陰陽五行説**」です。

この思想は、天文暦、政治、道徳をはじめ、すべての事物の基礎理論に応用され、やがて医学の分野、つまり中国漢方医学＊の理論的基礎（病理、診断、予防、治療）を作り上げていった、とされます。

「五行」に「五臓」を当てはめたのが、p60の「五行説における五臓五腑のペアの図」です。「**五臓の相生**」は、肝→心→脾→肺→腎→肝の関係で養い育て、そして「**五臓の相剋**」は、肝→脾→腎→心→肺→肝の関係において抑制します（p59「五行生剋の図」参照）。

このように「五臓」どうしの調和がとれていれば健康は保たれていますが、「相性・相剋関係」のバランスが崩れると変調をきたしてしまいます。

したがって**漢方の治療**とは、五臓六腑における心身のアンバランスを見極め、それを**中庸に整える**ことを最大の目的とするものです。

自分の体質「虚」「実」タイプを知って確かな漢方薬を選ぶ

この後の章から、本文や図などの中に「虚」「実」「中間」タイプに適応する漢方薬の記述が

＊相剋関係：行が別の行に対して、制約・抑制に作用する関係。

＊相性関係：母子関係にもたとえられる関係。「相性が良い」という言葉はここから生まれた。

＊中国漢方医学：広大な大陸の各地方で発祥した医方（治療法）が集成されたもの。東洋医学という場合は、中国で発達した医学を指すことが多い。漢方は「漢に起源をもつ医学」だが、れっきとした日本独自の医学。

出てきます。

そこで、以下に体質について主な特徴を記しておきますので、どのタイプに当てはまるかを知ってから読み進めていただければ、自分に適した漢方薬が見つかります。

まず「**体質が弱い**」、つまり虚弱体質、無力性体質*、内臓下垂体質、弛緩性体質*などを「**虚証**」と言います。「体質が弱い」とは消化吸収機能が弱く、その結果として栄養状態が不良で、エネルギーに乏しく、寒がりで生命反応の予備能力が少ない、という意味です。

このようなタイプの人ほど、抗炎症剤や化学療法剤で胃腸障害を起こしやすく、漢方薬でも処方によっては胃腸障害をきたす傾向があります。下痢を起こしやすいのが、このタイプの人で、健康の幅が狭く、病気になりやすいと言えます。

一方、「**体質が強い**」とは、エネルギーが旺盛で暑がりで活動的、声が大きく頑健で全身、とくに腹部の筋肉の発達と緊張が良好で、胃腸も丈夫で栄養状態がよい人のことです。つまり、体力がある人で、このようなタイプを「**実証**」と言います。

実証タイプの人は、消化吸収能力が高く、その結果として栄養状態は良好ないし過剰で、生命反応の予備能力が高いとされます。このタイプの人は、健康の幅は広いのですが便秘になりやすい傾向があります。

感冒(カゼ症候群)などの急性症に罹患した際にも自然治癒力が高いとも言えますが、その一方で、無理がきくため体力の限界を超えるような過剰反応を起こす可能性もあります。実際、ストレス反応で高血圧、心筋梗塞、脳卒中などに陥るのは、このタイプの人が多い

＊無力生体質：やせ型、筋肉が少ない、疲れやすい、顔色が青白い、冷え性などの特徴があり、神経質で朝が弱く午後には調子が良くなる傾向がある。

＊弛緩性体質：筋肉などの発育が悪く締りがなく、疲労しやすく、無力感があり、内臓下垂傾向があり、多くは神経質。

と言われています。また、実証タイプの人でも体調を崩せば虚証と同様の状態になってしまいます。

「**中間証**」というのは、**どちらとも言いきれない**（**どちらにも偏らない**）、いわば両者の中間的なタイプの人で、体質的には過不足がなく安定しているとされます。

■漢方薬と民間薬の違いとは？

漢方薬は、診断医学体系に基づき原則として**2種類以上の生薬**を決められた分量で組み合わせて作られたものです。したがって、多くの成分を含んでいて（**複合薬**）、生薬単独とは違った治療医学的薬理効果が得られ、目的に応じ**さまざまな症状に対応**できます。

生薬とは、草根木皮を中心に動物由来のもの、鉱物など天然物の有効成分を素朴に精製して用いる薬のことです。

漢方薬は、用いる条件も**漢方医学に基づいて細かく定められ**ており、日本では治療効果のある医薬品として正式に認められています。

一方、**民間薬**は昔から経験的に使われてきた**概ね1種類の薬草**からなるものを言います。家庭で治せる範囲のケガや病気に使われてきたもので、**理論的・体系的な根拠はなく伝承と経験則に従い使い方にも厳密な基準はありません。**

代表的なものでは、健胃・整腸に用いられるゲンノショウコやセンブリなどがあります。

ちなみに、**西洋薬は有効成分が単一**（多くは生薬の有効成分を人工的に化学合成した物質）で、切れ味が鋭く感染症の菌を殺す、熱や痛みをとる、血圧を下げるなど一つの症状や病気に対して強い効果があります。

左の「慢性症における虚実（体質の強弱）の臨床的鑑別」を参考にして、自分が「虚証」「実証」「中間証」のどのタイプなのかを確認して読み進めてください。

■慢性症における虚実（体質の強弱）の臨床的鑑別

主な特徴	実証（体質が強い）	虚証（体質が虚弱）
体型	筋肉質、闘士型、小太り	やせ型、内臓下垂体質 水太り
活動性	積極的、疲れにくい	消極的、疲れやすい
心身の状態	余裕有り	余裕無し、神経質の傾向
栄養状態	良好、皮下脂肪が厚い	不良、皮下脂肪が薄い
皮膚	光沢・艶がある 緊張が良好	サメ肌、乾燥傾向 緊張不良
筋肉	弾力的で緊張良好 発達良好	弾力が無く 発達不良で薄い
腹部	腹筋が弾力的で厚い	腹筋は軟弱または 硬直性で薄い
	心窩部拍水音 （みぞおちの水音）なし	心窩部拍水音 （胃下垂で胃液が貯留）
	胸脇苦満（胸部圧迫感と脇腹の感覚異常）が現れやすい	大動脈拍動を 触知することが多い
消化吸収力	食事がはやく、大食傾向	食事が遅く、食が細い
	一食抜いても問題ない	空腹時には力が入らない
	冷たいものも平気	冷たい食物で腹痛・下痢
	便秘をすると不快	便秘しても平気 軟便・下痢傾向
体温調節力	夏ばてしない 冬にも強い	夏ばてする 冬の寒さに弱い 四肢の末梢が冷える
声	力強い	弱々しい
そのほか	寝汗をかかない	寝汗をかきやすい 食後に倦怠感・眠気・ 口渇きあり
1 血圧	どちらかと言えば 高血圧の傾向	どちらかと言えば 低血圧傾向
薬物への反応	麻黄・大黄が有効	麻黄・大黄で副作用
	人参・乾姜で、のぼせ	人参、乾姜が有効

第4章

肝《かん》

関連部位

胆・目・爪・筋（腱）

症状別適応漢方薬

老化による

肝臓・胆道系の疾患

肝臓の役割と老化による障害とは?

消化器とは、食物の消化・吸収を担うすべての臓器を指します。

その消化器系臓器は、管状や袋状のものと管の形状をしていない塊状のものに分けられます。前者を**管腔臓器**(第6章参照)、後者を**実質臓器**と呼んでいます。

管腔臓器は、さらに食道、胃、十二指腸と続く**上部消化管**と小腸、大腸、直腸、肛門と続く**下部消化管**に分けられます。

一方、実質臓器は肝臓、胆のう、膵臓とつながっている臓器です。

まずは肝臓についてです。肝臓は、右横隔膜下に位置する腹腔内で最大の臓器で、成人では約1.2〜1.5kgの重量があります。その重量は、脳に次ぐ大きさがあります。

肝臓には血液の貯蔵作用もあり、運動時には血液が筋に送られ、約1/3に収縮するなどの自在性もあります。

解剖学的には、肝鎌状間膜《かんかまじょうかんまく》を境に左右に分かれ、大きいほうを右葉、小さいほうを左葉と呼びます。

肝臓の主な役割は、腸が消化・吸収したすべての**栄養物を代謝**(**分解・合成**)・**貯蔵**し、それを必要に応じて全身に送ることです(代謝機能)。

また肝臓は、タンパク質のアミノ酸由来のアミノ基から発生する**有害なアンモニアを無毒化**し、水溶性の尿素(尿中で最も多い成分)を合成し、尿として腎臓から排出します。

■肝臓の模式図

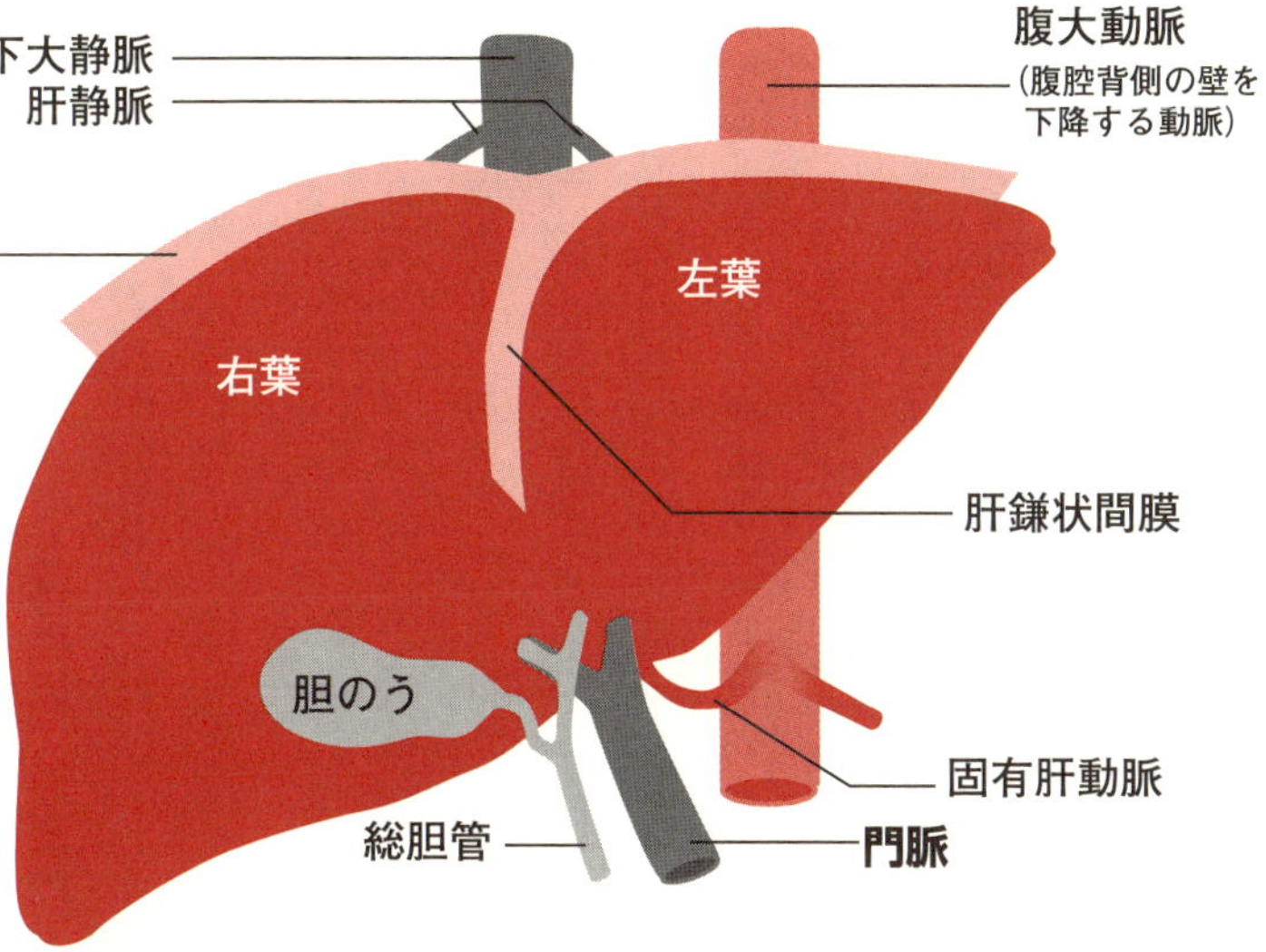

肝臓には３本の血管（固有肝動脈、門脈、肝静脈）と１本の導管（胆管）が出入りする。固有肝動脈と門脈は枝分かれし、血液を肝細胞の間に流し込む。肝小葉（肝細胞の小さな集まり）の中心に集まった血液は、やがて肝静脈に流れだす。ちなみに、肝臓に流入する血液は、門脈から約２／３、肝動脈から約１／３の割合になっている。

肝臓は、全身で発生した老廃物や代謝物、薬物や毒物などを再生・抱合*（薬物代謝）・**解毒**し、脂溶性のものは胆汁*中に、水溶性のものは腎臓に送る働きを担っていて、それはやがて腎臓から尿中に排泄されることになります。

肝臓に流入する門脈血は、免疫組織の腸管扁桃（**パイエル板***）でチェックされますが、それでもなお腸管から多量の細菌やウイルスが侵入（ウシやブタの肝臓生食の危険とされる理由）してくるので、**クッパー細胞***が最終的な砦《とりで》となりそれらを処理します。

小腸で消化・吸収された栄

＊抱合：グルクロン酸や硫酸、アミノ酸など水溶性物質が結合して水溶性度が上昇し、腎臓から排出。

＊ 胆汁：肝細胞においてつくられる消化酵素を含まない消化液。アルカリ性の緑色の液体で、脂肪を消化・吸収しやすくする。腸内細菌で還元され黄褐色の便の色になる。

＊パイエル板：腸管特有の免疫組織。腸管免疫系の一端を担い、腸管の内面をおおう上皮細胞の直下に位置するリンパ小節の集合体。回腸から大腸にかけて多く存在する。

養素は、肝臓で代謝・貯蔵され必用な物質（ブドウ糖、アミノ酸、脂肪酸や中性脂肪など）に合成されます。

エネルギー源として大切な**糖質は**、**肝臓内でグリコーゲンに変換・貯蔵**されますが、血糖が下がると、それが分解されて再びブドウ糖がつくりだされます。貯蔵されたグリコーゲンは、必要に応じて血液中に放出され、いろいろな組織にエネルギーとして供給されることになります。

タンパク質のアミノ酸からは、血液のフィブリノーゲン（血液凝固因子）やプロトロンビン（血液凝固因子）、*血清アルブミンや酵素などが合成されます。

肝臓では、脂肪酸の合成・分解のほかに中性脂肪やコレステロール、リン脂質、胆汁酸などの合成も行われています。アルコールの飲み過ぎや糖尿病、肥満（メタボリックシンドローム＝高血圧・高血糖・脂質異常症をともなう内臓脂肪症候群）などが原因で起こる脂肪肝（中高年男性の約4割がかかっていると言われる）は、肝臓に中性脂肪が多く蓄積した状態のことを言います。**脂肪肝になると肝の代謝が低下し、グリコーゲンの合成や血液へのブドウ糖の供給量が低下**します。そのために、全身の倦怠感や食欲不振が起きることがあります。

代謝機能のほかにも、肝臓は**胆汁を合成**して胆管に排出するという仕事もしています。胆汁は、寿命を終えた赤血球由来のビリルビン（胆汁色素で黄疸《おうだん》の原因物質）とコレステロール（胆汁酸）が主成分で、肝臓から胆のうに送られます。

＊クッパー細胞：自然免疫の機能。肝臓を構成する微小組織の一つで、類洞に存在するマクロファージの一種。

＊ 血清アルブミン：肝細胞のみでつくられ、血液中を流れる総タンパク質の約 50 ～ 65％を占める。栄養状態を示す重要な指標になる。血液中のさまざまな物質を運んだり、体液の浸透圧を調整したりするのが主な働き。肝機能が低下すると、肝臓のアルブミンをつくる能力が低下するため、血液中の数値が下がる。［基準値：総タンパク質 6.7 ～ 8.3g/dl アルブミン：3.8 ～ 5.3 g/dl］

■肝臓における三大栄養素の代謝

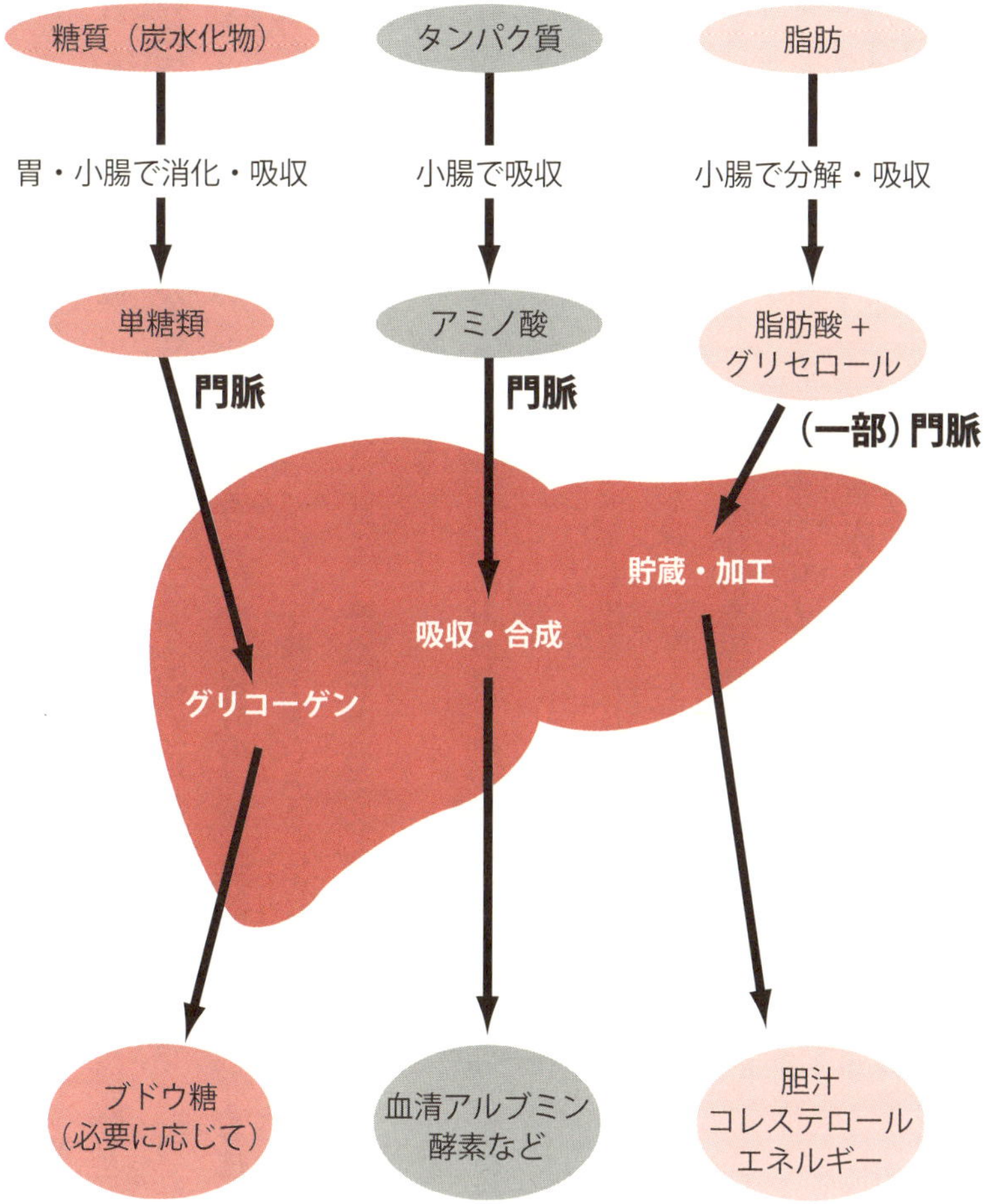

門脈は、消化管（腹部臓器のほとんど）から吸収した栄養成分や代謝産物などを肝臓に運ぶ特別の輸送路（静脈）。門脈血によって集まった栄養成分や代謝産物は、肝臓で処理（貯蔵、加工、解毒）され、毛細血管から肝静脈に入り下大静脈（→右心房）に注ぐ。三大栄養素（糖質・脂質・蛋白質）は、肝臓では個々に代謝されるのではなく、過剰に摂取された糖質などは脂肪酸に変換され、中性脂肪のかたちで脂肪組織に蓄えられるといったように、お互いが複雑に関連しあっている。

胆のうに送られた胆汁は、そこで一時貯蔵・濃縮（約3倍）されます。そして、脂肪が胃に入ってくると十二指腸に分泌され、脂質を乳化して消化・吸収を助ける働きをします。

肝臓はこれほど重要な臓器にもかかわらず、痛みを感じないので「**沈黙の臓器**」とも呼ばれ、障害が進行し**肝機能が低下しても、なかなか症状が現れない**ことが多いと言われます。

第1章でも述べましたが、**老化にともない心臓以外の主な臓器は線維化して萎縮**し、重量が低下していきます。肝臓も例外ではなく、**数千億もあるとされる肝細胞が減少**するため、小さくなる傾向があります。その結果、**肝臓を通過する血流も減少し、肝臓の代謝・貯蔵機能も低下する**ことになってしまいます。

代謝機能が低下すると、アルブミン合成能力が落ち薬やアルコールなどの代謝を助ける肝酵素（GOT=AST、GPT=ALT、γ-GTPなど）*の働きが弱くなります。それは肝臓での薬物や毒物の分解力（無毒化）低下を招き、体外に排泄するのが遅れてしまいます。

そうすると、酒に弱くなったり、腹が張ったり、また食欲が落ちて疲れやすくなりなり、さらに薬効が出にくくなったり、逆に麻酔薬や睡眠薬などは効きすぎたりすることがあります。その上、不活化されない有害物質が体内に長くとどまることで、問題がないような用量でも用量依存性*の副作用が出やすくなることも考えられます。

また、アルコールの分解で発生するアセトアルデヒド、アミノ酸の分解で発生するアンモニアなどの有害物質を無毒化できないと、頭痛や吐き気、めまいなど、いわゆる二日酔いの不快感に襲われたり、肝疾患末期には血中にアンモニアが流れて有毒性を発揮し、意

＊AST（GOT）、ALT（GPT）、γ－GTP：ASTは肝細胞もしくは心臓、ALTは肝臓に多く存在する酵素で、体内でのアミノ酸代謝やエネルギー代謝の過程で重要な働きをする。γ－GTPは肝臓や腎臓でつくられる酵素で、タンパク質を分解・合成する働きがある。アルコールの大量摂取や薬によっては、肝障害の先行マーカーとしてγ－GTPが多くつくられ血中に漏れだし数値が上がる。

＊ 用量依存性：量が多いほど効果は高まるが、逆に障害が起こる可能性も増えること。

識を失う肝性脳症を引き起こしたりすることにもなりかねません。

肝臓の細胞、つまり**肝細胞**は他臓器のそれよりも**修復・再生能力が高い**ことが知られています。しかし、老化にともない修復スピードは遅くなります。暴飲暴食や薬物代謝が過剰になり肝細胞が傷めつけられ炎症を起こすと、肝酵素のALT、ASTが血中に漏れ出し、その数値(現在の肝細胞の変性・壊死の検査よるもの)が上がります。それによって、肝機能の異常が発見されるわけです。

肝臓は、つねに多量の血液を抱え込んでいます。それは、胃、腸(とくに小腸)全体、膵臓や脾臓、胆のうなどから流れ込んでくる静脈血が門脈《もんみゃく》*に集合し、肝臓に流れ込んできたものです。その血液の量は、1日に2000ℓ以上にもなると言われています。

それが順調に流れているうちは問題ないのですが、肝硬変などで肝実質が線維化し硬くなり、門脈の血圧(正常値は5~10㎜Hg)が上がる(門脈圧亢進)と、肝臓に流れ込む血流を妨げることになります。

しかし、それでも門脈血流は、腸間膜静脈や脾静脈などから、どんどん集まってきます。そうなると門脈には逆流防止弁がないため、逃げ場を失った血流は静脈を逆流してしまい、食道静脈瘤や胃静脈瘤の破裂など重篤な病気の原因をつくりだすことにもなります。

肝臓は「沈黙の臓器」です。高齢になったら、健康維持のために肝臓への負担を少なくする生活を考えることが必用です。食事については、1回に摂る量が多くなると急激な代謝が必要になるので、1日2回よりも3回を心がけ、また肝臓への血流を保つため(全身の

＊門脈：消化管から吸収した栄養分や代謝産物など肝臓に運ぶ輸送路。通常の血管は動脈→毛細血管→静脈の順でつながっているが、門脈は胃腸の毛細血管→静脈（門脈）→肝臓の毛細血管とつながっている。門脈は両側が毛細血管になっている特殊な血管。門脈では血圧（門脈圧）が非常に低く、多量の血液が流人しやすいようになっている。肝臓内で全体に枝分かれした後、洞(穴)様の細い血管(類洞：るいどう）になる。類洞の血液は、肝静脈から下大静脈に入り心臓に送られる。〈門脈系の流れ〉門脈→肝臓（栄養成分を貯蔵、有害成分を除去）→肝静脈→下大静脈→右心房

血液が肝臓に集まる）に、食後30分から1時間は動きまわらず休むことも大切とされます。

漢方では「肝」をどう考えるのか？

漢方では「肝」を「将軍の官、謀慮《ぼうりょ》これより出づ」（*『黄帝内経《こうていだいけい》』素問《そもん》 霊蘭秘典論《れいらんひてんろん》より）としています。謀慮とは、深く考え計画を立てることを言います。

つまり、その意味は「将軍に例えられ、作戦を考える役割をもつ」ということであり、「肝」は「将軍のような臓器で、病邪に対する抵抗や計画を立てて行動を起こす」と考えられているわけです。

ただし、漢方における「肝」の考え方は、西洋医学が認識する肝臓のとらえ方とは少し違います。**「肝」は肝臓だけではなく（膵臓機能をも含む）、自律神経系や新陳代謝の機能をも担い、肝の「気」の流れ（生体エネルギーによる諸臓器間の連携）を通じて、生体の機能が順調に行われるように調節する働き（疏泄《そせつ》）**を含む、と考えます。

その役割は、内臓の働きをスムーズに保つだけではなく、感情にも関係して精神を安定させるほか、「血」を貯蔵し必要に応じて供給するという機能も担っている、とされます。

「肝」は五行説（第3章p59、p60参照）では「木」の行に属し、樹木の性質に例えられます。樹木は大地（土の行に属する脾）の養分を吸い上げて、太陽のエネルギー（火の行に属する心）を吸収して育ち、空に向かって枝葉を広げる性質をもっています。

「土（脾）」の制約を受けつつも「火（心）」の助けを借りながら、物事を伸びやかにさせるの

＊『黄帝内経』：中国の三大古典医学書とされ、神農本草経（じんのうほんぞうきょう）、傷寒雑病論（しょうかんざっぴょうろん）と並び称される。「素問」（主に医学基礎理論編）と「霊枢」（主に鍼灸理論および践的技術編）の二書から構成されている。

■肝臓周辺の臓器の位置

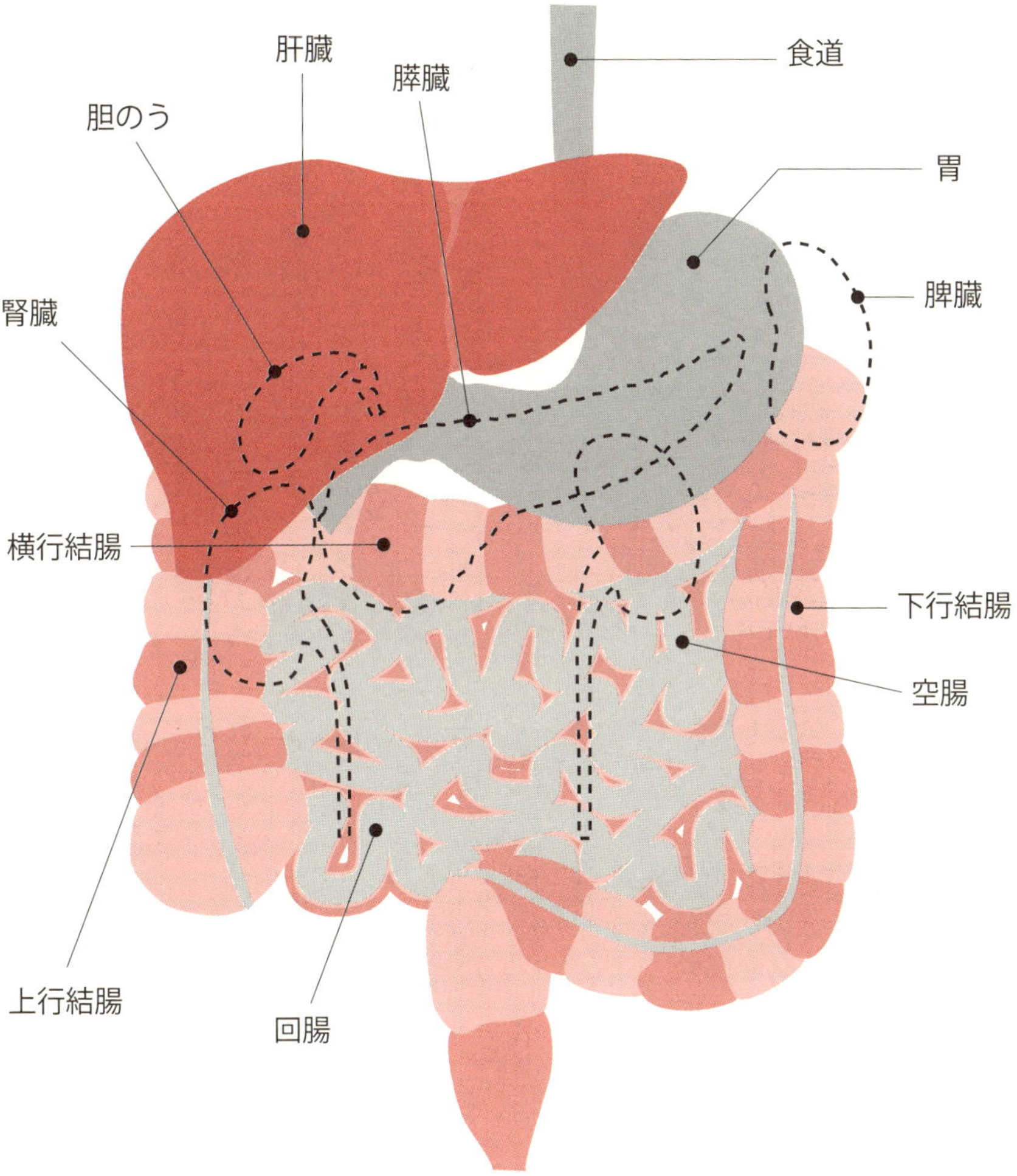

が「木」、すなわち「肝」の気なのです。

「肝」の働きが悪くなる（疏泄機能が異常になる）と、「気」の変調をきたしてしまいます。その結果として「気」が不足する**気虚**《ききょ》、滞ってしまう**気滞**《きたい》（気うつ）など静的なものと、逆流する動的な**気逆**《きぎゃく》などが起こるとされます。

そうなると、「血」や「水」は「気」の支配を受けて動かされているわけですから、血流が悪くなった状態の**血滞**《けったい》*（**瘀血**《おけつ》）や体液の分布がアンバランスで滞っている状態（水分の代謝障害）の**水滞**《すいたい》（**水毒***）を起こしてしまいます。そして、「血」や「水」が変調をきたせば、基になっている「気」の変調も二次的に誘発されることになります。

気虚や気滞では臓腑の機能低下が起こるために、だるさ、易疲労、気力減退、食欲不振、腹部膨満感、抑うつ状態、眼精疲労（頭痛などをともなう重い目の疲れ）などが現れます。一方、気逆では本来なら体の中枢から末梢へ向かう臓腑の「気」が逆流するために、下肢の冷え、のぼせ、発作性頭痛、動悸、げっぷ、しゃっくり、嘔吐、そして焦燥感までも引き起こすとされます。

「気」の変調には、それを改善する処方の**気剤**が用いられます。その代表的な生薬は、**桂枝**、**厚朴**《こうぼく》、シソの実や葉を乾燥させた**紫蘇子**《しそし》（**葉**《よう》）などです。

気滞（気うつ）を解消するための代表的な処方は、**半夏厚朴湯**《はんげこうぼくとう》になります。この薬の特徴としては、**厚朴**や**紫蘇葉**などの気剤のほかに、**半夏**や**茯苓**《ぶくりょう》など水滞を解消させる**駆水剤**が使われていることです。

*瘀血：主な原因とされるのは①遺伝体質②月経の停滞、打撲による出血、熱疾患による溶血③門脈を中心とする循環障害④肝障害と消化器障害の悪循環、心疾患⑤ホルモン系や自律神経の失調。ほかにも二足歩行による高血圧なども原因で、静脈系のうっ血で代謝障害や炎症を起こす、と言われる。

*水毒：「水」の異常。体内に溜まった余分な水分がよどみ、代謝異常を引き起こしている、つまり、細胞と細胞の間に水が溜まる状態。

「気」の変調を調整する処方は**桃核承気湯**《とうかくじょうきとう》ですが、じつは気剤の**桂枝**よりも**駆瘀血剤**の**桃**《とう》**仁**《にん》が主薬になっています。薬名の**桃核**とは**桃仁**（桃の種子）**の別名**です。

このように「気」の変調に対して、気剤だけではなく駆瘀血剤や駆水剤をも処方されることから「気・血・水」の仕組みは、一体となって体内を巡り健康を維持していることがわかります。これこそが漢方の基本的な考え方で、生体をまるごと全体的（肉体・精神・心の総体）に診ることから、**ホリスティック***（**全的**）**医学と呼ばれる所以なのです**。

気逆による頭痛などを目標とする漢方薬は、**桂枝湯**になります。この処方は、主薬の**桂枝**が多くの薬方（調剤）に使われていることから、漢方処方の基本となる**重要な基本薬方**とされています。**桂枝湯**は、**桂皮**、**芍薬**、**大棗**、**生姜**、**甘草という5種類の生薬**で構成された代表的な漢方処方です。

この処方は単独で用いる頻度は少ないのですが、漢方薬の幅広い処方に加減や合方によって、基本形でさまざまな病態に対応可能な処方となります。

瘀血（**血の道症**）では、主に頭痛、肩こり、不眠、めまい、のぼせ、冷え、ほてり、食欲不振、腹部膨満感、便秘ほかさまざまな症状が現れます。そしてその背景には、胃潰瘍、胃がん、慢性便秘などの消化器疾病、動脈硬化や高血圧、脳卒中、更年期障害や子宮筋腫、不妊症などの婦人病、じんましんや湿疹などの皮膚病、泌尿器や生殖器の病気、気管支喘息などの慢性疾患、結核性疾患などの病気があることも考えられます。

瘀血を解消するためには、**駆瘀血剤**の生薬を配合します。温熱的な陽の傾向には冷（寒）

＊ホリスティック医学：バランス観に基づく全体的かつ統一的な健康観に立ち、治療の主体に自然治癒力を原点におく。つまり、患者自身が癒し治療者は援助する。 さまざまな治療法を選択・統合し最も適切な治療を行う

性の駆瘀血剤の**桃仁**《とうにん》、**牡丹皮**《ぼたんぴ》や**芍薬**《しゃくやく》、陰の冷寒的な傾向には温性の**当帰**《とうき》や**川芎**《せんきゅう》などが用いられます。

瘀血に対する代表的な漢方薬は、顔面紅潮や高体温で暑がりなど**熱性**の傾向では**桃核承気湯**や**大黄牡丹皮湯**《だいおうぼたんぴとう》、**桂枝茯苓丸**《けいしぶくりょうがん》、逆に顔面蒼白、低体温、寒がりなど非活動的で**寒性**の虚症で貧血傾向を示す場合には、**当帰芍薬散**《とうきしゃくやくさん》、**芎帰膠艾湯**《きゅうききょうがいとう》、**四物湯**《しもつとう》などの処方になります。

■気・血・水の症状を改善する処方

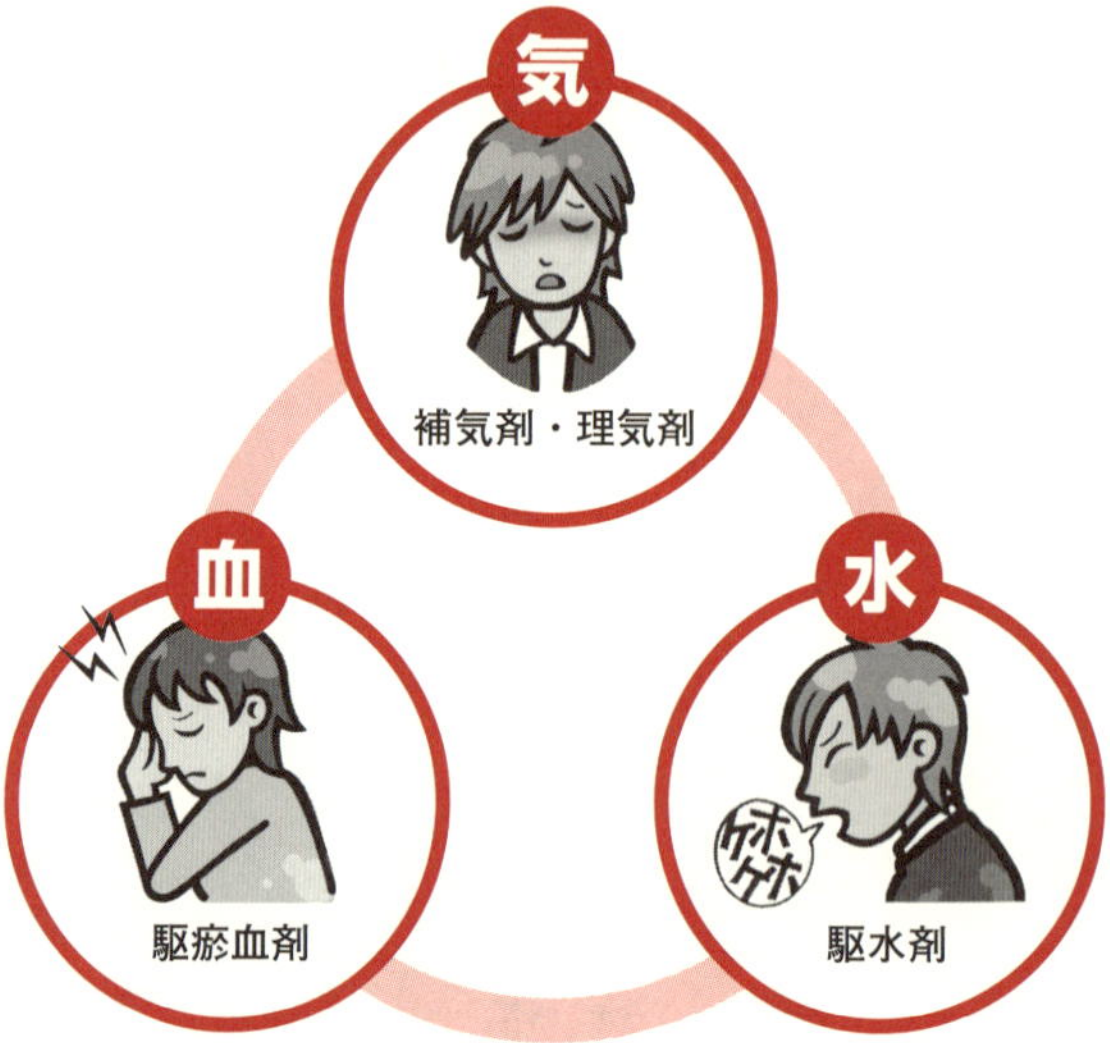
気
補気剤・理気剤
血
駆瘀血剤
水
駆水剤
ケホ
ケホ

「水」は、体内水分調節、体内老廃物の排泄、免疫機能など組織を支える役割をしています。したがって、水滞は、むくみ、分泌障害による痰や鼻水や涙の増加、腹水、関節水腫、内耳の水腫（めまい）のほか、アレルギーやアトピー、花粉症、喘息に加え、免疫力低下などの症状を引き起こすとも言われます。

そして水滞がベースにあって引き起こされる疾病には、胃下垂や胃アトニー、気管支炎や気管支喘息、肺炎、心臓疾患、結・角膜膜炎や網膜炎などの眼疾患の一部、神経症、腎・膀胱疾患、リウマチ、糖尿病などが考えられるとされます。

水滞の解消には**駆水剤**《くすいざい》(**利水剤**《りすいざい》)の生薬が用いられます。その主なものは、**茯苓**《ぶくりょう》、**白朮**《びゃくじゅつ》、**蒼朮**《そうじゅつ》、**沢瀉**《たくしゃ》、**猪苓**《ちょれい》、**半夏**《はんげ》、**生姜**《きょうきょう》、**乾姜**《かんきょう》、**木通**《もくつう》、**麻黄**《まおう》、**杏仁**《きょうにん》、**黄耆**《おうぎ》、**細辛**《さいしん》、**呉茱萸**《ごしゅゆ》、**防已**《ぼうい》などです。

そして、駆水薬として用いられる漢方薬には、**茯苓沢瀉湯**《ぶくりょうたくしゃとう》、**猪苓湯**《ちょれいとう》、**五苓散**《ごれいさん》、**小半夏加茯苓湯**《しょうはんげかぶくりょうとう》、**苓桂朮甘湯**《りょうけいじゅつかんとう》、**小青竜湯**《しょうせいりゅうとう》、**越婢加朮湯**《えっぴかじゅつとう》、**人参湯**《にんじんとう》、**真武湯**《しんぶとう》、**呉茱萸湯**《ごしゅゆとう》、**当帰四逆加呉茱萸生姜湯**《とうきしぎゃくかごしゅゆしょうきょうとう》、**防已黄耆湯**《ぼういおうぎとう》などがあります。

いずれの処方も血管へ組織液を送り(細胞膜に存在するたんぱく質アクアポリンによる)、発汗や利尿によって病的状態(水滞)の解消を図ることを目的とした生薬が、多く配合されています。また、それに加えて、必要に応じて下剤を加味する場合もあります。

肝疾患に有効な処方と禁止処方とは?

現在、厚生労働省医薬食品局によって承認されている漢方薬は294種類あり、そのうちの148処方が医療保険の適用になっています。

それらの漢方薬の約70%に配合されている生薬に**甘草**があります。甘草はマメ科の植物で、その根に含まれる**グリチルリチン***が、有効成分と考えられています。

1940年代には、その主成分であるグリチルリチンが消化性胃潰瘍に効果があると注目され、のちに抗炎症作用や抗アレルギー作用のほか、**肝機能障害***に対する効果があるこ

＊グリチルリチン：カリウムに対する排泄作用があるので、低カリウム血症、血圧上昇、浮腫（むくみ）などの偽アルドステロン症が副作用として現れることがある。

＊肝機能障害：今日的には肝臓病に漢方薬を使う場合、現状を固定しその機能の改善を図る補助治療になる。肝臓病は、免疫性の炎症が進行性になる場合と自然治癒になる場合がある。したがって、ここで取り上げた肝臓病治療の漢方薬は自己判断で用いることを避け、あくまでも参考資料としてとどめておいていただきたい。

とがわかってきました。

グリチルリチンは現在、グリチロンやネオミノファーゲンCなどという商品名で、肝機能低下の改善のほか、湿疹や皮膚炎など各種の皮膚病に対する薬としても使用されています。また、市販のかぜ薬や鼻炎薬、胃腸薬にも含まれていることがあります。

さらに、甘味料や食品添加物として醤油や味噌などの調味料のほか、清涼飲料水やお菓子などさまざまな加工食品にも使われています。

そのグリチルリチンを含む甘草を配合した漢方薬で、よく知られているのが**小柴胡湯**《しょうさいことう》です。この処方には「慢性肝炎での肝機能障害を改善する」(1992年)ことが証明されています。それ以降、慢性肝炎や肝機能障害に広く用いられるようになりました。

小柴胡湯は、医療機関で最も多く使われてきた漢方薬のひとつで、実際に肝機能値の改善効果が認められており、肝炎の進展の抑制効果が期待できます。

小柴胡湯は、**柴胡**という生薬を中心に7つ生薬を組み合わせて作った処方です。この漢方薬は、**柴胡剤を配した代表的なもの**で、およそ2000年前に中国で成立した『傷寒論』という伝染病の治療を述べた本の中にも出てくる処方です。したがって、もともとは伝染病対策の薬だったのです。

それが大正・昭和の時代になって、柴胡剤が慢性疾患治療薬として長期に多用されるようになりました。やがて**小柴胡湯**がエキスの形で保険薬として認可され、慢性肝炎に効くという効能が認められました。その当時は、とくに肝炎に効く西洋薬がなかったこともあ

■肝疾患における適応・不適応

よい適応となる疾患	試みてよい疾患	不適な疾患・病態
慢性肝炎、肝硬変（代償期）の有愁訴例	急性肝炎 肝硬変（非代償期） 原発性胆汁性肝硬変 自己免疫性肝炎 脂肪肝 悪性腫瘍 （QOLを高める目的）	肝性脳症 胃・食道静脈瘤 アルコール性肝障害 （禁酒の守られない例） 悪性腫瘍（手術適応例）

り、漢方薬のなかでは最も多く使われるようになり、そして現在に至っています。

しかし、今日に至るまでには大きな問題もありました。**小柴胡湯**の重篤な副作用として、**間質性肺炎***による死亡事故が起きたのです。

1980年代後半、C型肝炎の治療薬としてインターフェロン*が有効であることがわかり、加えて肝炎に効果がある**小柴胡湯**も追加した治療が行われるようになったのです。

そして、実際、それによってC型肝炎が劇的に改善した例がいくつも報告されました。そのような経緯もあり、インターフェロンに**小柴胡湯**をプラスする治療法は、全国的な広がりを見せたのです。しかし、その後、その副作用として間質性肺炎での死亡例が報告されるようになりました。

その結果、1994（平成6）年に**インターフェロンと小柴胡湯の併用**は、禁止されるこ

＊間質性肺炎：肺胞は、小さな袋がブドウの房のように集まってできている臓器。その肺胞の壁や周辺に炎症が起こるために血液に酸素が取り込めず、動脈血液中の酸素が減少した状態（低酸素血症）になるため呼吸が苦しくなる。それが進行すると、肺線維症（肺が線維化を起こして硬くなる病気）になることもある。

＊インターフェロン：ウイルスやがん細胞など異物が体内に侵入したときに、増殖を阻止したり、破壊したりするために体内で作り出されるサイトカイン（免疫システムの細胞から分泌されるタンパク質）の一種。肝炎患者の場合、体内で作られる量では不足なので、人工的に作ったインターフェロンを体外から投与して補充する。

とになりました。ツムラの報告（1996年）によると、「小柴胡湯を服用して間質性肺炎が発症する頻度は10万人に4人で、インターフェロンによる発症は10万人に182人」ということです。

漢方治療において**肝疾患で漢方薬を試みてよいのは、西洋医学的な治療法のみでは不十分なもの、あるいは併用によって西洋薬の減量や副作用防止が期待できるもの**とされています。したがって、肝がん、肝性脳症（肝硬変や劇症肝炎などを原因とする末期での肝機能低下による意識障害）、アルコール性肝障害、胃・食道静脈瘤などは西洋医学的治療を行うべき疾患とされます。

肝機能の異常を発見するポイントは、前述した肝酵素（GOT＝ALT、GPT＝AST）の逸脱チェックです。その数値（肝細胞の変性・壊死の度合い）が急激に上がる場合は、**急性肝炎**が疑われます。

急性肝炎とは、**主に薬物性、非薬物性、胆汁うっ滞性、肝炎ウイルスなどの感染が原因で起きる急性の肝機能障害**で、その症状としては、黄疸、食欲不振、嘔気嘔吐、全身倦怠感、発熱などが現れることが多いとされます。

急性肝炎は、B・C型肝炎を除いて一過性に経過し、本来自然治癒しやすい疾患とされていて、一般には**西洋医学的な治療が優先**されます。

漢方薬治療は、**慢性肝炎、非代償期*の肝硬変で愁訴があるときは適応**とされます。ただし、肝硬変での漢方処方は、インターフェロン療法やその他の特殊な薬剤の適応例では不

＊非代償期：障害が進行して症状が出てくる時期。症状が表に出ない時期が代償期。

■肝疾患および関連する症状の漢方治療

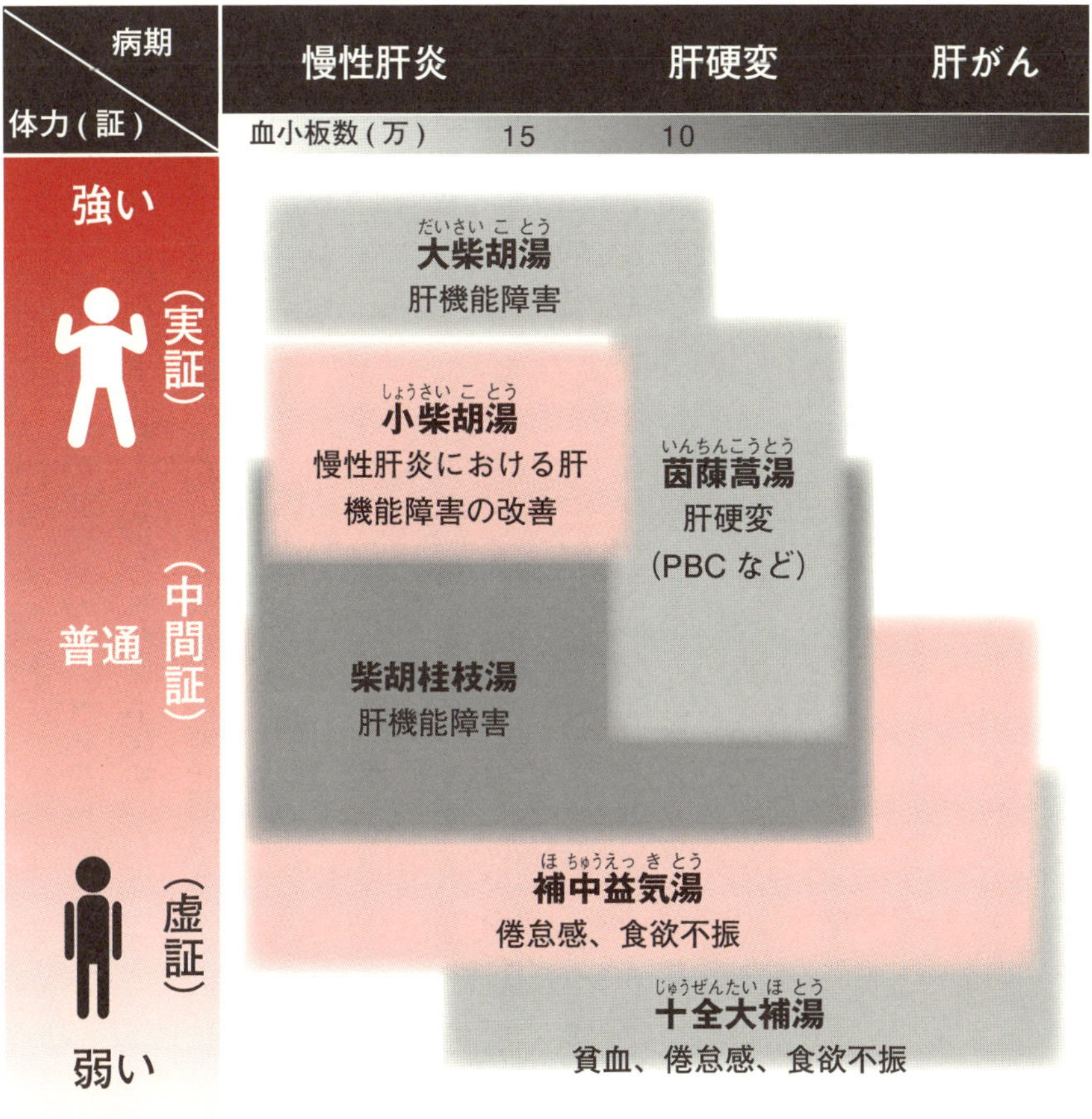

＊大柴胡湯：比較的体力のある人の肝機能改善（非アルコール性肝炎など）に用いる。
＊小柴胡湯：体力中等度（中間証）の人に用いる。B 型・C 型慢性肝炎の IFN（インターフェロン）不応例や非適応例に対して、肝機能改善および慢性肝炎から肝硬変・肝ガンへの進展抑制の報告がある。
［禁忌］1. インターフェロン製剤を投与中　2. 肝硬変・肝ガン（間質性肺炎が起こり死亡などにいたることもある）　3. 慢性肝炎における肝機能障害で血小板が 10/mm³万以下（肝硬変が疑われる）
＊柴胡桂枝湯：比較的体力のない人の肝機能改善に用いる。
＊補中益気湯：倦怠感、食欲不振の改善に用いる。
＊十全大補湯：倦怠感、食欲不振の改善のほか、貧血の改善に用いる。
＊茵蔯蒿湯：病因が未だ解明されていない慢性進行性の胆汁が流れにくい肝疾患である原発性胆汁性肝硬変（PBC）をはじめとした肝硬変での肝機能改善に用いる。

「ツムラ漢方治療 ABC シリーズ」より一部改変して引用

可です。

以下が慢性肝炎および非代償期の肝硬変などの肝疾患治療の基本処方です。

①無症状あるいは愁訴があまり強くないときは、**小柴胡湯**を用いる。

②胃もたれ、腹部膨満感、食欲不振、吐き気などの消化器症状が、表立っていて易疲労倦怠感がある場合は**六君子湯**《りっくんしとう》を用いる（消化器症状が主の場合）。

③易疲労・倦怠感が激しく、消化器症状はないか、あっても軽度の場合は**補中益気湯**《ほちゅうえっきとう》を用いる。

慢性肝炎の場合、初期には柴胡剤の適応が多いのですが、経過が長引くに連れて柴胡が入っていても分量が少ない処方、たとえば**補中益気湯**（虚弱体質、体力が低下した人）や**加味逍遙散**（比較的虚弱で精神不安など神経症状がある人）か、柴胡を含まない補剤や駆瘀血剤の併用が選択されます。それはＱＯＬ*（生活の質）の向上を目的にした処方で、代表的な組み合わせは以下のようなものです。

●柴胡剤と補剤の併用

桂枝茯苓丸
当帰芍薬散 ＋ **補中益気湯**
十全大補湯《じゅうぜんたいほとう》

●柴胡剤と駆瘀血剤の併用

大柴胡湯＋桃核承気湯

＊ＱＯＬ：Quality of Lifeの略。人間らしく満足して生活しているかを評価する概念。
ADL(Activities of Daily Living)は日常生活動作。

■慢性肝疾患に頻用される処方

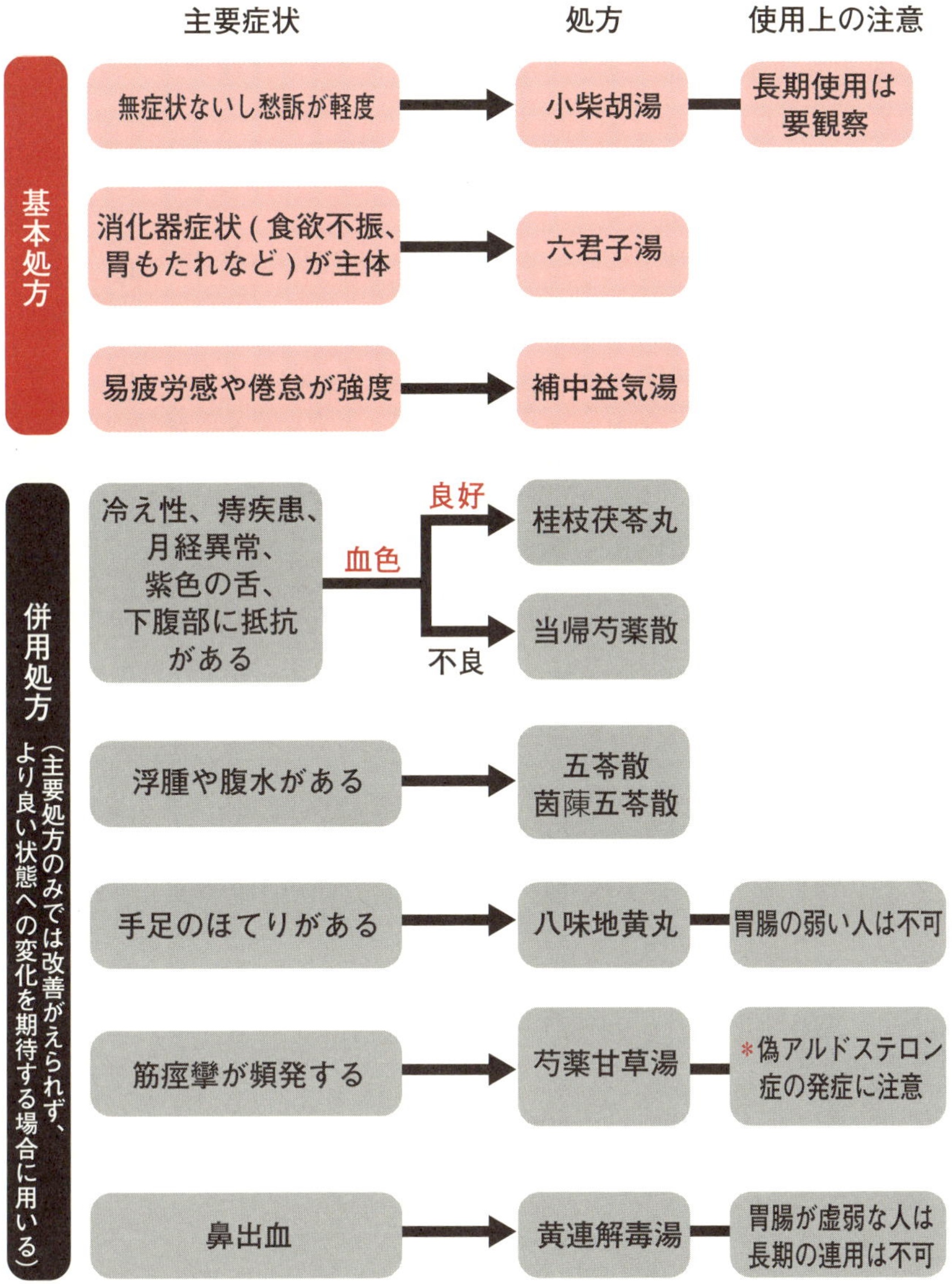

小柴胡湯＋桂枝茯苓丸

柴《さい》胡《こ》桂《けい》枝《し》乾姜湯《かんきょうとう》＋当帰芍薬散

非代償期の肝硬変で食欲不振が強い場合は、**六君子湯**か**四君子湯**、体力が低下していて冷えがあるときは人参湯、さらに腹痛や腹水あれば**五苓散**、体力がなく虚弱で下痢があるときは**真武湯**、比較的体力があり便秘があるときは**茵蔯蒿湯**《いんちんこうとう》などが有効とされます。

胆道系疾患に有効な処方とは？

中国の故事成語に「肝胆相照らす」という言葉があります。「肝胆」とは、その文字が示すとおり肝臓と胆のうのことです。両者は近くにあって、どちらも生命を支える大切な臓器です。

「相照らす」は、互いに照らし合うという意味で、そこから「互いに影響し合う（効果を与え合う）」という解釈ができます。

胆のうは肝臓の下面に位置し、十二指腸と肝臓をつなぐ管の間にある洋梨状をした臓器で、肝臓で作られた胆汁（脂肪の消化に欠かせない）を一時的に蓄えておくのが主な役目です。その位置関係からも両者は、まさに「相照らす」関係と言えるでしょう。

また、肝臓が分泌する胆汁を貯蔵するだけではなく、水分や塩分を吸収して濃縮するのも胆のうの役目です。そして濃縮された胆汁は、胆のう管を通って総胆管に至り、膵臓内で合流して十二指腸乳頭部*から十二支腸内に分泌され、胃酸で強酸性になった消化物を中

＊十二指腸乳頭部：十二指腸は、およそ指12本分の幅があることから、そう呼ばれています。その内側の壁には、総胆管と主膵管の開口部である十二指腸乳頭（ファーター乳頭）がある。

和したり、脂肪の消化を助けたりします。

胆道とは、「**肝臓から分泌された胆汁が十二指腸に流れ着くまでの道筋**」のことです。

この胆道に発生する疾患としては、悪性疾患である胆道がんをはじめ、胆石症・胆嚢ポリープといった良性疾患、先天性疾患である膵管胆道合流異常までが外科治療の対象とされます。そして、その病気の背景には、胆汁の強い刺激性も影響している、とも言われます。

加齢によって胆のうに

■胆道系の構造

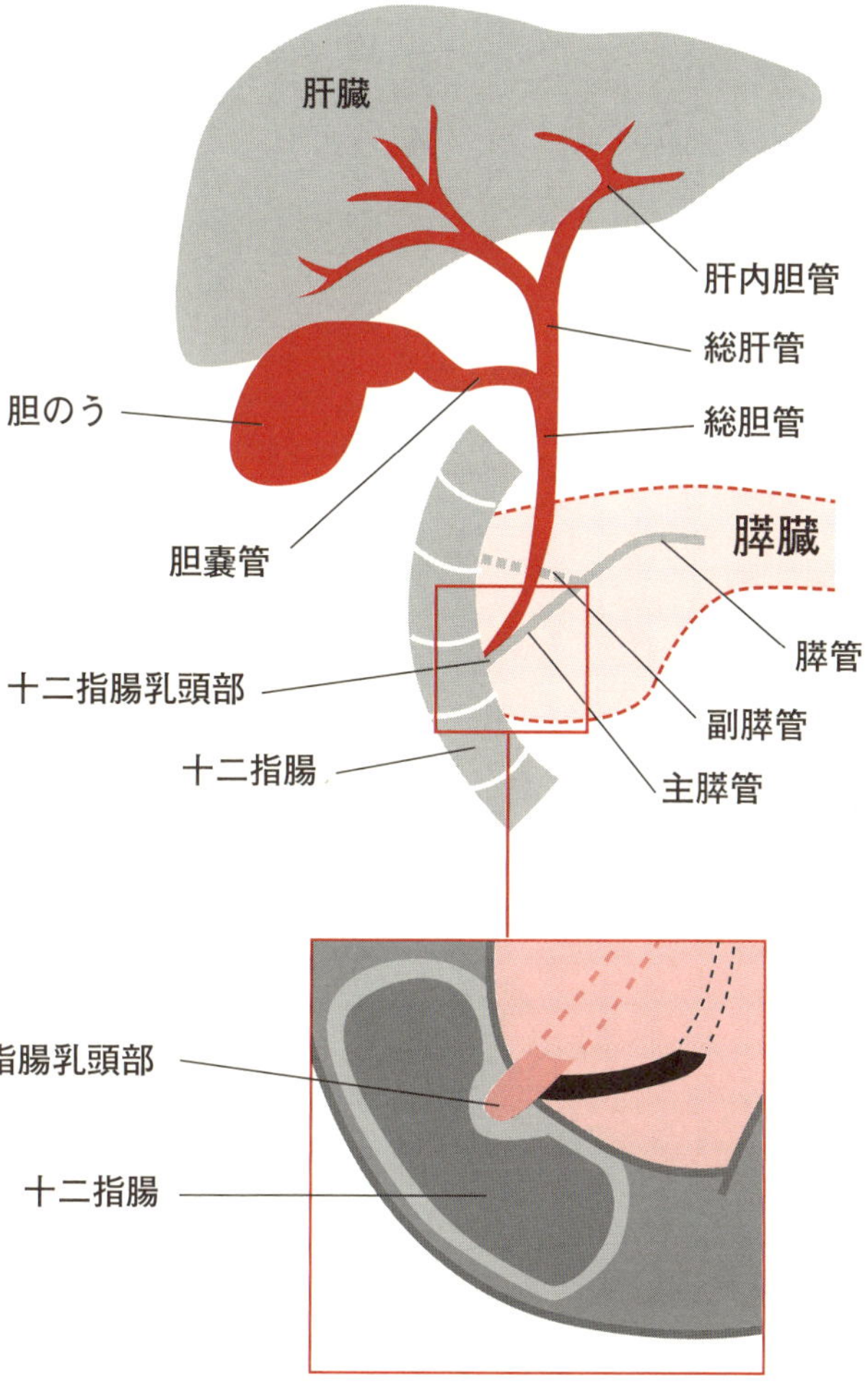

起こりがちな病気は、**胆石症**（胆のう結石、胆管結石、肝内結石）です。胆石症とは、**胆道をはじめ胆のうや肝臓内の胆管などで胆汁がうっ滞し、排出障害による成分が固まって結石ができる病気**です。

なかでも最も多いのは**胆のう結石**で、胆石症のうちの70％以上と言われます。その結石の多くはコレステロール結石で、発症するのは50代が多く、また男女比では女性がやや多いようです。この結石の場合、胆のう内にあるときはほとんど無症状ですが、高脂肪食の後に収縮が起き胆石疝痛《せんつう》（右上腹部痛）が発症することもあります。

胆管結石（**総胆管結石**）は、胆汁の通り道である総胆管にできる結石です。このケースでは、総胆管でつくられた結石と、胆のうでできた結石が落下してきたものの二種類があります。

総胆管でつくられた結石の多くは、痛みの鋭いビリルビンカルシウム結石*と考えられます。一方、胆のうでつくられ、総胆管に落ちてきたものは、ほとんどがコレステロール結石です。胆管結石では、狭い胆管が結石によってふさがれるので、発熱や心窩部（みぞおち）周辺に激痛が走ります。この疾患は、胆石症のおよそ20％程度で、50代から急激に増えて60～70代がピークというデータもあります。

肝内結石は、肝臓内の胆管に結石ができるもので、肝機能障害を起こす恐れがあります。この結石では、あまり痛みなどの症状はありませんが、総胆管内に結石が落ちると激しい痛みが起こります。肝内結石は全体の数パーセント未満と極めて少ないのですが、治療が

＊ビリルビンカルシウム結石：胆道に感染があると、ビリルビンを主成分とするビリルビンカルシウム結石を生じる。ビリルビンは、赤血球のヘムタンパク質が脾臓で分解され、肝臓で水溶性にされて胆汁に排泄される。胆汁は、胆汁酸、コレステロール、ビリルビンなどでできていて、これらの成分バランスがくずれると結石を生じる。

難しく、しかも治療後の再発率が高いことが知られています。

このように生体内において「肝」と「胆」は密接な関係で結ばれていますが、漢方ではどのような捉え方をしているのでしょう。

■胆石―結石の起こる場所

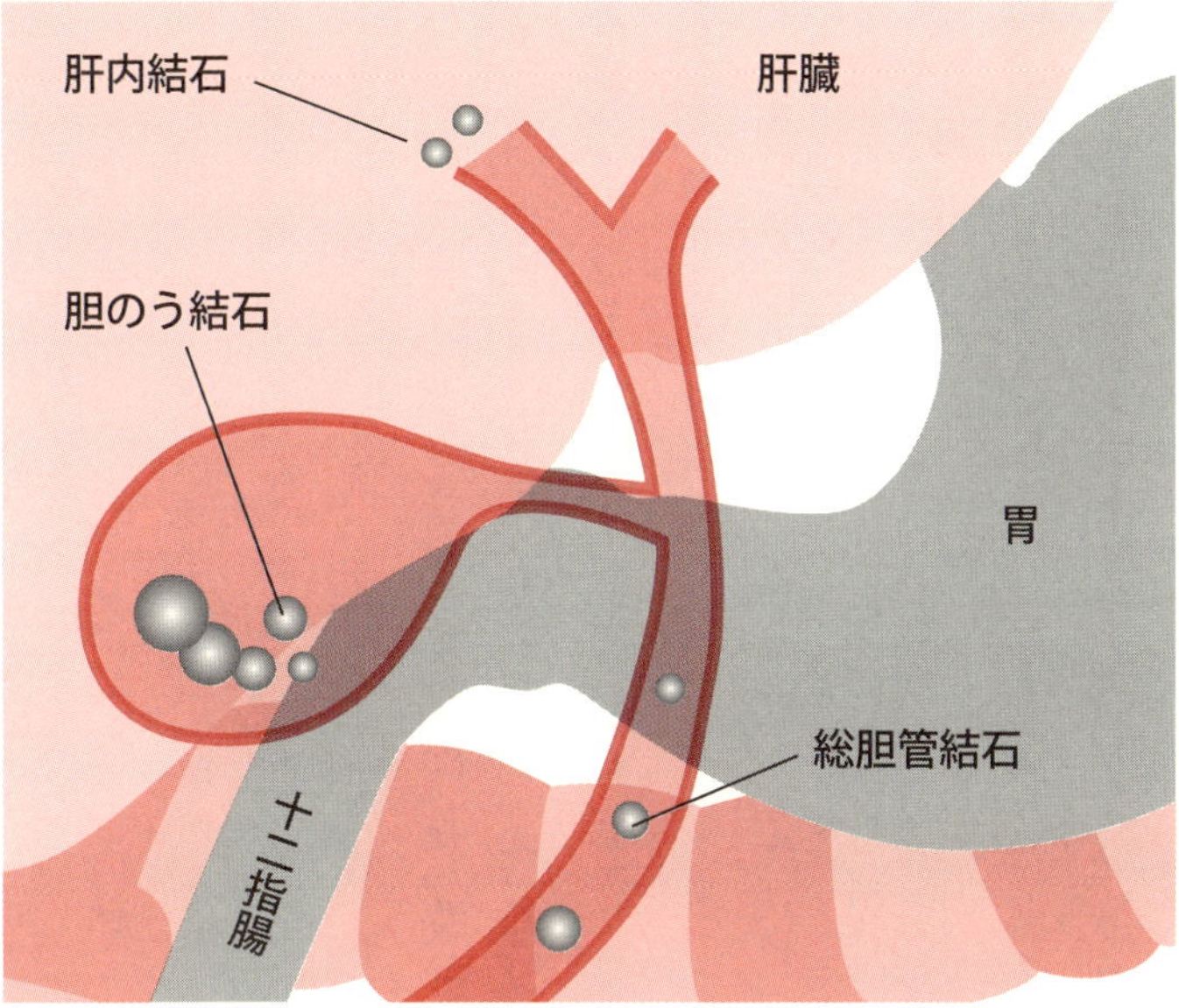

「肝」については前述したように、漢方では本来の肝臓の機能以外（膵臓機能をも含む）にも自律神経系や新陳代謝の機能をも担っている、と考えます。

しかし「胆」については、ほぼ**胆のう**とみなされる、としています。

五腑（陽）は五臓（陰）と表裏一体の関係で、お互いに抑制しあったり補い合ったりする関係とされます。これも西洋医学の概念とは少し異なりますが、五行では五腑の「胆」（陽）は五臓の「肝」（陰）と同じく「木」に属し、経絡《けいらく》を通じて**気血の循環を促す「肝」の働きを助け**

るという密接な関係をもっている、と考えられています。

「胆」は「中正の官、決断これより出づ」(黄帝内経)とされ、裁判官にたとえられます。「中正」とは不偏であり公平ということで、「決断」とはまさに判断および決定することで、将軍の官である「肝」が行動を起す際、決断を下すのは「胆」ということになります。

胆のうの生理機能は、体内の脂溶性の不要物や有害物、および代謝物質を速やかに胆汁(1日の分泌量は800ミリリットル以上で便の臭いや色になる)として捨て去ることにより、飲食物の正常な消化を助けることです。漢方においても「胆」は「肝の精気(生命力)から生成され、小腸(十二指腸)に排出されることにより、脾の働き(飲食物の消化と吸収)を助ける」とされます。

「胆」の特徴は、ほかの五臓の腑とは異なり飲食物が通過しません。また、ほかの腑は気血や精気の貯蔵を行いませんが、「胆」は胆汁(清浄な液とされる)を貯蔵することから「*****奇《き》恒《こう》の腑《ふ》**」と呼ばれます。

また「胆」は、重要な栄養に関わる臓器の交差点として「体の中央に位置し他の臓腑の活動を監視する」とされます。それは心のもち方にも関係し、大胆さや勇敢さに通じ、「胆」の通過の良し悪しが「胆《きも》が据《す》わる」の言葉で表されるように、決断力を司る臓腑とも考えられています。

前述の胆石の漢方治療では、胆石を消失させるのではなく、治療効果を目的とすることが主体となります。また、胆石のうち急性胆のう炎(胆石による胆のう管の閉塞に起因す

＊奇恒の腑：通常ではない例外的な腑という意味。形態は腑に似ているが、性質や働き（感情など精神や心の動きを含む）は臓に似ているものを指す。脳・髄・骨・脈・胆・女子胞（子宮）なども同様に呼ばれる。比較的深部にあるが、ほかの臓腑と組みあうことがなく、汚濁物を貯蔵しない。ただし、胆だけは肝と組みあうが、胆汁は清浄なので「奇恒の腑」に入っている。

■胆道系疾患と漢方薬剤の適応

薬剤	対象疾患	効果
大柴胡湯	胆石 実証タイプ	鎮痛
柴胡桂枝湯	胆石、慢性胆のう炎 中間証タイプ	鎮痛
小柴胡湯	胆石、慢性胆のう炎 中間証タイプ	

る炎症）や胆石嵌頓《かんとん》（胆のうの出口につまる）などの強い症状に対しては、効果はないか少ない、とされます。

漢方処方を行うケースは、比較的症状の軽い胆のう結石や胆のう炎で対症療法（症状を和らげたり、なくしたりする治療法）が必用とされるか、その時点で積極的治療をしなくても問題がないときです。

その改善に効果的とされる生薬としては、**山梔子**《さんしし》（クチナシ）や**鬱金**《うこん》（ウコン）があり、漢方処方では**茵蔯蒿湯**《いんちんこうとう》が知られています。

胆石の鎮痛作用には、**芍薬**と**甘草**を配合する処方（**芍薬甘草湯**《しゃくやくかんぞうとう》、**小建中湯**《しょうけんちゅうとう》など）が中心になり、また季肋部《きろくぶ》（肋骨の一番下の弓状部辺り）の不快感には**柴胡**を配合した処方がよく用いられます。

胆石や慢性胆のう炎に効果があるとされ

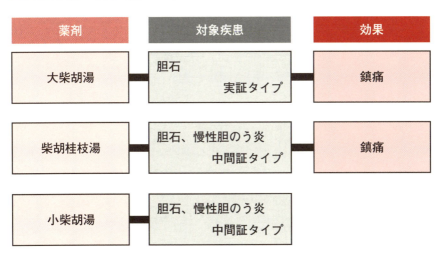

る処方は、**大柴胡湯**《だいさいことう》、**柴胡桂枝湯**《さいこけいしとう》、**小柴胡湯**が主なものです。

第5章

心《しん》

関連部位
小腸・血脈（血管・血圧）
中枢神経系（脳を含む）

症状別適応漢方薬

老化による
循環器系の疾患

循環器系の老化とは?

循環器系とは、簡単に言ってしまえば「**血液によって栄養や酸素、免疫成分、ホルモンなどを体中に分配・供給および老廃物を回収するシステム**」のことで、心臓、動脈、静脈、毛細血管などから成り立っています。

そしてそれは、「**血管系**」と「**リンパ系***」に大きく分けられます。

まず血管系ですが、心臓と血管(動脈と静脈)とで構成され、左心室が中心となって**全身を巡る**「**大循環(体循環)**」と右心室を起点として肺でガス交換を行う「**小循環(肺循環)**」があります。

体内には、血管のほかにもリンパ管が全身に広がっています。

細胞と細胞の間にある組織液は、毛細血管を経て血液中に戻りますが、一部は**リンパ管***に入り、静脈に送られます。この循環をリンパ系、そしてその中を通る液体を**リンパ液***と言います。

リンパ系は、主として「リンパ管」とリンパ管の途中にあって異物の侵入を阻止する役割を担う「**リンパ節***」などから構成されていて、リンパ球の生成および組織から循環系への移動を行っています。

リンパ系は、免疫機能や排泄機能(老廃物運搬機能)に関わるシステムであり、免疫機構の中心的役割を担っています。

＊リンパ系：リンパ管やリンパ節からなり、血管系とともに循環系を構成。リンパ液の生成および組織から循環系の移動も行う。免疫系において生体防御に重要な働きをする。扁桃、脾臓、胸腺、骨髄などもその器官とされる。

＊リンパ管：内臓や皮膚などに網の目状に広がっているリンパ液が流れる管。それによって、リンパ液も体中を流れていることになる。

＊リンパ液：血管では回収できない大きさの物質(主にタンパク質や脂肪、有害物質など)を水分とともに取り込んだ組織液で、リンパ管を通して運ばれる。リンパ液の中に含まれるリンパ球は、体内に侵入したウイルスや細菌、変性した細胞などを処理する役目もある。

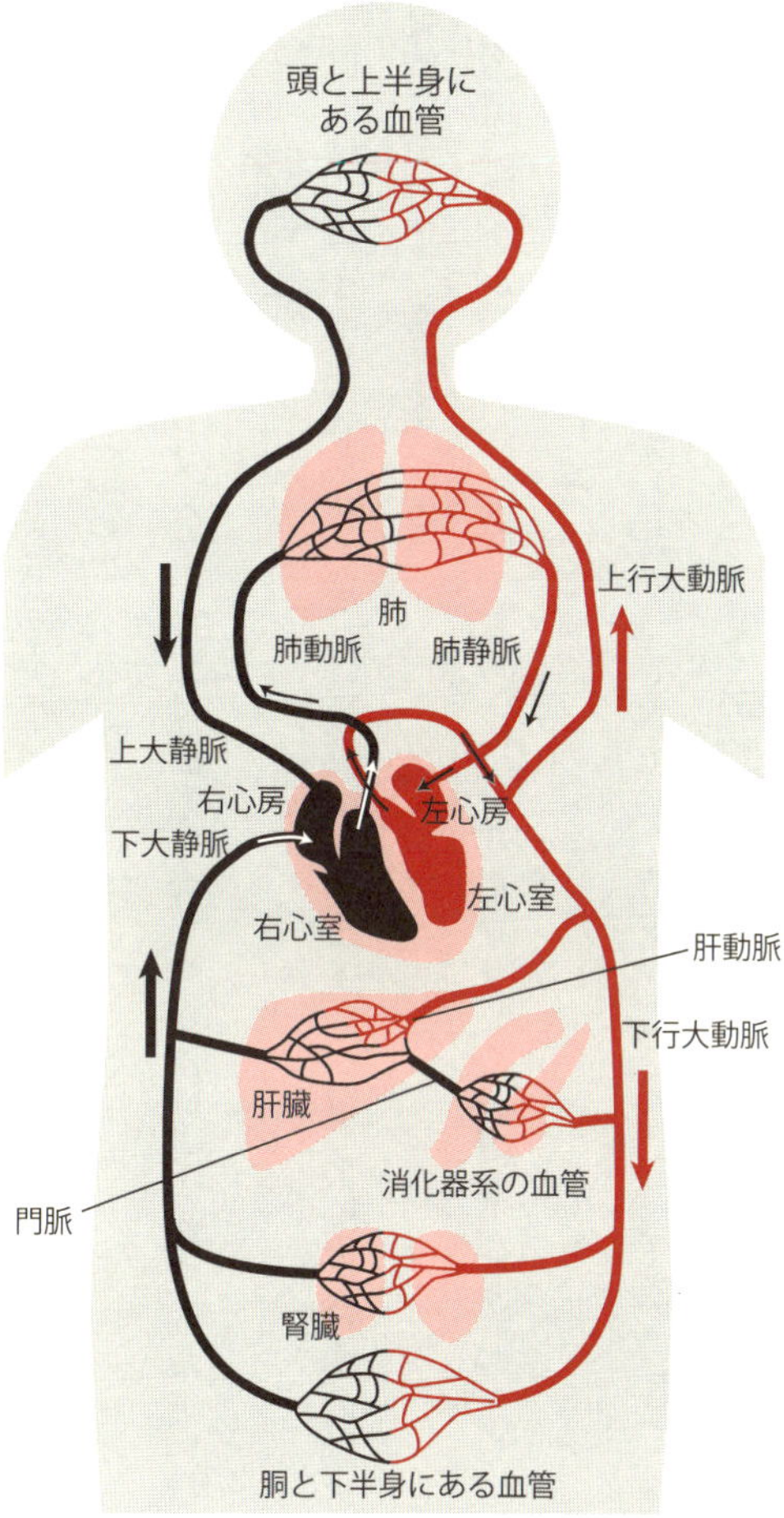

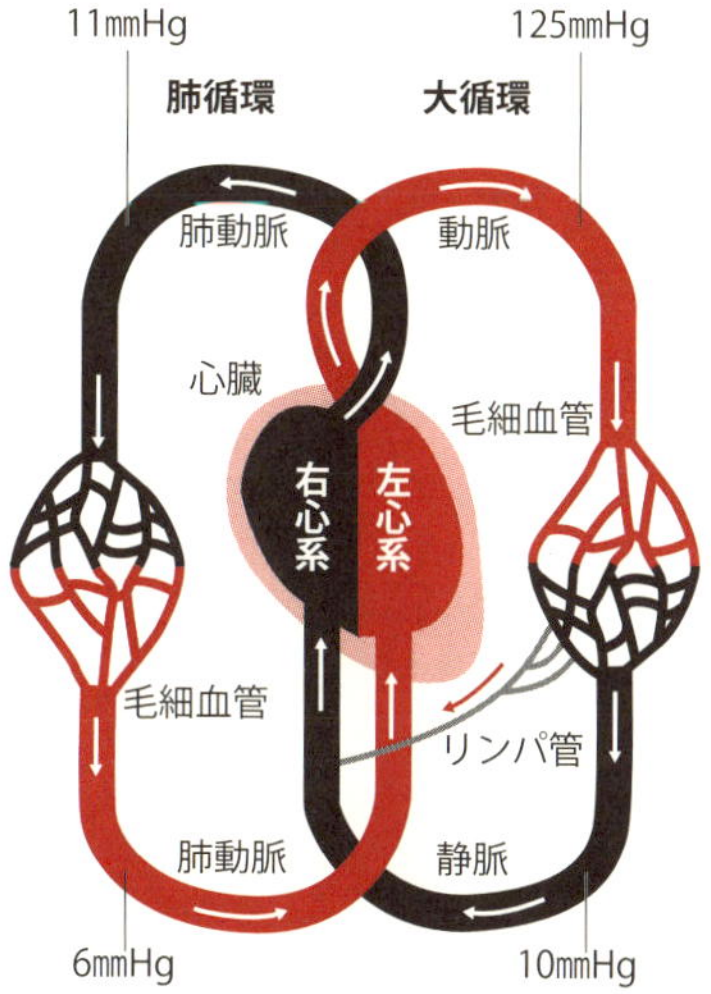

大循環（体循環）：血液が心臓を出て全身に至り、毛細血管を経て再び心臓に戻ってくる循環。心臓のポンプ機能によって全身の各器官や細胞へ酸素や栄養素、内分泌（ホルモン）、免疫成分などを運び（動脈）、不要になった二酸化炭素や老廃物を受け取って（静脈）、それを体外に排出するシステム。心臓（左心室）→大動脈→動脈→毛細血管→静脈→大静脈→心臓（右心房）という一連の流れをもち、毛細血管を境に動脈側（血圧35）と静脈側（血圧20）の血圧と浸透圧24の差により組織間での物質交換が行われる。その一周にかかる時間は約20秒とされる。心不全になるとその時間は遅れることになる。

小循環（肺循環）：心臓を出て肺を通り心臓に戻る循環（血圧は20以下で平均は10以下と言われる）。肺動脈の中を静脈血が流れ、肺でガス交換（二酸化炭素と酸素の交換）が行われることによって動脈血となり、肺静脈を通って心臓へ戻る。大静脈→右心房→右心室→肺動脈→肺の毛細血管→肺静脈→左心房→左心室→大動脈という一連の流れ。このシステムでは、動脈を静脈血が流れ、静脈を動脈血が流れるという体循環とは逆の状態になる。しかし、心臓は右心系と左心系に分かれているので両方の血液が混ざり合うことはない。

＊リンパ節：免疫器官のひとつ。細菌など不要な物質を血液循環に入れないように、最後の砦としての働きをしている。リンパ管は下水道、リンパ節はフィルターにたとえられる。

ほかにも、**小腸で消化吸収された脂質を循環系まで運ぶ**、**余剰になった組織液を細胞から取り除く（むくみや感染防止）**、などの役割もしています。

このように血管系もリンパ系も循環器系なのですが、両者の決定的な違いは流通させるための起動方法です。

血液は心臓をポンプとして全身に流れていきますが、**リンパ液は筋肉の動きによって自発的に流れていきます**。

循環器のなかで中心に位置するのは、言うまでもなく心臓で、血管を通して全身に血液を送るポンプの役割をしています。

心臓は4つの部屋に分かれていて、上部に位置する2つの部屋を「心房」、下部の2つの部屋を「心室」と言います。そして、左側を「**左心系（左心房・左心室）**」、右側を「**右心系（右心房・右心室）**」と呼びます。

左心室から送り出された血液は、全身を巡り静脈血となって、主に「上大静脈」と「下大静脈」を通って右心房に戻ってきます。その後は、右心房から右心室を経由して「肺動脈」を通って肺に血液が流れ込みます。

そして、肺では**ガス交換**が行われます。そこでは「静脈血」に多く含まれる二酸化炭素が放出され、それに代わって酸素を多く含んだ血液、つまり「動脈血」と交換されて「肺静脈」を通って左心房に戻ってきます。その左心房へ流れ込んだ血液は、また初めにもどって左心室を通って、再び全身へと血液が流れていくのです。

○右心系＝全身を巡って戻ってきた二酸化炭素を多く含んだ静脈血を肺動脈に送り出す。

○左心系＝（肺でガス交換が行われ）酸素を供給されて肺静脈から帰ってきた血液（動脈血）を大動脈から全身に送り出す。

　心臓には逆流を防ぐために、心房と心室、**心室と血管の間に４つの大きな弁**があります。それによって、心臓内の血液循環を一方向に維持することができます。要するに、**弁は一方通行のドアのようなもの**で、血液の流れを次の部屋へと進め、流れ込んだ血液が逆流しないように閉じてくれるのです。

　このように生命活動の要でもあり、生きているポンプとも言うべき

■心臓における血液の循環と４つの弁

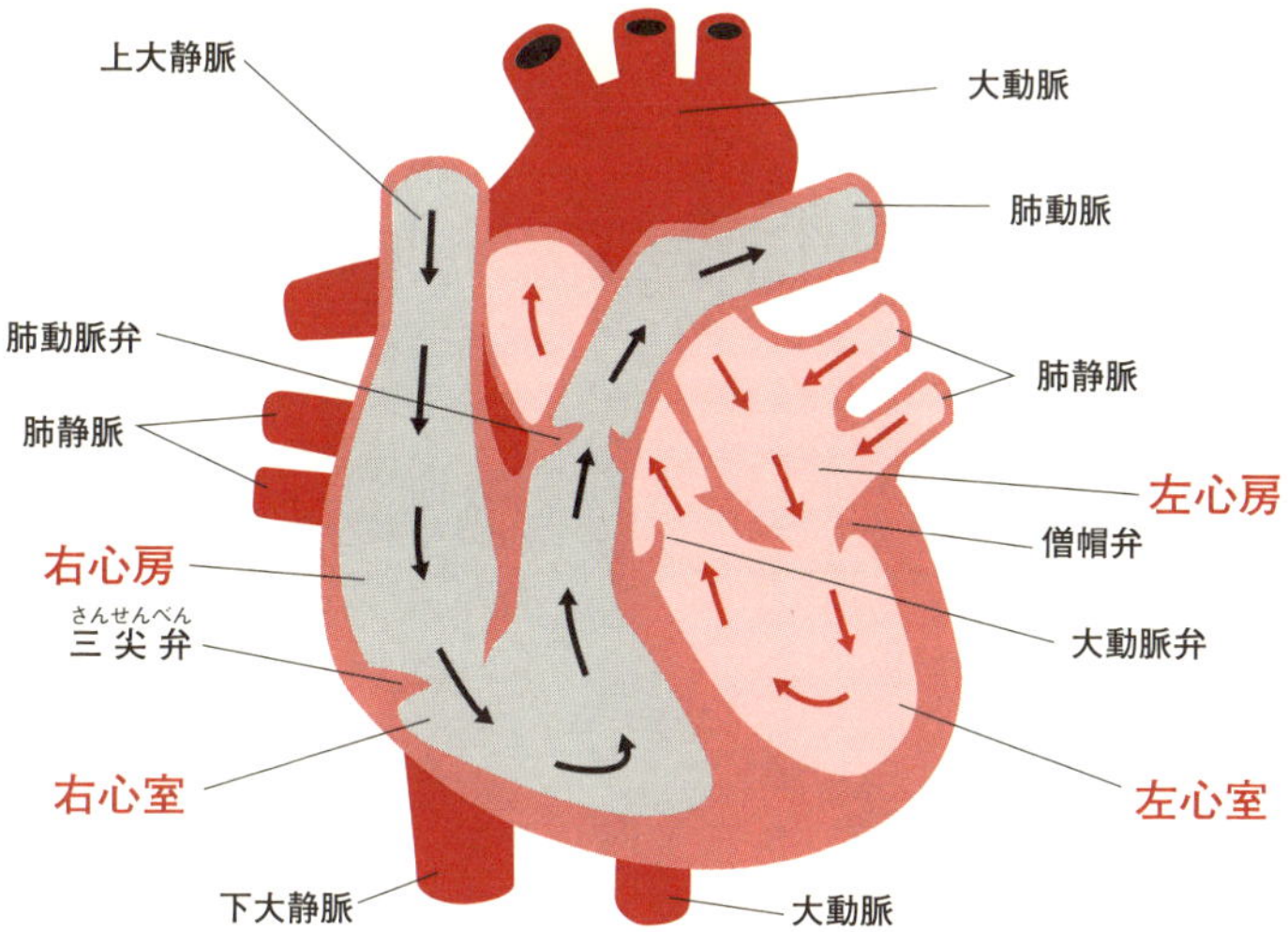

右心系では心房と心室の間にある三尖弁（右房室弁）を通って、右心室に静脈血が流入します。そこから肺動脈弁を通過して肺動脈へ拍出されます。肺からの血液は、左右４本の肺静脈を経て右心房に還流し、僧帽弁（左心室弁）を通って左心室に入ります。そして、左心室の収縮によって血液は大動脈弁を通り抜け、大動脈から全身へと送り出されるのです。

心臓ですが、やはり老化によって変化は起こります。

第1章でも触れましたが、心臓だけはほかの臓器と異なり、動脈硬化などによって血管の壁が厚くなり、心臓が肥大化するために重量が増えます。**心臓の肥大化**（**心肥大**）とは、とくに**心室の壁の厚くなった状態**を指します。

一般に心臓の大きさは、各人の体格に比例していて握りこぶし大が普通ですが、老化などで心肥大になると2倍まで大きくなると言われています。

ではまず、心臓の4つの部屋のうち、上部にある2部屋の心房が老化すると何が起こるのでしょう。

心房は、外から**血液を受け入れる入り口の部屋**にあたります。右心房には上大静脈や下大静脈から血液が流れ込み、左心房には肺静脈からの動脈血が流れ込みます。

加齢が進むと、筋肉（心筋＝骨格筋と同じ横紋筋だが不随意筋）でできている心房にも緩み（広がり＝心筋細胞の肥大化）ができます。とくに左心房が拡大すると、**心房細動***（**不整脈**）が発生しやすくなる、とされます。

また、肥大化した心筋細胞の酸素消費が増えて、酸素不足（心筋の虚血）になったり、心臓のポンプ機能が低下したりします。

一方、心臓下部の2部屋の**心室**は、心房から送られてきた**血液を外に送り出す出口**にあたります。

右心室は、右心房から送られてきた静脈血を肺動脈から左右の肺に送り出し、左心室は

＊心房細動：高齢者に多く見られる、心室と連動せず心房内で血液が停留する不整脈。心房の拍動数は1分間で300回以上になり、心臓は速く不規則に拍動。ちなみに、正常な心臓のリズムは、安静時に規則的に1分間で60回〜100回の拍動を繰り返す。動悸や息切れ、疲れやすいなどの症状が現れ、また、血栓ができやすくなるために脳梗塞の発生率も高くなる。速やかな血栓阻止剤の服用が必要となる。

■冠動脈模式図

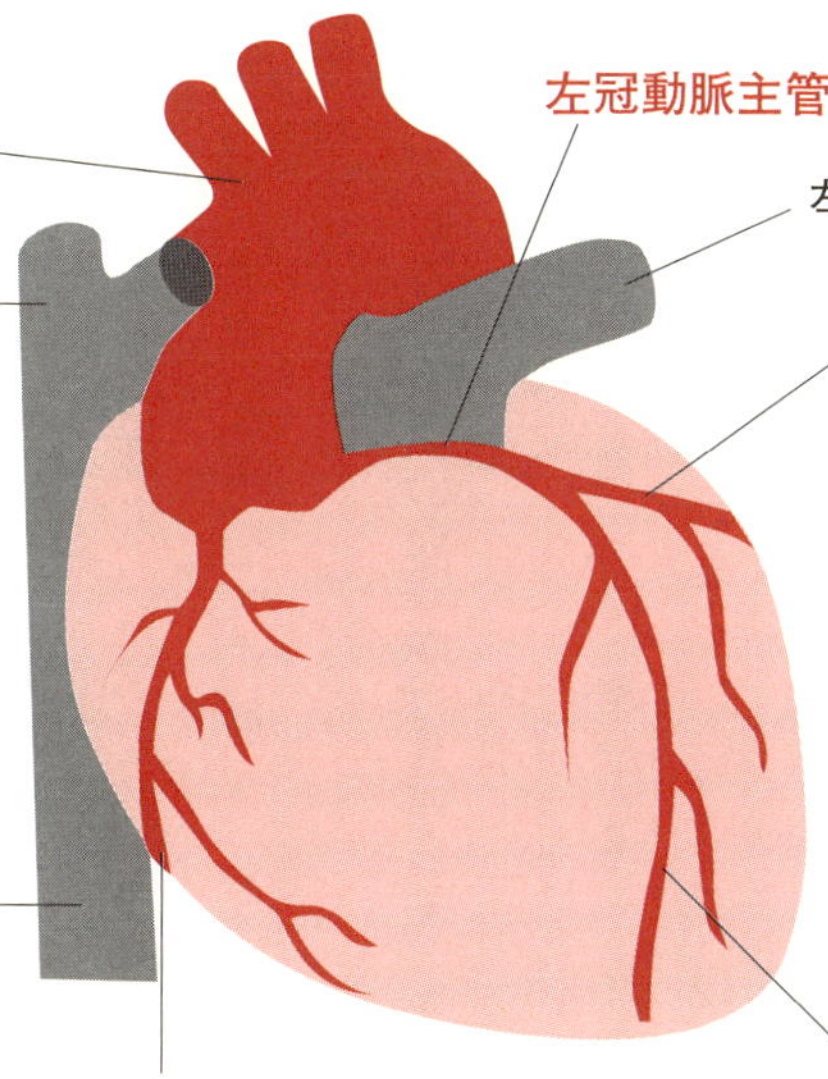

肺から左心房に送られた動脈血を受け取り、それを大動脈からポンプ機能で全身に送り出します。

心室の心筋細胞も老化にともない、肥大化や線維化が進むとされます。

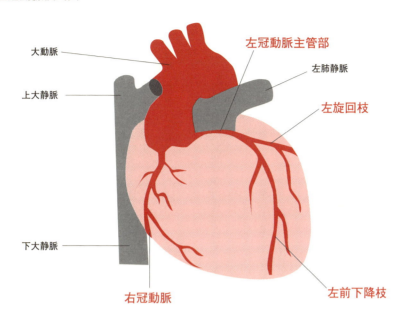

そうすると顕著に現れるのは、心臓（心室）のポンプとしての力が弱ってしまい、血液を全身に送るのが困難になることです。

その典型的な症例が、**拡張型心筋症**と言われる病気です。この病気は、心臓のポンプ機能が低下した状態に陥り、進行すると心臓移植が必要になるほど重篤な病気です。その状態を放置しておくと、最悪のケースでは、心不全に陥ってしまう可能性があります。
心臓は、全身に血液を送り出すポンプの役割を果たすために、1日に約10万回も収縮と拡張を繰り返しています。

この心臓の筋肉（心筋＝ポンプの本体）を動かすために、酸素や栄養を含む血液を送り込んでいるのが、心臓の表面を包むように通っている**冠動脈**（**冠状動脈**）という血管です。

その心臓を養う冠動脈にも、老化によって動脈の内膜に脂肪のドロドロした粥状の塊が蓄積して**動脈硬化**＊（**粥状硬化**《じゅくじょうこうか》）が起こります。そうすると血管内腔（血液が通るスペース）が狭くなったり、詰まったりして心臓は酸素不足に陥ります。その結果、**虚血性心疾患**（**冠動脈疾患**）を発症することになります。

虚血とは、臓器や組織に**血液が行き渡らず**、**その部位が貧血状態**になってしまうことです。それが心臓に起こった場合を虚血性心疾患と呼びます。

虚血性心疾患のなかでも、血流が悪くなって心筋に必要な血液が不足し、胸などに痛みが起こるものを**狭心症**と呼びます。さらに動脈硬化が進み、何らかの原因で血管内のプラーク＊（粥腫《じゅくしゅ》＝血管のコブ）が破れて冠動脈の血管内に血栓ができ、完全に詰まって心筋に血液が行かなくなったのが**心筋梗塞**です。これは、心筋の一部が死んでしまった状態なので、胸を締めつけられる痛みや息苦しさを覚える、と言われます。

つまり、虚血が**一過性の場合が狭心症**で、**心筋が壊死した場合が心筋梗塞**です。

＊動脈硬化：内臓脂肪型肥満に高脂血症、糖尿病、高血圧、喫煙などの生活習慣病が加わると、動脈硬化が進行する（第６章参照）。

＊プラーク：血液中の過剰なコレステロールなどの脂質が動脈壁に溜まったもの。ドロドロの粥状物質が溜まって、アテロームプラーク（粥状硬化斑）を形成し、次第に血管内腔が狭窄していく。それは流動化しやすく、流れ出ると脳梗塞や心筋梗塞の要因となる。ちなみに、プラークができた状態を粥状（アテローム）動脈硬化と呼ぶ。

■動脈硬化による血管の変容

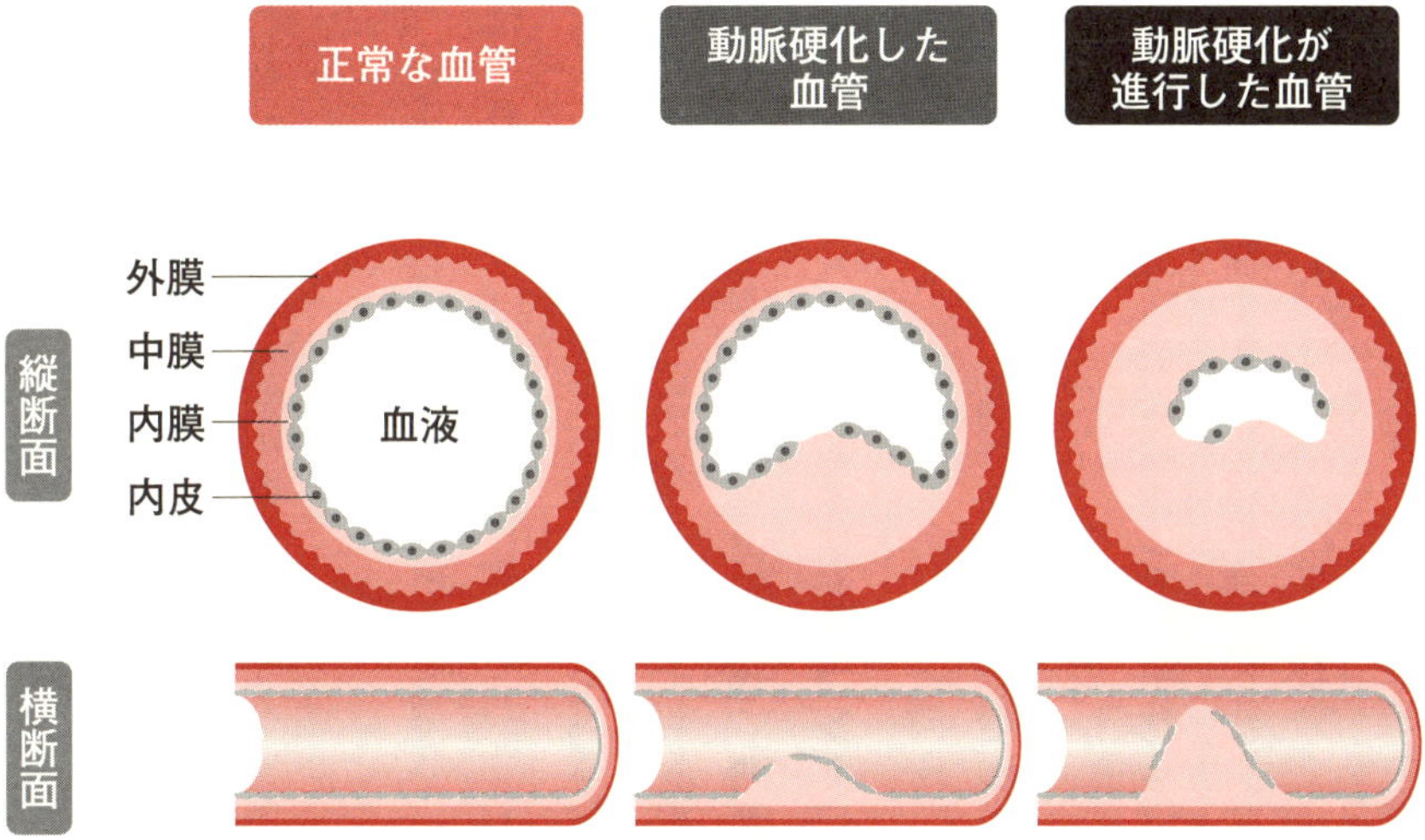

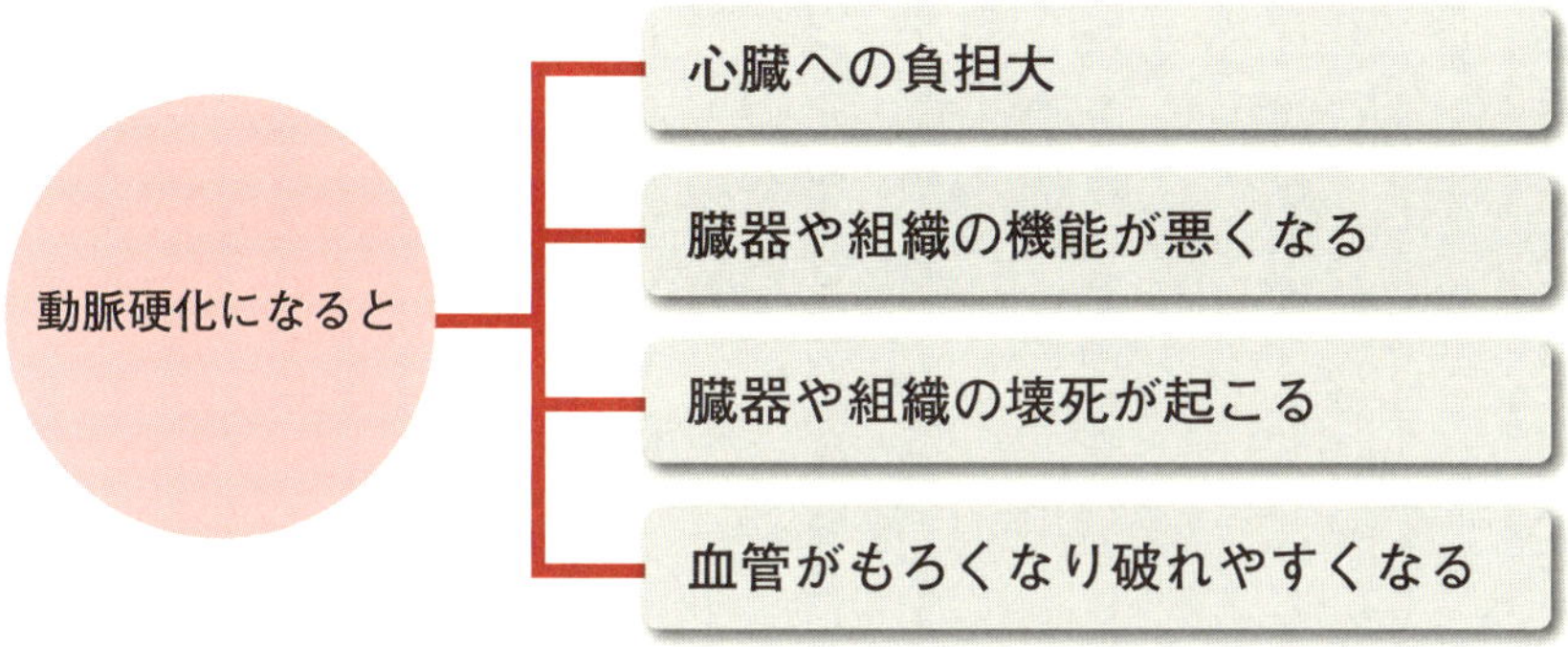

漢方では「心」をどう考えるか？

すべての臓腑（五臓六腑）は、気・血・水の流れ（経絡）でつながっているので、一箇所の臓器の機能低下や自律神経の乱れが、すべての臓器に影響をおよぼす、というのが漢方の考え方です。

では、漢方医学は「心」をどのようなとらえ方をしているでしょうか。

「心」は「君主の官、神明《しんめい》これより出づ」（黄帝内経）とされます。諸臓器はすべて心神の命令を受ける、つまり**「心」は最高位にある臓器**にたとえられ、生命活動全般を支配し、また精神活動（意識、思考、睡眠など）の中心に位置する、と考えられているのです。

その具体的な働きは、**「血」を循環させて熱を産生し、汗の分泌および体温の調整をし、さらに脳の意識レベルを高めて活動をコントロールし、睡眠・覚醒のリズムを調節する**、などです。

「心」に異常があると、明解な症状として胸痛（左肩から左腕、時には心窩部やのどに焼けるような痛み）が起こることがあります。

また、循環障害の防御反応として、座り込んでしまう、動悸や息切れがする、ほかにも徐脈や不整脈、顔面の蒼白や冷や汗、健忘や意識障害、焦燥感や集中力の低下、腹部膨満、体動停止などの症状が現れる、とされます。

このように心身の中心器官である**「心」の不調**は、**循環器系の症状**をはじめ、高次中枢神経系（大脳皮質が関係する意識的で統合的な精神機能＝知能・知性）やほかの**精神症状**、**自律神経系の症状**を引き起こすことにもなります。

循環器系領域における緊急疾患に対する漢方治療の適応は、多くはありません。しかし、軽度の息切れなどの慢性疾患では、予防手段として漢方薬が有効なケースもあるので、試みる価値はある、とされます。

循環器系に関わる漢方薬は、きちんとした診断を経た上でということになりますが、❶初めは単独投与を試みてよいもの、❷西洋薬と併用して用いられるもの、❸症状改善に有用あるいは評価未定のもの、❹現代医学的治療を優先するものに分けられます（下の表参照）。

それに加えて、**循環器系疾患における漢方薬使用上の要注意事項**とされるのは、以下のとおりです。

生薬の麻黄：交感神経興奮作用および非ステロ

■循環器系症状で漢方薬の適応と不適応

❶	❷	❸	❹
降圧剤を使用のない軽症　*1動揺性高血圧症	本態性高血圧症	高脂血症・動脈硬化症	*4緊急処置を要するもの
本態性低血圧症	軽症の虚血性心疾患	*3炎症性心疾患	*5手術適応のある疾患
特定の原因がない動悸・胸痛	緊張度の低い不整脈	大動脈炎症候群	
*2起立性調節障害（小児）	慢性の脳循環障害	川崎病	
	末梢循環障害		

＊１ ストレスなどが原因で血圧の変動幅が大きくなるもの
＊２ 座った姿勢から立ち上がるときに血圧が上昇するもの
＊３ 心筋炎、心外膜炎、心内膜炎、心筋梗塞後症候群
＊４ 急性心筋梗塞、重篤な不整脈
＊５ 末梢動脈の閉塞性疾患

イド系抗炎症類似作用がある。**虚血性心疾患、重症高血圧、腎機能低下時**などには、麻黄を含む漢方薬（**葛根湯**《かっこんとう》、**小青竜湯**《しょうせいりゅうとう》、**越婢加朮湯**《えっぴかじゅつとう》など）は**禁忌**に近い。

生薬の甘草：偽アルドステロン症を引き起こすことがある。たとえば、甘草含有量の多い漢方薬（**芍薬甘草湯**《しゃくやくかんぞうとう》など）の長期連用、甘草を含む2種類以上の漢方薬の併用、漢方薬と利尿薬の併用は、低カリウム血症、血圧上昇、浮腫、ミオパシー（脱力感、筋肉痛など）などを引き起こすことがあるので注意が必要。

薬用人参を含む漢方薬：**半夏白朮天麻湯**《はんげびゃくじゅつてんまとう》、**補中益気湯**《ほちゅうえっきとう》、**六君子湯**《りっくんしとう》、**人参湯**《にんじんとう》、**十全大補湯**《じゅうぜんたいほとう》などの長期連用は、代謝が亢進するために血圧が上昇することがある。

前述のように、**虚血性心疾患**はリスクファクター（危険因子）である**冠動脈の動脈粥状硬化とその発展形としての石灰化**（**Ca沈着**）**による硬化と閉塞化**によって発症する、とされます。

ただし、粥状硬化は短時間で発症するものではなく、長い年月をかけて徐々に進行します。そして、その形成と進行には**遺伝的体質**のほか、**生活習慣**、**喫煙**、**飲酒**、**脂質異常**、**高血圧**（第6章参照）や**環境要因**（**過労**、**ストレス**）**が影響を与える**ことが明らかになっています。

ただ、**リスクファクター**においては、発症危険度から見た「**是正不可能な因子**」と「**是正可能な因子**」に分けることができる、とされます（参考資料：厚生労働省「脳・心臓疾患の認定基準に関する専門検討会報告書」）。

まず、リスクファクターの**是正不可能**な因子では「**性**」が挙げられます。虚血性心疾患の発症率は、男性が女性の３〜10倍程度高いとされます。ただし、女性も更年期以降は動脈硬化が進行し、75歳以上では発症頻度に性差がなくなります。しかも、発症後は女性のほうが予後不良になりやすいというデータもあります。

つぎが「**年齢**」です。加齢による虚血性心疾患の発症頻度は、確実に増加します。心臓性突然死の年齢分布では、45〜75歳がピークとなっています。

そして「**家族歴**（**遺伝**）」です。この場合、遺伝的体質ということだけではなく、共通の生活習慣も大きなファクターとされます。

もう一方の**是正可能**な因子には、まず「**高血圧**」があります。高血圧は、粥状硬化よりも**細動脈硬化***を起こしやすく、それが虚血性心疾患との関連性が高いとされています。とくに、重症高血圧は重要な危険因子になっています。

高血圧の原因は、加齢による動脈硬化と交感神経の亢進が背景にあると言われますが、じつは明確にはわからないケースが多くあります。このような**原因が不明確**な高血圧は、**本態性高血圧**と呼ばれます。

高齢者では、老化という経年変化によって、すでにある程度の動脈硬化が進展していると考えられるので、過度の降圧は血流の障害を起こし、一過性の脳虚血などの合併症を増やすことになる、と言われています。

一方、腎臓の異常や内分泌系の異常など、何らかの**特定される原因によって生じる**高血

＊細動脈硬化：脳や腎臓の中の細い動脈が硬化して血流が滞る動脈硬化で、高血圧症が長く続いて引き起こされることの多いのが特徴。血管の中膜が弾性を失い硬くなる。

圧を**二次性高血圧**と呼んでいます。

「**喫煙**」も、是正可能な因子のひとつです。喫煙はその有害成分が、慢性気管支炎や肺がんを引き起こす原因になるばかりではなく、**急性心筋梗塞や突然死のリスクファクター**にもなります。また、冠動脈攣縮《かんどうみゃくれんしゅく》（痙攣性の収縮）の引き金にもなると言われています。

喫煙と虚血性心疾患の発症率には、強い相関関係が認められていて、逆に**禁煙をすれば、数年後には虚血性心疾患の発症率が減少**することもわかっています。

「**肥満**」（第6章参照）も日常生活の改善で是正できる因子です。肥満*は、高血圧、高脂血症、低ＨＤＬ（善玉）コレステロール血症、耐糖能障害（糖尿病予備群）を合併することが多いのですが、**減量することでリスクファクターは改善**されます。肥満の人の虚血性心疾患発症率と標準体重の人のそれを比べると、肥満の人は約2倍高くなる、と言われていますから要注意の因子と言えるでしょう。

「**糖尿病**」は、**動脈硬化の大きな危険因子***です。糖尿病の人が虚血性心疾患を発症する頻度は、男性で2倍、女性では3倍にもなることがわかっています。また、糖尿病予備群では、肥満、高血圧、高尿酸血症など複数のリスクファクターを併せもつことが多く、そのケースでは心臓性突然死の発症率が高い、とされています。

血中のコレステロールやトリグリセリド（中性脂肪）が増加した状態の「**脂質異常症**（**高脂血症**）」（第6章参照）も動脈硬化を促進させる一因です。とくにＬＤＬ（悪玉）コレステロール値と虚血性心疾患の発症率には、正比例の相関関係があることがわかっています。

＊肥満：肥満による脂肪組織からは、炎症性サイトカインのアディポカインが放出され、その結果、慢性的炎症が動脈硬化病変をつくりだす。

＊動脈硬化の大きな危険因子：高血糖によって糖タンパクができ、それが水飴のように血管に付着し動脈硬化をつくりだす。

「ストレス」もまた危険因子に数えられています。過労は身体的ストレスのみならず、精神的ストレス状態である、とされます。

また、それは血管収縮と血管内皮を不安定化するとともに、血液の凝固能を亢進させて血栓を短時間に生み出し、働き盛りの人に起きる**突然死の大きな修飾因子（進行させる憎悪因子）**になる、とも考えられています。ちなみに、飲酒、喫煙および睡眠不足や変則勤務など生体リズムの乱れは、不整脈発生の誘発ないし憎悪因子になります。

以上の是正可能な因子のなかで、漢方治療が有効とされるものは高血圧症に関連する症状です。

高血圧とは「**血管の中を流れる血液**

■成人における血圧値の分類（mmHg）

分類	収縮期血圧（最高血圧） 拡張期血圧（最低血圧）
至適血圧	＜120　かつ　＜80
正常血圧	120～129　かつ／または　80～84
正常高値血圧	130～139　かつ／または　85～89
Ⅰ度高血圧	140～159　かつ／または　90～99
Ⅱ度高血圧	160～179　かつ／または　100～109
Ⅲ度高血圧	≧180　かつ／または　≧110
（孤立性）収縮期高血圧	≧140　かつ　＜90

※赤字部分が一般的にいう高血圧。
（日本高血圧学会「高血圧治療ガイドライン2014」より）

このガイドラインでは、高血圧をⅠ度・Ⅱ度・Ⅲ度の３段階に分けています。Ⅲ度高血圧（収縮期血圧180またはそれ以上、拡張期血圧110またはそれ以上）の人の場合、脳卒中の発症率が至適血圧（収縮期血圧120以下、拡張期血圧80以下）の人の8.5倍になるというデータがあります。正常高血圧とは、高血圧の一歩手前で注意が必要なレベル、つまり高血圧予備軍。（孤立性）収縮期高血圧とは、収縮期血圧だけがとくに高いもので、動脈硬化が進んだ高齢者に多いとされます。

の圧力が強くなり続けている状態」のことで、それが**常態化して進行すると血管壁の弾力性やしなやかさが失われ、また血管内皮に傷を生じる危険性**があります。そして、その内皮にＬＤＬ（悪玉）コレステロールなどが沈着（傷ができると付着しやすくなる）すると、動脈硬化が促進されます（血圧値に関しては、Ｐ１０５の日本高血圧学会の『高血圧治療ガイドライン』の「成人における血圧値の分類」を参照してください）。

漢方薬による高血圧治療ですが、製剤での**明確な降圧効果は期待できない**ので、西洋医薬と適宜併用することになります。

しかし、高血圧と同時に便秘、胃腸疾患、浮腫（むくみ）、頭痛、肩こり、のぼせなど複数の愁訴があるような場合では、漢方薬を用いて**ＱＯＬ（人間らしく生きるための生活の質）を改善できる可能性**がある、とされています。また、それによって、結果的に血圧も改善されることがある、と言われます。

したがって、漢方薬での高血圧治療は、血圧を下げるというよりも、**心身のトータルな調和**をはかり、血圧の安定を目指すことにポイントが置かれている、と言えるでしょう。

高血圧治療における漢方薬の適応・不適応は以下のとおりです。

適応となる場合

○心身症*（ストレス関連疾患）傾向の強い高血圧では第一選択。
○降圧剤で血圧が下がっていても、随伴する自覚症状（肩こり、頭痛、イライラ、めまい、耳鳴りなど）が改善されない場合。

＊心身症：ストレスが蓄積されたために身体に機能異常疾患（病態）が現れた状態。長期化すると器質的病気（変形や破壊など明確な病変）となる。体の病気だが、その発症要因や慢性化にストレスが関与している病気の症状の総称で病名ではない。神経性胃炎、過敏性大腸炎、本態性高血圧症、神経性狭心症（狭心症）、過呼吸症候群、気管支喘息、摂食障害、メニエール症候群、更年期障害が代表的なもの。

○初期軽症の動揺性高血圧
○高齢者の高血圧

適応とならない場合

●臓器合併症をともなう重症高血圧（脳卒中、心筋梗塞、慢性腎臓病、大動脈瘤など）
●二次性高血圧（腎臓病や糖尿病など何か特定の原因があって高血圧が現れている状態）

高血圧治療に用いられる頻用漢方薬としてまとめたものが、下の図です。

○**大柴胡湯**《だいさいことう》：肥満傾向で肩こりがあり、上腹部の腹筋に弾力があり硬く、胸苦しい場合（胸脇苦満《きょうきょうくまん》）。

○**柴胡加竜骨牡蛎湯**《さいこかりゅうこつぼれいとう》：やや肥満気味か中肉中背、便秘はなく、神経質傾向で肩こり、不眠、動悸など多愁訴があり、

■高血圧治療の頻用漢方薬

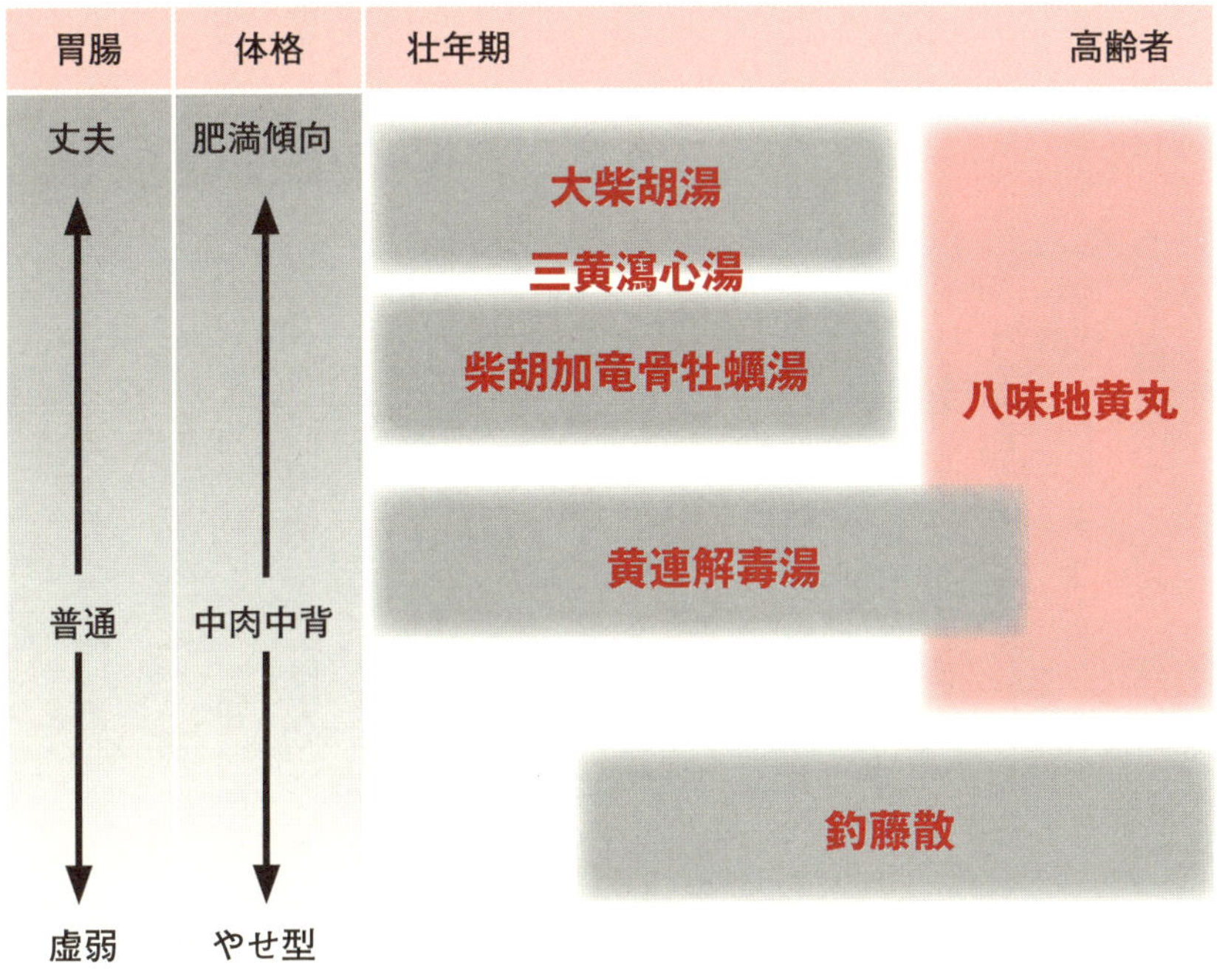

日本医師会「漢方治療の ABC」より

腹筋に弾力がある場合の第一選択薬。インポテンツの治療に用いられることもある。

◯**黄連解毒湯**《おうれんげどくとう》：体格は中肉中背で赤ら顔、のぼせやイライラ感、ストレスが多い環境にある場合。

◯**八味地黄丸**《はちみじおうがん》：体格が中肉中背で胃腸は丈夫。腰痛や前立腺肥大のような症状があり、初老期以降の人の場合。**高齢者になるほど第一選択薬**になる。ただし、服用後に胃腸障害が起これば中止。

◯**釣藤散**《ちょうとうさん》：体格がやせ型ないし中肉中性で、頭痛や頭重感（とくに朝に顕著）、めまい感がある中年期以降の人の場合。

前記のほかには、暑がりで、のぼせがあり、便秘しがちな場合は**三黄瀉心湯**《さんおうしゃしんとう》を用います。

老化による「小腸の病気（繰り返すイレウスの予防ほか）」と漢方薬

「心」と「小腸」は、一見、関わりがないように思われますが、漢方の陰陽五行説では「臓」と「腑」として表裏の関係にある、とされます。

小腸は、脳の指令と関連はしていますが、その一方で生命体の原基母体として自動能（腹脳とも呼ばれる）をもち、脳とは無関係に動き、食塊（食べたものの塊）を消化し栄養として吸収します。その**栄養分は門脈**、**脂肪はリンパ系**に入りやがて肝臓において代謝を受け、そこから肝静脈に入ります。その栄養分は、上大静脈内に入り、心臓に至るという一連の流れができあがるのです。

■腸のしくみ

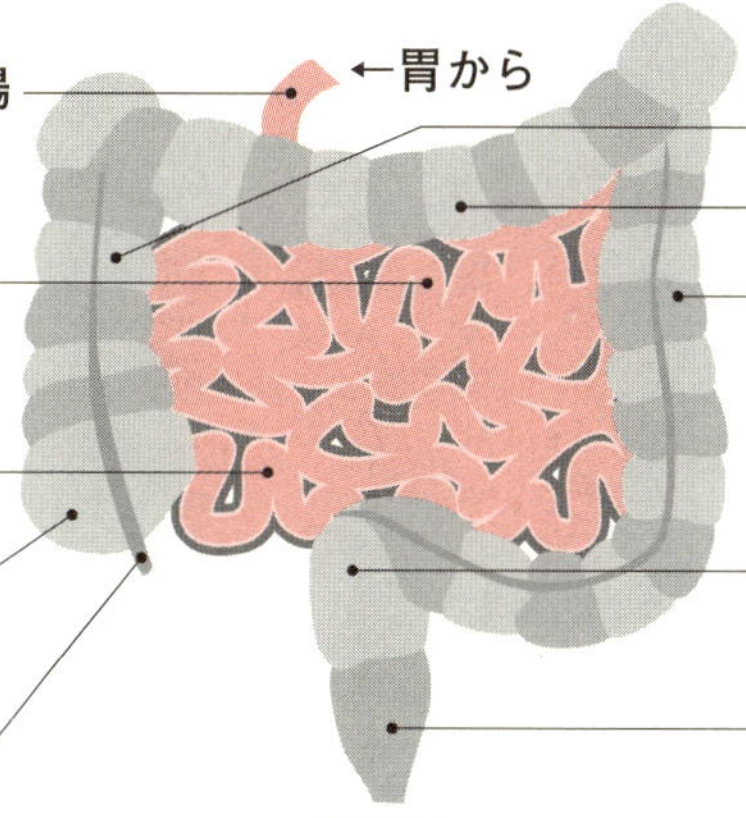

このように「心」と「小腸」は、生体において密接に関わっているわけです。

小腸は腸上皮細胞の入れ替わりが早く（1～2日）、加齢による老化はそれほど強く受けないとされます。しかし、やはり加齢とともに細胞の減少は起こり、**腸液***の分泌も低下します。その結果、消化吸収力も落ちてしまいます。

とりわけ、食習慣と老化にともない乳糖（ガラクトースとグルコースが結合したラクトースという二糖類）を分解するラクターゼの濃度が低下します。

そうすると乳製品の消化がうまくできず、消化不良の状態で乳糖は腸内に滞留します（乳糖不耐症）。高齢者で乳製品を摂る習慣がある人を除けば、乳製品、とくに牛乳が苦手になる人が多いのはそのためと言われます。

＊腸液：空腸から分泌されるアルカリ性の体液。澱粉（ブドウ糖）に関わるインベルターゼ、マルターゼ、タンパク質（アミノ酸）に関わるエレプシン、ジペプチダーゼ、乳糖を分解するラクターゼ、脂質を分解するリパーゼなどがある。

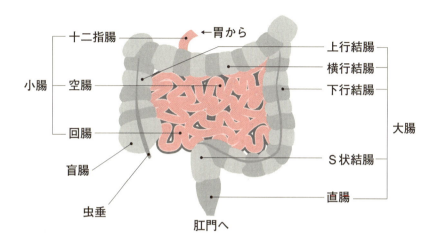

小腸は、十二指腸*を含め空腸、回腸からなりますが、一般的には空腸*（前半の約5分の2）と回腸（後半の約5分の3）の部位を指します。空腸は十二指腸から続く消化管で薬の吸収部位でもあります。そして、その後に続くのが回腸*です。この二者の境界は明確ではないので、左上部にあるのが空腸、右下部にあるのが回腸と考えるとわかりやすいかもしれません。

小腸から大腸に連なる腸管には、絨毛《じゅうもう》と呼ばれる突起が無数にあります。この絨毛の表面に並んだ上皮細胞が消化・吸収を行い、栄養素は膜消化という腸粘膜の能動的作用によって吸収されます。

しかし、絨毛もやはり老化によって萎縮するため、消化・吸収能力も落ちてしまいます。その結果、食欲不振や消化不良による下痢を引き起こすことにもなってしまいます。

また、絨毛が萎縮することで、小腸での粘液分泌は減少し、腸管の動きも悪くなります。ほかにも、食生活や感染症などによって腸管内では細菌叢の変化が起こり、平常時に多くはみられない細菌（ウェルシュ菌や大腸菌など）が増殖すると言われます。

消化吸収を担っている小腸や大腸の腸管は、栄養吸収のため、毛細血管の内孔が大きく（体の中で一番大きい）つねにウイルスや有害な細菌などの侵入にさらされています。そのウイルスや細菌などは、上皮細胞を通して侵入しようとしますが、それを防御し体内への侵入を阻止するのは**腸管免疫機能***（**パイエル板というリンパ小節**）です。

腸管免疫機能は、発生学的には古い免疫系に属していますが、主に体内の老化細胞、感

＊十二指腸：胃で消化された食塊に膵液や胆汁などの消化液を混ぜて空腸に送る。ここで分泌される消化液は胆汁と膵液である。カルシウム、マグネシウム、鉄などのミネラルは十二指腸で吸収される。

＊空腸：消化酵素の再吸収活性は空腸で最も高く回腸の約２倍以上と言われる。

＊回腸：空腸に比べやや太く腸内容物の流れも穏やかになる。病原菌などを捕らえるパイエル板（リンパ小節の集合体）などの腸管特有の免疫組織が発達している。

染細胞、ガン細胞の除去に関わる、と考えられています。そこで、腸管免疫機能の強化が、それらの疾病対策として注目されるようになりました。そして、漢方薬もその強化に役立つ有望なひとつと考えられています。

このように重要な役割をもつ腸管免疫機能(全身のリンパ球の60％が分布)ですが、腹部冷却や老化(絨毛の萎縮など)にともない低下してきます。そうすると、防御能力も落ちてしまい全身への感染症を引き起こしやすくなってしまいます。

腸管免疫を多くもつ小腸に起きる主な病気には、食中毒、腸閉塞(イレウス)、消化吸収不良症候群、クローン病などがあります。

腸閉塞は、腸管運動が止まって内容物が腸に詰まり先に進まなくなる病気で、腹膜刺激症状が起こり激しい痛み、鼓腸(ガスが溜まる)、嘔吐などが特徴とされます。

消化吸収不良症候群とは、食物を消化・吸収する過程に障害が起こることの総称で、腸管内の細菌異常増殖や暴飲暴食、アレルギー、冷却、ラクターゼの欠乏により起こる乳糖不耐症などが原因になると言われます。

クローン病は、免疫疾患として主に小腸や大腸を中心とする消化管に炎症を起こし、びらんや潰瘍を生じる慢性炎症性疾患です。原因がわからず難病に指定されていて、若年層に多いのが特徴です。

前述のように、漢方では消化器系をひとつの臓器と見なします。

日常的に起こるとされる消化器疾患に対する漢方治療の適応・不適応は、大きく以下の

＊古い免疫系：ヒトが進化する以前からもっているＮＫ細胞などで、非自己を察知して攻撃、排除する。ちなみに、進化した免疫系とは、花粉やウイルスなど微小な異物に対して抗体を作って処理する。

＊腸管免疫機能：腸管免疫の一端を担うパイエル板は、腸管の内面を覆う上皮細胞の直下に位置するリンパ小節の集合体で、免疫機能を司る総合司令所とも言える。腸管は粘膜でおおわれていて、その粘膜の中では自己と非自己を識別し、つねに腸内の状況を監視している。そして、増えすぎた細菌を貪食（どんしょく：細胞内に取り込んで消化）したり、腸粘膜から体内に侵入しようとする細菌を排除したり、など感染防御最前線として生体を守っている。体内の免疫細胞の約60％が小腸に集中していると言われる。

ようにくることができます。

　漢方で「小腸」は、「受盛《じゅせい》の官、化物《かぶつ》これより出づ」（黄帝内経）とされています。受盛とは、胃から送られてき粥《かゆ》状になった食塊を受け取ることです。また、化物とは変化、消化など分化した物という意味です。つまり、「小腸」は、栄養の吸収をしていろいろに変化させる器官と考えられているわけです。

　小腸は、胃である程度消化された食塊を受け取り、さらに消化を進めて精濁（栄養素と残滓《ざんさい》＝カス）の分離を行います。これは水穀（飲食物）を分離して大小便を分ける役割、つまり水液は膀胱に送り残滓は大腸へ送る役割を担う、ということです。

　この「小腸」の仕事も脾*という消化・運搬システムに含まれていて、精（栄養素）は吸収され、一方の濁（残滓）は大腸（臓の肺と表裏関係にある腑：第3章参照）に送られます。これを「脾*の運化作用」

■消化器疾患における適応・不適応

第一選択としてよい疾患	西洋医学的治療が優先	不適応な疾患
慢性胃炎	急性胃炎	外科的処置が必要な場合
常習便秘	潰瘍性大腸炎	（早期癌、＊絞扼性イレウスなど）
過敏性腸症候群	クローン病	緊急処置が必要な場合
腸管癒着症（イレウスを繰り返すときの予防）	悪性腫瘍	（出血、強度の脱水、ショックなど）

日本医師会『漢方治療の ABC』より

＊脾：脾臓を指すのではなく、膵臓も含め門脈から肝臓につながる一大消化吸収系の働きを指す言葉。別名を三焦と言う。栄養を吸収して血や津液（人体内の正常な体液）を作り全身に送る働きのほか、肺や心臓など体内の上方へ栄養を運ぶなどの働きなども司る。

＊絨毛の萎縮：絨毛の丈が低くなり、粘膜も萎縮。すると粘液の分泌が減少し腸管の動きも悪くなる。結果的に、腸管の細菌に対するバリア機能が低下し、腸管内で細菌（大腸菌やウエルシュ菌など）が増殖し、腸壁の毛細血管内に侵入し門脈血内へと移行する。それはやがて全身に感染症を引き起こすことになる。

■小腸壁の模式図

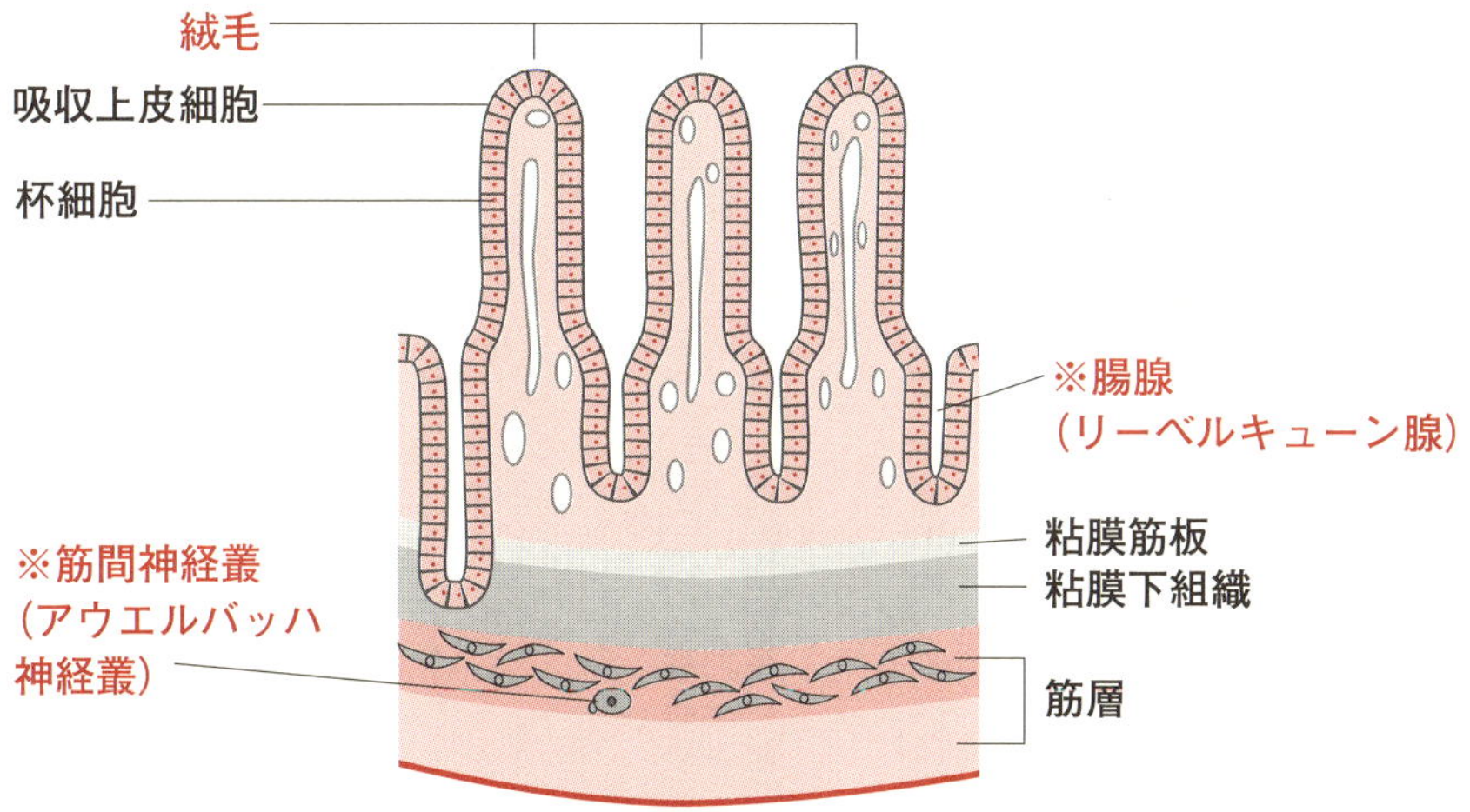

※は腸の活動の主役（腸の自動能の担い手）

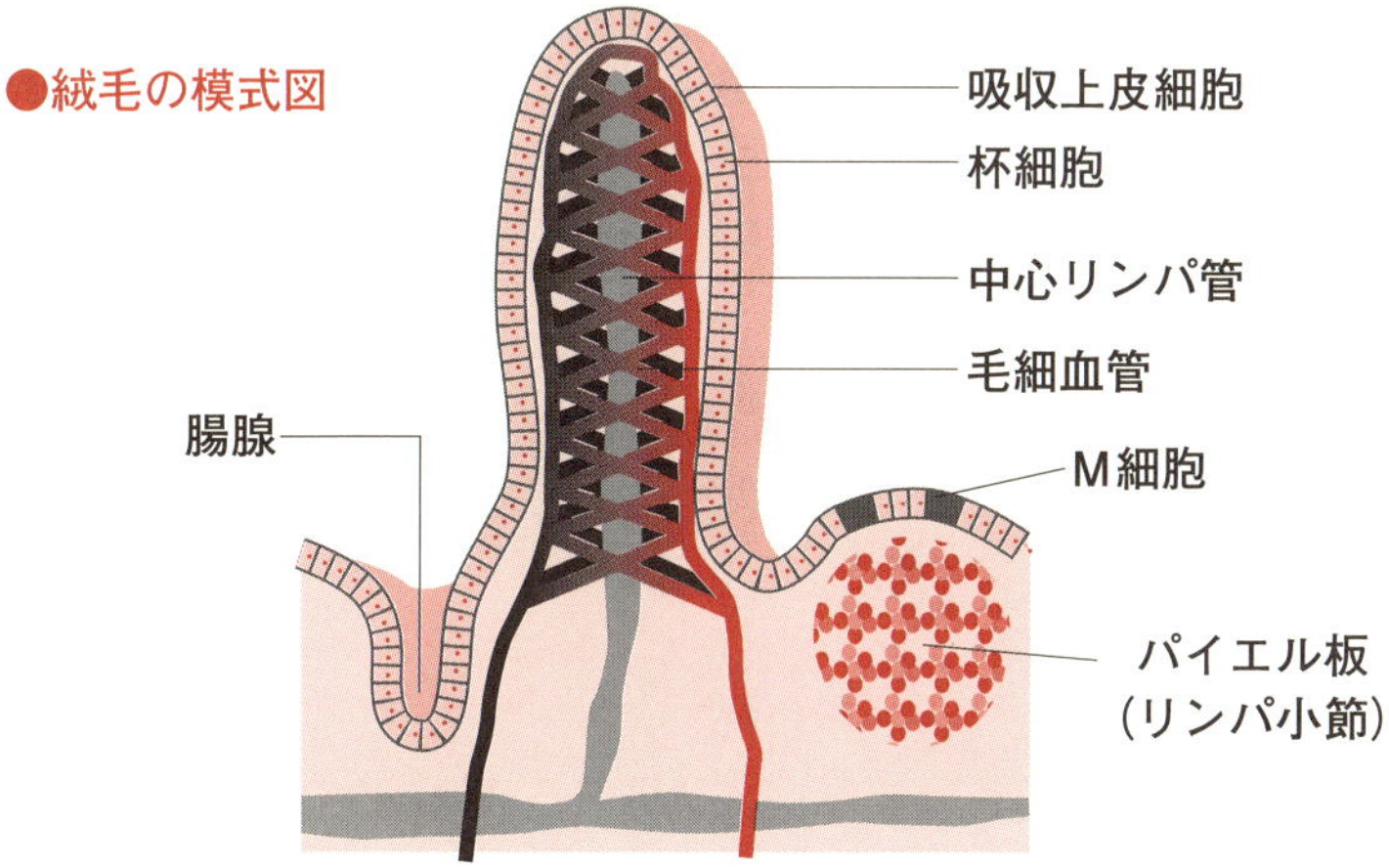

小腸は十二指腸、空腸、回腸からなる約６メートルの管です。空腸、回腸は絨毛でおおわれています。その絨毛の表面にある上皮細胞で消化吸収が行われます。絨毛があることで腸の表面積が広くなり、そのぶん栄養素の吸収効率が上がるわけです。

と言います。

さらに脾には、過剰な水分を膀胱に送るという重要な役割もあります。漢方において「小腸」は、栄養や水分吸収のほかにも泌尿器系の排泄にも関わっている、と考えます。

このような働きからみると、「小腸」は「脾」に属するように思われるかもしれません。もちろん「脾」との関わりも深いのですが、陰陽五行説において**「心」と「小腸」は、「火」の性に属していて、臓（陰）と腑（陽）で表裏を成し密接な関係**にあります。

両者は、気血水の通路である経絡（心経と小腸経）でつながっており「心は小腸と合す」と考えられています。

消化器系で漢方薬のよい適応例になる疾患は、「消化器疾患における適応・不適応」にあげた慢性胃炎、食欲不振、神経性胃炎、常習便秘、過敏性腸症候群、たびたび繰り返すイレウスの予防などです。

逆に不適応となるのは、早期癌、*絞扼性《こうやくせい》イレウスなどのように外科的処置が必要な疾患や出血があったり、強度の脱水があったり、ショック状態だったりなどの緊急処置が必要なケースです。

イレウスは、さまざまな原因で起こりますが、一般に高齢者に多く、とくに冬場に発症する傾向がある、とされます。これは、冷えることで体動が減少してしまい、その結果として血流や神経系の低下が背景にあると考えられます。

いずれにしても腸管の麻痺や重積（腸が腸の中入り込む）、捻転などによって内容物が通

＊脾の運化作用：「運」は運搬、「化」は消化を意味する。水穀（飲食物）を消化・吸収し、栄養分を生成して全身に運搬すること。

＊絞扼性イレウス：蠕動運動の異常によって腸管の閉塞と同時に腸間膜も締め付けられて腸管壁の血行障害を起こし、腸管が壊死に陥ることもある。

過障害を起こした状態のことで、冬季に高齢者のほか小児にも多いと言われます。

そのイレウスに対する予防効果が注目されている漢方薬に**大建中湯**《だいけんちゅうとう》があります。この漢方薬は、体力が低下して手足や腹部が冷え、腹痛や腹部膨満感、吐き気、嘔吐を訴えるときに古くから用いられてきました。そして、現在でも大腸がんやポリープの手術後、また小児科や精神科領域では慢性便秘の治療などに広く使用され、大腸の正常化作用を期待して日本でいちばん多く処方されている漢方薬です。

大建中湯は開腹手術後の腸閉塞の発生や再発を予防し、手術の必要性を減らす効果があることが、多くの研究者から報告されています。また、イレウスの治療や予防効果だけでなく、腸を正常化して便秘を改善する効果もがん患者において有用です。

この漢方薬の構成生薬は、すべて温性薬(体を温め機能を高める方剤)で**人参**、**山椒**《さんしょう》、**乾**《かん》**姜**《きょう》です。**人参**は胃腸を温めることで血流を良くし、その働きを強めるなどの滋養強壮作用が知られています。また、**山椒**には腸管を刺激してその働きを活発にする作用があり、**乾姜**には身体の機能低下と低体温を回復させ、冷えによる各種の症状を改善する作用があります。

こうしてそれぞれの働きをもつ生薬を組み合わせることで、**大建中湯**は消化器の諸症状に対応するわけです。

また、この処方は肝機能を良好にする作用があるのですが、肝機能障害がある場合の服用は慎重にすべき、としています。それは状態が悪化する恐れがあるからです。

老化による「脳の病気（認知症）」と漢方薬

漢方においても、「心」の最大の仕事は、全身に血液を送り出すポンプ機能と考えます。また、さらなる機能として大動脈や気管支も包括している、ともされています。

そして、もうひとつ忘れてはならない「心」の大切な役割として、**物事を考え判断する、行動を支配する**、というような「**意識と思考を司る**」があります。

したがって、「心」がきちんと働いていれば、「血」が全身に行き渡って思考もクリアになり、行動もスムーズになる、とされます。

しかし逆に、「心」の変調でその機能が不安定になると、気弱になってしまい「血」の流れも悪くなり思考や意識に関わるトラブルが起こってきます。その結果、不安感、睡眠障害などが現れ、さらには認知機能が障害されることにもなりかねません。

第1章でも触れましたが、**脳と脊髄**は**中枢神経**と呼ばれ、**末梢神経**（**知覚神経、運動神経、自律神経**）**からの情報を統合**し、**神経系全体をコントロール**しています。

この**中枢神経**に**老化**などによって**萎縮**や**変性**などが起こると、**情報を認知し判断する能力が低下**します。また、大脳新皮質や情動脳であり記憶に関わる大脳辺縁系（食欲・性欲・睡眠など本能や自律神経、記憶などを司る）に障害が起こると、物忘れが激しくなったり、直近のことが思い出せなくなったりする、**アルツハイマー型認知症**（**脳の変性疾患***）を発症する危険性が高くなります。

＊ 脳の変性疾患：脳の細胞がびまん性（広範囲に点在）に死んで脳が萎縮する。アルツハイマー型認知症のほか、前頭・側頭型認知症、レビー小体型認知症がある。

■脳疾患の模式図（脳血管性認知症と脳の変性疾患）

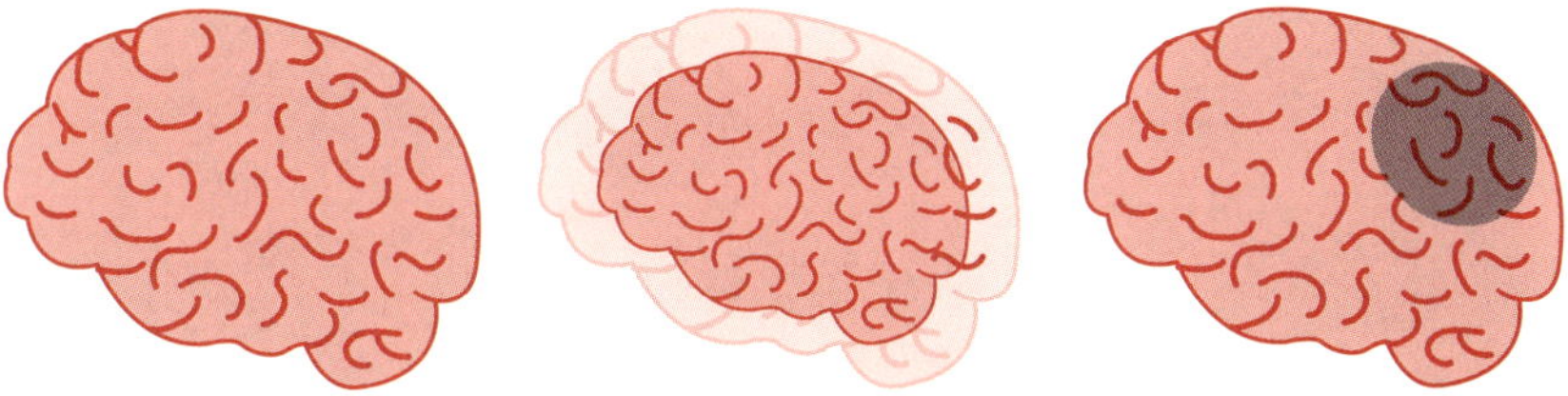

健康な脳

脳の細胞がびまん性に死んで脳が萎縮する（アルツハイマー病などの変性疾患）

血管が詰まって一部の細胞が死ぬ（脳血管性認知症）

そのアルツハイマー型認知症と同じ脳の変性疾患に、**レビー小体型認知症**があります。

この病気はアルツハイマー型認知症に次いで多いのですが、初期から中期にかけて記憶障害はあまり目立ちません。そのために発見が遅れやすいだけでなく、「認知症はもの忘れの病気」というイメージが強いために、認知症と診断されない場合もあります。

レビー小体型認知症は、アルツハイマー型認知症が脳の萎縮によって発症するのに対し、レビー小体*という神経変性物質が脳全体に広がることで起きます。そして、その分布領域によって、症状がパーキンソン病、幻視、自律神経症状(睡眠、便秘など)というふうに変化します。

ちなみに、このレビー小体が、主に大脳

＊レビー小体：神経細胞にできる特殊なタンパク質。レビー小体がたくさん集まっている場所では、神経細胞が破壊・減少しているため神経細胞間の伝達が上手くいかず、認知症の症状が起こりやすくなる。

■認知症における中核症状と周辺症状

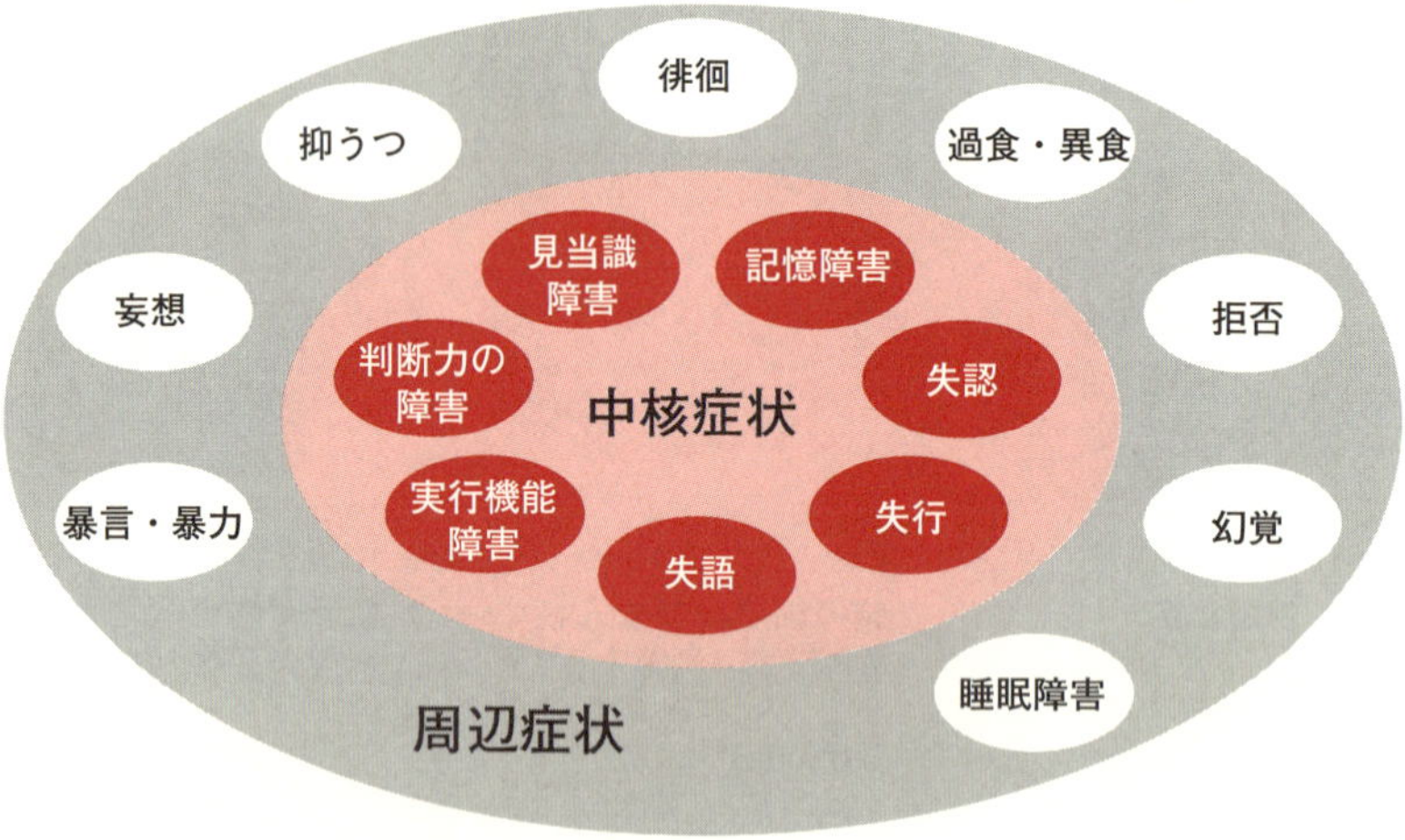

基底核という場所に現れたものを**パーキンソン病**（運動症状をともなう神経変性疾患）と言います。

また、レビー小体型認知症は、アルツハイマー病とパーキンソン病の特徴を併せもつ合併タイプも多い、という最近の報告もあります。

アルツハイマー型認知症は女性の発症率が高く、逆にレビー小体型認知症では、男性が女性の約2倍の発症率がある、と言われています。

そのほかにも、脳卒中と呼ばれる脳梗塞や脳出血、また動脈硬化などによって神経細胞が死滅したり、神経のネットワークが壊れたりした**脳血管性認知症**という疾患もあります。

そして、この脳血管性認知症にアルツハイマー型認知症を合併している人も多くいる、ということもわかっています。

認知症とは、正常であった**記銘**（日常の記憶のこと）**や思考などの能力が脳の病気や障害のために低下**していく障害で、**最大の危険因子は老化**です。

その障害によって**直接起こる症状**（認知症になると誰にでも現れるもの）を「**中核症状**」、それにともない**周囲の人との関わりなどで二次的に起こる症状**（必ず現れるとは限らないもの）を「**周辺症状**」（ＢＰＳＤ）と呼びます。

厚生労働省の２０１５年1月の発表によると、「日本の認知症患者数は２０１２年時点で約４６２万人、65歳以上の高齢者の約7人に１人」と推計されています。

さらに、「軽度認知障害*（ＭＣＩ）と推計される約４００万人を合わせると、高齢者の約４人に１人が認知症またはその予備群ということになる」という報告もあります。

厚生労働省が最近発表した推計によれば、「**団塊の世代が75歳以上となる２０２５年には、認知症患者数は７００万人前後に達し、65歳以上の高齢者の約５人に１人を占める見込み**」という報告もされています。

認知症において代表的な症状とされるのは「**もの忘れ**」です。ただし、ひと口に「もの忘れ」と言っても、正常とされる範囲と認知症を疑うべきものがあります。

しかし、日常生活における両者の違いや区別は、現実にはなかなかむずかしいものがあります。

そこで、すべてではありませんが、認知症に気づくためには、ｐ１２１に示した「**記憶・**

＊軽度認知障害：健常者と認知症の人の中間の段階（グレーゾーン）にあたる症状。正常な「もの忘れ」よりも記憶などの能力が低下しているが、日常生活には支障がない状態。放置していると、認知機能の低下が続き、５年間で約 50％の人は認知症へと進行すると言われている。

学習能力などにみられるサイン」が目安として役に立ちます。

アルツハイマー型認知症では、脳の障害が進行していくと、精神機能の障害だけではなく運動神経や自律神経の障害による**身体機能の低下**も起こります。そうなると数年から十数年の経過で歩行ができなくなり、寝たきりになってしまいます。

そして排泄行為の自立性を失い、最終的には食べ物を飲み込むことができなくなってしまい、その結果、肺炎を繰り返すようになり内科的原因によって死亡するケースが少なくありません。

では、認知症治療の現在はどのようになっているのでしょうか。

ひとつは、中核症状の神経変性疾患によって減少してしまうアセチルコリンという神経伝達物質（神経細胞間の情報をやりとりする物資）のレベルを上げる薬が有効とされています。日本人が開発した世界初の認知症治療薬のドネペジル（商品名：アリセプト）、貼り薬のリバスチグミン（商品名：イクセロンパッチ、リバスタッチパッチ）、ヒガンバナ科植物の球根や花などから得られるアルカロイド（植物毒）を用いて作られたガランタミン（商品名：レミニール）などが、その薬です。

また、アルツハイマー型認知症の人の脳内では、異常なタンパク質によって興奮系のグルタミン酸神経伝達が過剰な状態となってくる、と言われます。その過剰なグルタミン酸の放出を抑え、結果的に脳神経細胞死を防ぐ働きをするのがメマンチン（商品名：メマリー）です。この薬は、初期のアルツハイマー型認知症への効果は薄いと言われていて、中等度

■記憶・学習能力などにみられるサイン

	正常（老化）なもの忘れ	認知症によるもの忘れ
もの忘れの範囲	出来事などの一部を忘れる（例：何を食べたか思い出せない）	出来事などのすべてを忘れる（例：食べたことそのものを忘れる）
自覚症状	もの忘れに気づき、思い出そうとする	もの忘れに気づかない
学習能力	新しいことを覚えることができる	新しいことを覚えられない
日常生活	あまり支障がない	支障をきたす
幻想・妄想	ない	起こることがある
人格	変化はない	変化する（暴言や暴力をふるうようになる、怒りやすい、何事にも無関心になるなど人格崩壊のおそれがある）

朝田隆著『家族が認知症と診断されたら読む本』（日東書院）p33 より改変（厚生労働省 HP 掲載）

★認知症のサインまではいかなくても、「正常なもの忘れ」が少し強いと感じたら、軽度認知障害の可能性も考えられます。

★軽度認知症の特徴①同年代の人に比べて、「もの忘れ」の程度が強い②「もの忘れ」が多いという自覚がある③日常生活にはそれほど大きな支障はきたしていない④「もの忘れ」がなくても、認知機能の障害（失語＝言葉が理解できない、言葉が出てこないなど、失認＝対象を正しく認識できない、失行＝目的にあった動作・行動が的確にできない、実行機能＝行動するための段取りができず実行できない）が１つある。

以降に進行した場合にドネペジルと併用して多く用いられます。

ただし、いずれの治療薬も原因を排除する原因療法ではなく、あくまでも症状を抑えるという対症療法ということになります。

そこで注目されているのが、漢方薬の＊**抑肝散**《よくかんさん》や**抑肝散加陳皮半夏**《よくかんさんかちんぴはんげ》です。

抑肝散は、もともとは神経症（ストレスが原因で起こる病気＝不安症）や不眠症、子どもの夜泣きや疳の虫（小児神経症）などの改善薬として用いられた処方です。

それが注意欠陥や多動性障害の小児に有効な漢方薬であることから、認知症の周辺症状の徘徊や攻撃的行動などの問題行動がある人に対し、この処方を応用してみると、60％以上の改善効果が確認されたのです。

一方、**抑肝散加陳皮半夏**は、**抑肝散**に**陳皮**と**半夏**を加えた処方で、日本で創薬された方剤です。**抑肝散**と同様に**周辺症状に効果**が期待できる、と考えられています。

抑肝散が、**ある程度体力のある人からやや体力の落ちる人（中間証～虚証）**に用いるのに対し、**抑肝散加陳皮半夏**は、**身体が衰弱している人（虚証）**に使用します。

抑肝散加陳皮半夏に加えられた**陳皮**（認知症への有効性）と**半夏**には、食欲不振や吐き気を抑える作用があります。したがって、この処方は胃腸の働きが弱い人向きであり、**抑肝散に胃腸への作用がプラスされた漢方薬**と言えるでしょう。

また、この処方はドネペジルなど西洋医薬との併用において、胃部不快感や悪心、嘔吐などの消化器症状を軽減するため、長期服用できる可能性がある、と言われています。

＊抑肝散：「癇《かん》が強い状態」とは、神経が興奮している状態のこと。漢方で「癇」とは「肝」の機能失調によって起こると考えられている。その「肝」の働きによる神経の高ぶりを抑えることから、その名前が付けられた。

■アルツハイマー病における臨床症状の一般的出現パターンと基本的薬物療法

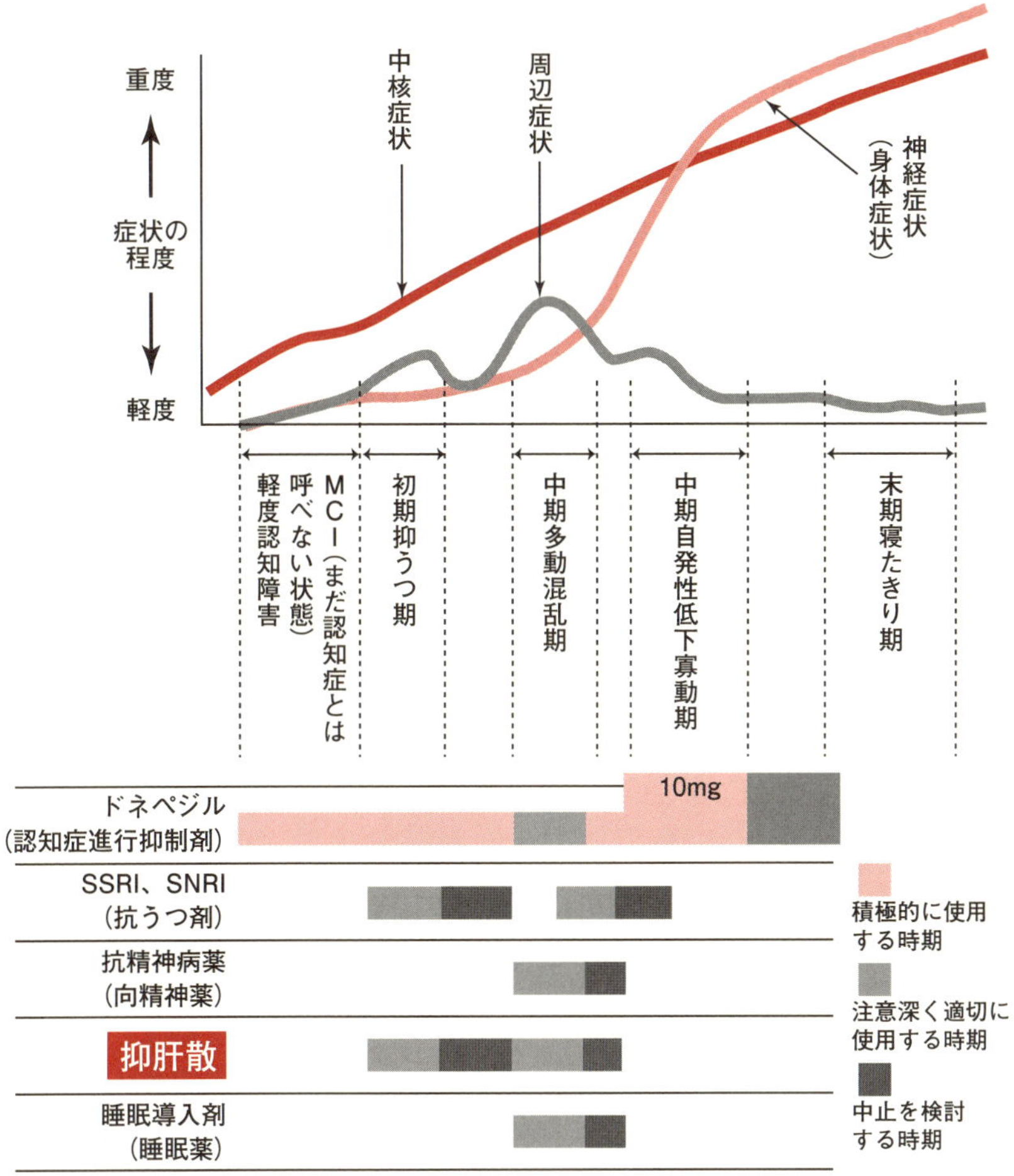

漢方医学 Vol.33 No.4-2009 より

上の図からは、認知症が一般的にどのような経過をたどり、生命活動が衰えていくかという様子がわかります。認知症が進むにしたがい、中核症状や身体症状は重症化していきますが、問題行動などの周辺症状は身体活動の低下によって減少します。日常生活を送るための動作が一人ではできなくなるとともに、歩行障害や嚥下障害、失禁などの膀胱直腸障害などの身体障害が現れ、さらに妄想（物盗られ妄想）や幻覚、不安、抑うつなどの神経障害なども強くなってきます。

そのような利点から高齢で神経症状が強く、悪心や嘔吐といった消化器症状をともなうケースでは、最初に使うべき薬としての適応性がある、と考えられます。

老化による「脳の病気（老年期うつ病・睡眠障害）」と漢方薬

「歳をとると誰でもうつ状態になる」と言われますが、一般的な老化現象によるうつ状態とうつ病はまったく異なるもので、高齢者では典型的なうつ病の症状を示す人は1/3から1/4しかいない、という報告もあります。

老年期（高齢者）うつ病は、身体機能の低下も同時に起こるために、**ふらつき、しびれ、頭重、肩こり、腰痛、便秘など**の身体症状が前面に出ることがあります。

さらに**高齢者の場合**は、他の年齢層のうつ病と違って、不安・焦燥感が強い、思考制止症状（考えが前に進まない）が強い、妄想を形成しやすい、遷延（長引く）しやすい、**認知症と間違われやすい**、などといった特徴があります。

また症状の一部がとくに強く現れたり、逆に一部が弱くなったりしていることが多いので目立ちにくく、一般の診療で見過ごされてしまうこともあります。

したがって、高齢者うつ病の場合は、身体の状態についての配慮と認知症との区別が大切である、とされます。

厚生労働省の資料「高齢者のうつについて」によると、**老年期うつ病の誘因**になるのは、**重大なライフイベント**と**慢性的なストレス**、さらに**病前性格**（悲観的思考や不幸な体験を

■高齢者のうつ病の症状の特徴

●症状がそろっていないうつ病の頻度が高く見逃されやすい。悲哀の訴えが少なく、気分低下やうつ思考が目立たない。

●意欲や集中力の低下、精神運動遅延が目立つ。健康状態が悪く、気分の低下、認知機能障害、意欲低下が見られる患者ではうつを疑うべきである。

●心気的な訴えが多い。記憶力の衰えに関する訴え（「ものおぼえが悪くなった」「物忘れが増えた」）がうつ病を示唆する重要な症状である可能性がある。抑うつ気分と記憶に関する主観的な訴えとは強く関連している。とくに65～75歳の比較的「若い」高齢者でその傾向が強い。認知症外来を受診する患者の５人に１人はうつ病性障害であるといわれている。

●軽症のうつ病は、身体的な不健康と関係があり、意欲・集中力の低下や認知機能の低下がみられることが多い。高齢者のうつ病は軽症に見えても中核的なうつ病に匹敵するような機能の低下がみられることが多く、中核的なうつ病に発展することも多い。したがって、うつ病の症状が軽そうに見えるからといって決して軽視してはならない。

●器質的原因、薬物起因性のうつ病は若年者よりも高齢者で多い。

●脳血管性病変に関連する「血管性うつ病」の存在が考えられており、脳血管性障害の患者はうつ病の可能性が高い。

●不安症状がしばしば併存する。不安が前景にあると背後にあるうつ病を見落としてしまうことがあるので注意が必要である。

●双極性障害*（躁うつ病）に伴ううつ病の可能性も考慮しておかなくてはならない。双極性障害は通常はより若い年代で発症する。晩発性の発症の場合には、器質性の脳疾患の存在を疑う。

厚労省「高齢者のうつについて」より

＊双極性障害：うつ病とほとんど同じうつ状態に加え、うつ状態とは対極の躁状態も現れ、これらを繰り返す慢性の病気。

含む）とされています。

重大なライフイベントの例では、**家族など「重要な他者」の喪失や死別**（ペットも含む）、**自分の身近な人が生命の危機にさらされること**（病気など）、**家族や友人とのいさかい**、**急性の身体疾患**、**住み慣れた家を離れること**（施設への入所、子どもとの同居にともなう転居など）、**深刻な経済的危機**などがあります。

一方、**慢性的なストレス**には、**健康の減退**、**感覚喪失**、**認知機能の低下**、**行動力の低下**（依存性の増加）、**居住環境の問題**（同居家族との問題など）、**経済的な問題**、**社会的役割の低下**（退職など）、**家族の介護**、**社会的孤立**、**太陽光の減少による冬季うつ**などがあります。

このように、高齢者の生活では、近親者との死別や身体機能の低下など、大小の喪失体験に囲まれているわけです。

また、統計的に裏付けられた**老年期うつ病の危険因子**は、**女性**であること、**過去のうつ病の既往**、**配偶者との死別・離婚**です。それに加えて、前述した誘発因子を体験した人はリスクが高まると考えられています。

さらに、病気にかかっている人や身体機能障害がある人は、うつ病になりやすいと言われます。そして、そうした人の介護に当たっている人もまた、うつ病になりやすい傾向があるので注意が必要とされています。

ただし、危険因子とされる死別の場合、死別後に一時的にうつ状態になるのは自然なことであり、それは「**悲嘆反応**」と呼ばれ、うつ病とは区別されるものです。

■うつ病・躁うつ病の総患者数

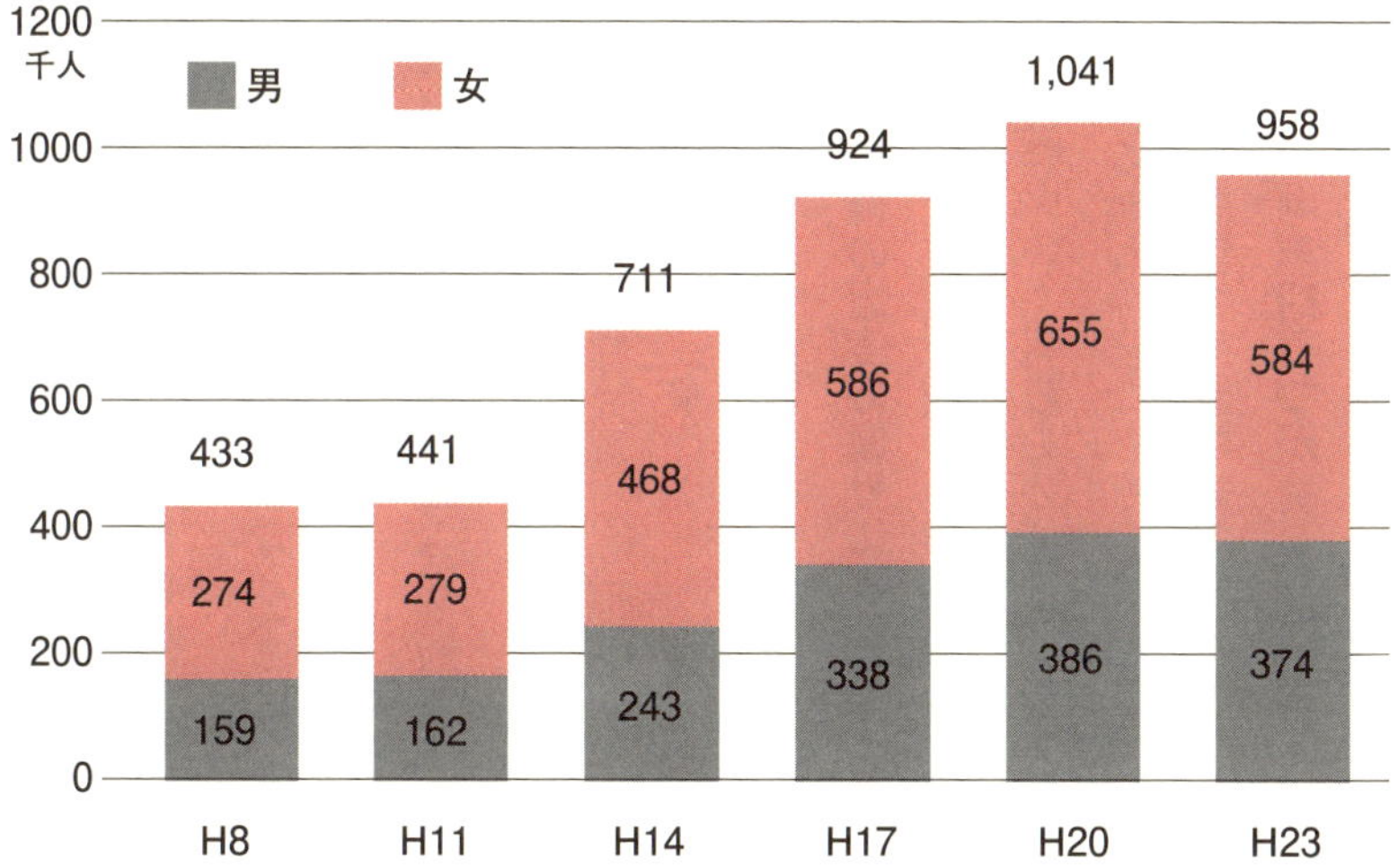

■男女別年齢別総患者数（H 23 年 10 月）

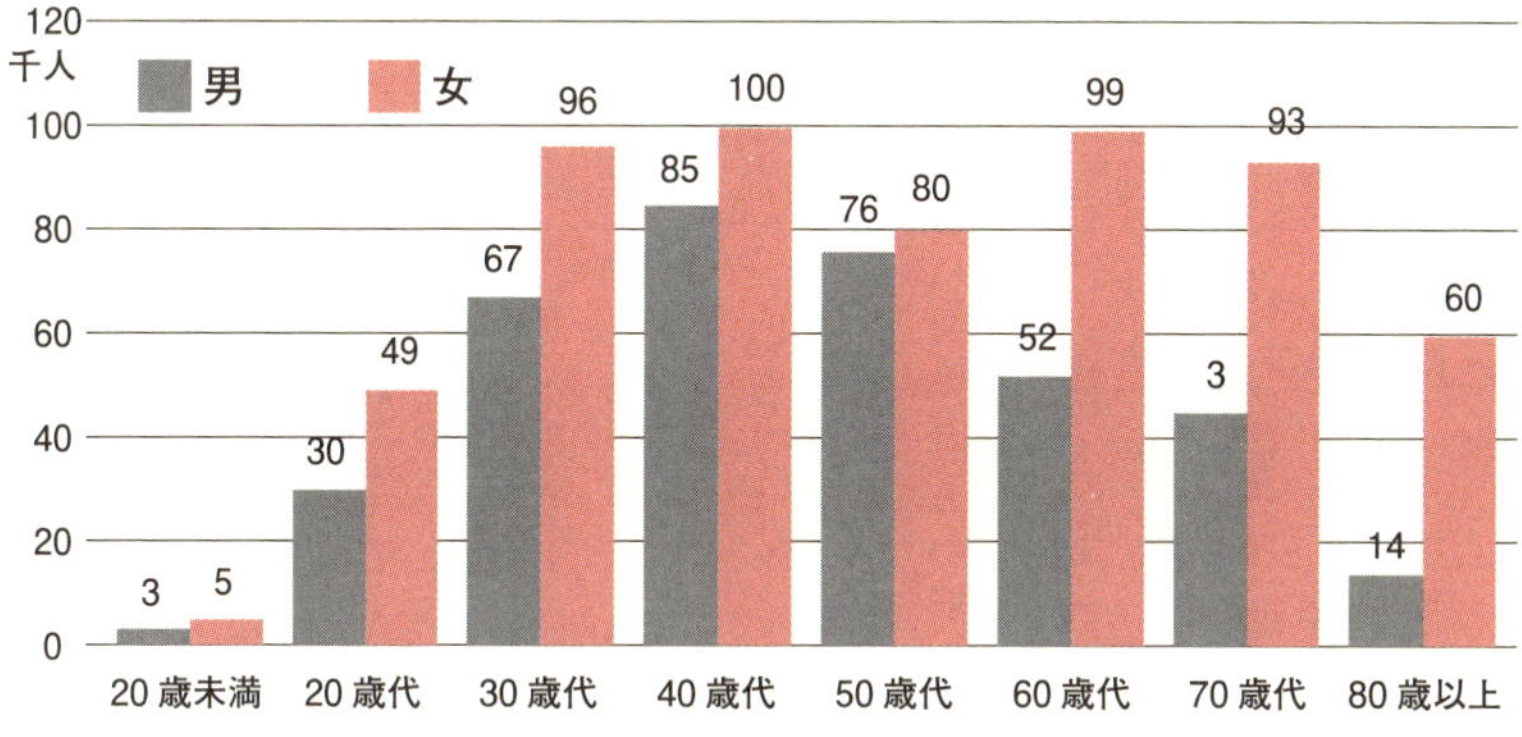

（注）「気分（感情）障害（躁うつ病を含む）」（ICD-10：F30 ～ F39）の総患者数であり、うつ病および躁うつ病（双極性障害）の患者が中心。総患者数とは調査日に医療施設に行っていないが継続的に医療を受けている者を含めた患者数（総患者数＝入院患者＋初診外来患者数×平均診療間隔×＊調整係数〔6/7〕）。H 23 年調査については東日本大震災の影響により宮城県（H 20 年 1.6 万人）のうちの石巻医療圏、気仙沼医療圏および福島県（H 20 年 1.9 万人）を除いた数値である。

＊調整係数（6/7）：最近は週休2日の病院もあるが、1週間7日のうち6日間外来診療をしている医療施設もあるための調整。

資料：厚労省「患者調査」

ＩＣＤ－10：「疾病及び関連保険問題の国際統計分類　第 10 版」
出典：厚生労働省調査

高齢になれば、健康の幅が縮小して、前述のような配偶者や家族との死別はもとより、**脳血管障害や自律神経失調症**（交感神経と副交感神経のバランスが崩れた状態）**などの病気を含め、脳の活動の低下でうつ病を発症しやすい条件**が揃ってきます。とくに、**老化するにしたがい性ホルモンの減少などで、ストレスに弱くなるため自律神経系もその影響を受けて乱れやすくなります**。

自律神経＊の交感神経の亢進（活動的）は、時には以下のような状態を引き起こすことがわかっています。

たとえば、血圧や呼吸数、心拍数が上昇するような不安、興奮などの緊張状態が続く、それと平衡する副交感神経の抑制によってそれらの活動が過度に持続するなど、自律神経のバランスの乱れと活動レベルの亢進による異常症状などが起きやすくなる、とされます。

この**自律神経の温度の偏りによるバランスの乱れ**は、免疫系や内分泌系の乱れをも引き起こし、**めまい、立ちくらみ、頭痛、動悸、不整脈、便秘、頻尿、失禁、全身けん怠感**などの自律神経障害や免疫力の低下、精神的活動および生命現象の低下などを招きます。

そして、脳血管障害なども含め、生きがいと身体活動の減少によって脳の活動を示す脳血流も減り、**記憶力や集中力の低下、意欲の低下、不安症状、体調不良などが重なって現れた場合**は、**老年期うつ**が疑われると思われます。

とくに、**自律神経失調症**がその背景にあると**不定愁訴**（特定の原因が思い当たらないさまざまな症状）**が現れやすくなります**。とりわけ、前述のような症状が当てはまる場合は、

＊自律神経：自律神経の中枢は、視床下部、脳幹、脊髄などで、呼吸、循環、消化、体温調節などを自動的に行っている。

■主訴別にみた自律神経失調症の漢方治療

	主訴				
体質	全身倦怠感	めまい・たちくらみ	頭痛・頭重	動悸	不定愁訴
強 ↑		*女神散		柴胡加竜骨牡蛎湯	
	柴胡加竜骨牡蛎湯				
		苓桂朮甘湯	呉茱萸湯		
	補中益気湯	半夏白朮天麻湯	半夏白朮天麻湯	加味逍遥散	加味逍遥散
↓ 弱	柴胡桂枝乾姜湯			柴胡桂枝乾姜湯	

*女性に主に用いられる。

① めまい・たちくらみ

- 低血圧傾向→苓桂朮甘湯《りょうけいじゅつかんとう》、半夏白朮天麻湯《はんげびゃくじゅつてんまとう》
- のぼせ、不定愁訴、不安、抑うつ傾向→女神散《にょしんさん》

② 動悸

- 不安、抑うつ傾向、不眠→柴胡加竜骨牡蛎《さいこかりゅうこつぼれい》、桂枝加竜骨牡蛎湯《けいしかりゅうこつぼれいとう》
- めまい、低血圧傾向→苓桂朮甘湯

③ 頭痛・頭重

- 冷え→呉茱萸湯《ごしゅゆとう》
- めまい、たちくらみ、低血圧傾向→苓桂朮甘湯、半夏白朮天麻湯

④ 全身倦怠

- 不安、抑うつ傾向、不眠→桂枝加竜骨牡蛎湯
- 冷え、動悸、不眠、抑うつ傾向→柴胡桂枝乾姜湯《さいこけいしかんきょうとう》

⑤ 不定愁訴

- 冷え、月経不順、不安、不眠→加味逍遥散《かみしょうようさん》

※加味逍遥散は、婦人例のみならず男性の自律神経失調症に用いても効果があり、いずれも長期間服用も可能。

漢方治療の適応になることが多いとされます。

そして多愁訴があるなかで、どの愁訴(主訴)に焦点を当てて軽減するかを判断してもらい、原因療法*とともに漢方薬を根気よく服用する(自律神経失調症は罹病期間が長く慢性化の傾向があるため)ことになります。

漢方治療は、抑うつ状態の気分面の改善のみならず、**倦怠感やさまざまな身体症状の改善に有効**とされています。

憂うつ感、気分の落ち込み、不安、焦燥、意欲低下(おっくう感)などの症状を**抑うつ気分**と言います。**抑うつ状態**とは、その**抑うつ気分が強い状態のこと**です。

一般的には、うつ状態などと表現されますが、精神医学では抑うつ状態という用語を用いることが多いようです。**うつ病**とは、このような**うつ状態がある程度以上**(仕事、学業ができないなど社会生活に影響が出る)、**重症であるとき**を指してそう呼びます。

とりわけ**高齢者うつ病**では、**身体愁訴はとくに重要**で、自分の健康状態や身体機能に対して必要以上にこだわったり、心配したりしている場合には、うつ病である可能性が高い、とされます。このような症状は、金銭的困窮だったり、身近な人が病気にかかったり、親しい人と死別したり、などといったことが引き金になっていることが多いとも言われます。

抑うつ状態において、**漢方が適応となるのは内因性うつ病*の遷延**したものです。なかでも、神経症(不安障害=ストレスから起こる心の病気)の抑うつ状態には好適とされます。

ただし、西洋医薬の抗うつ剤は当面併用することになり、また内因性うつ病の急性期には、

*原因療法:薬以外にタンパク質摂取、日光浴、体動、快感によって症状や疾患の原因を取り除き、その症状を軽減する治療法。

*内因性うつ病:体質や遺伝的な原因によって引き起こされるうつ病と考えられているが、多くは心因性うつ病と言われ、心理的ストレスや喪失体験(人との離別、物や立場などを失う、身体の健康を害するなど)が限界を超したのを契機に発症する。

抗うつ剤が第一選択薬になります。

抑うつ状態の病態とそれに対する漢方薬の選択は、以下のようになります。

●不安焦燥感が強く、不眠、動悸などをともなう場合→**柴胡加竜骨牡蛎**

●抑うつ気分が強く、呼吸困難感、咽喉頭異常感などをともなう場合→**半夏厚朴湯**《はんげこうぼくとう》

●意欲障害が強く、食欲不振、全身倦怠感などをともない悲哀気分が強い場合→**加味帰脾湯**《かみきひとう》

●出産、更年期など女性で性周期に関連して起きる抑うつ状態の場合→**加味逍遥散**

ところで、うつ状態になると不眠がよく現れる、という報告があります。

それは精神的エネルギーが衰退することによって、日中＊の活動低下以外に眠り

■高齢者と若年者の睡眠の比較

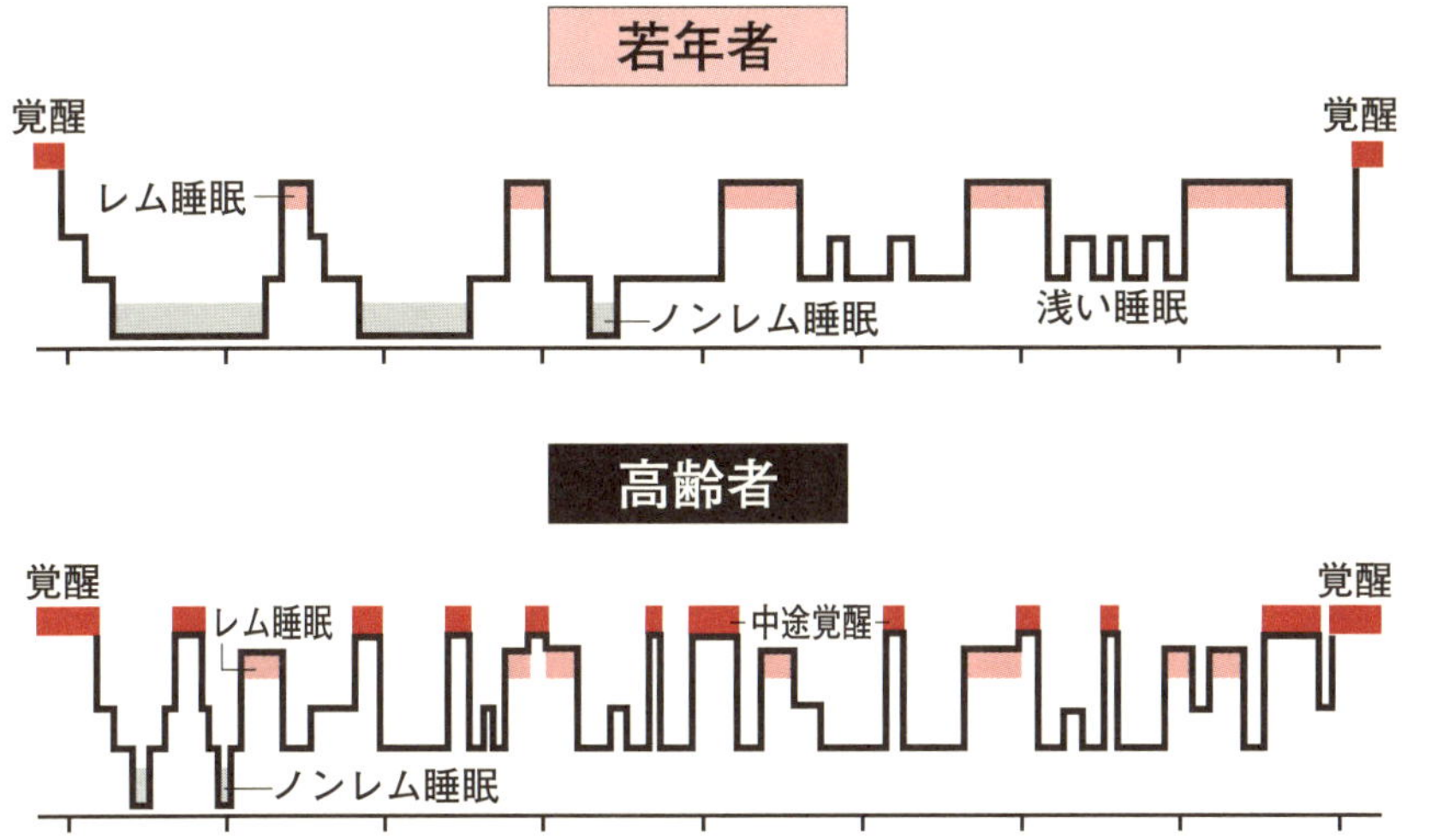

＊厚労省ホームページより

＊日中の活動：日中の活動と睡眠のリズムはともに 90 分のサイクルをもつことが多いことが知られている。

のエネルギーも不足して寝付きが悪くなるだけではなく、夜中に目が覚めて寝つけなくなったり、朝早く目覚めてしまったり、また日中も眠くて起きない、などということが起こるとされます。また、悪夢にうなされることもある、と言われます。

睡眠は加齢とともに変化しますが、高齢者では**不眠症**をはじめ、さまざまな睡眠障害（**中途覚醒**＊、**早朝覚醒**、**熟眠障害**、**入眠障害**など）、日中の傾眠などが起こりやすくなる、とされます。その原因は脳機能低下を背景に退職や死別、独居などの心理的ストレスに加え、知人や友人の減少によって所在がなくなり不活動的でメリハリの少ない生活、そして心の病気とその治療薬による副作用などさまざまです。

加齢による睡眠の変化の第一は、若いときに比べて**早寝早起き**になることで、それは**体内時計**＊**の基本回帰**（幼児期に戻る）によるもの、とされます。そして、この体内時計の変化、つまり体内時計の早まりは、血圧・体温・ホルモン分泌など睡眠を支える多くの**生体機能リズムも前倒し**にしてしまいます。

とくに朝早く目が覚るのは、うつ病に特徴的で「**午前3時症候群**」とも呼ばれています。これは、早朝3時頃に目が覚めてしまい眠れなくなってしまう症候で、眠りが全体的に浅いために起こる睡眠障害です。

朝早く目覚めることに問題はないのですが、うつ傾向にある人は早く目が覚めたからといってすぐに起きあがれるわけではなく、寝起きが悪く布団の中で活動できず悶々とすることがよくあります。

＊中途覚醒、早朝覚醒：夜中に2回以上目が覚める日が週に3日以上あると中途覚醒と考えられる。60歳以上では、中途覚醒の睡眠障害の割合が最も多い。早朝覚醒は自分が望む時刻より早く目覚めてしまい、眠気があるためにもう一度眠ろうとしてもなかなか眠れない状態。

＊体内時計：24時間周期のリズム（概日リズム）信号を発振する機構で、脳内の視床下部の視交叉上核（しこうさじょうかく：網膜から脳に信号が伝わり体内時計を調節）に存在する。毎朝光を浴びることでリセットされ一定のリズムを刻み（それを利用したのがドーパミンを増加させる光療法）、その働きで夜になると自然な眠りに導かれる。

■年代ごとの睡眠時間

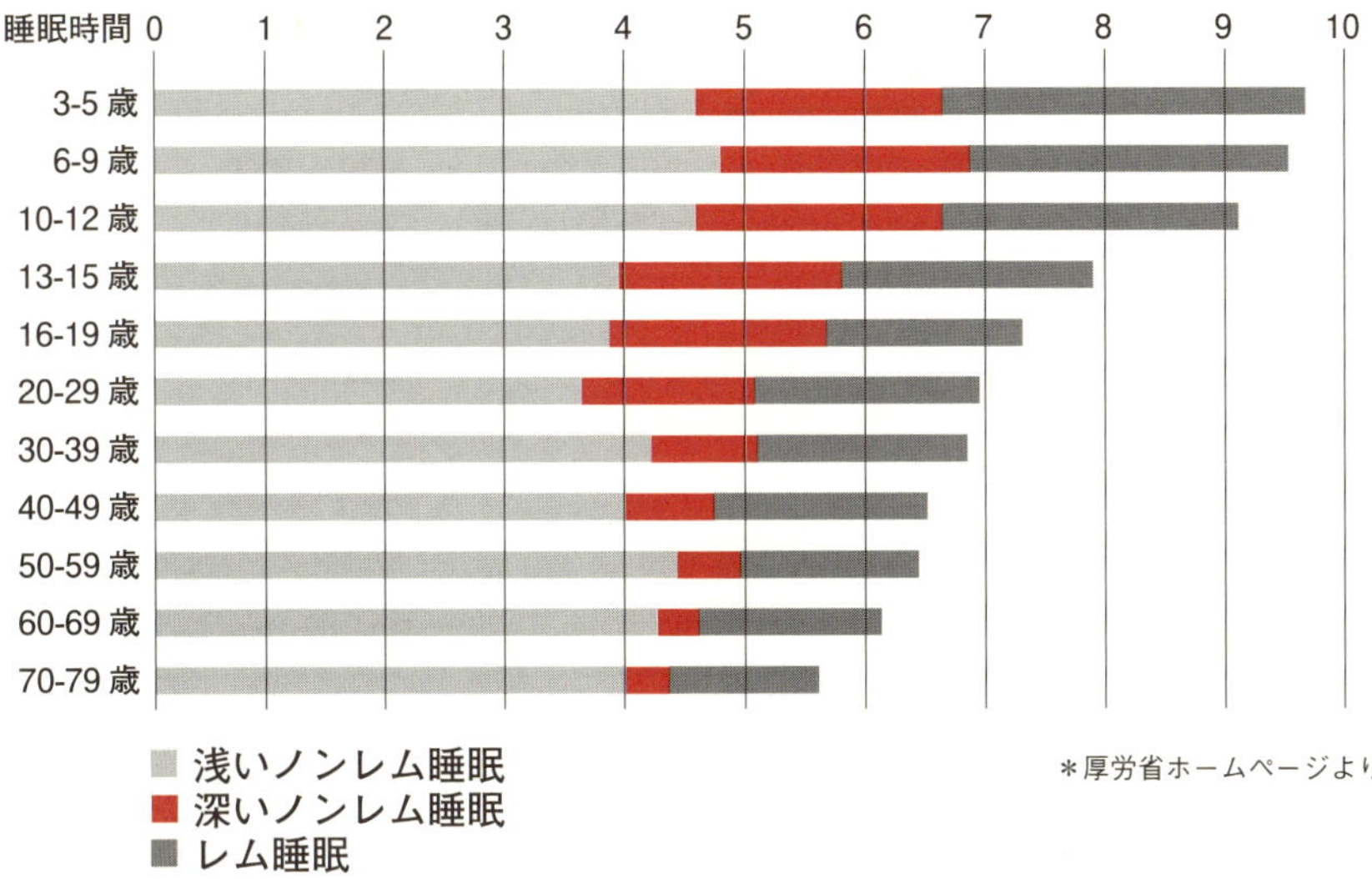

＊厚労省ホームページより

このような症状は、うつ病特有の**日内変動**＊によるもので、うつ病を疑うサインでもある、と言われます。

脳の極度の過労が原因とも言える、うつ病ですが脳のセロトニン神経(気分)とアドレナリン神経(意欲)の機能低下の病態によっては、逆に夜の睡眠が極端に長くなったり、日中寝てばかりいたり、といった過眠症状が現れることもあります。

二番目の変化は、**睡眠が浅くなる**ことです。睡眠脳波を調べてみると、深いノンレム睡眠やレム睡眠が減って、脳が休むことのできない**浅いノンレム睡眠が増える**ようになる、という報告があります。そのために、尿意やちょっとした物音などで何度も目が覚めてしまうようになり、朝

＊日内変動：1日の中で症状の程度が変わっていくこと。たとえば、朝から午前中は気分が重いが、午後からは改善され夕方頃から気分が晴れてくる、またはその逆の症状もある。

■年代ごとの入床・起床時刻

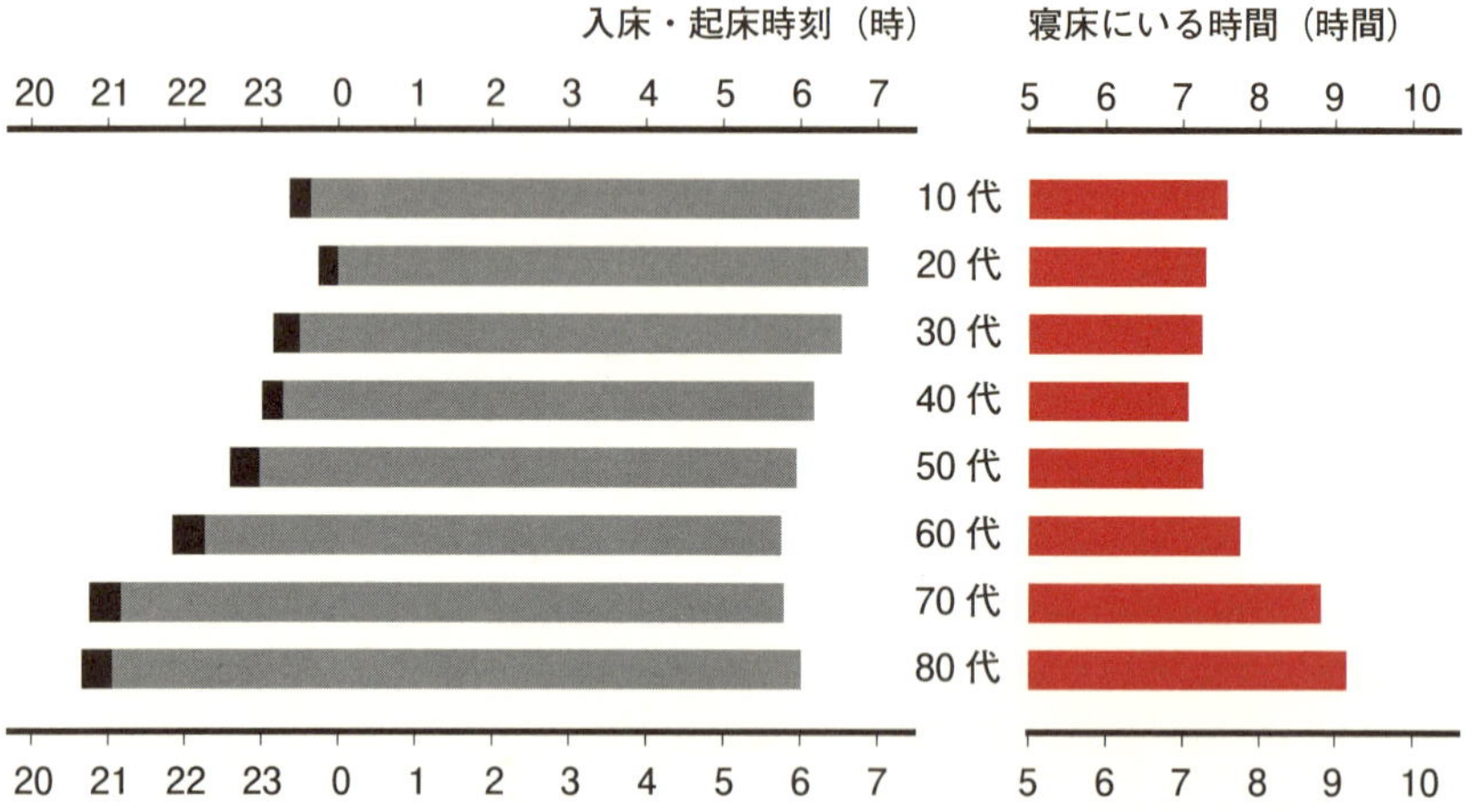

＊厚労省ホームページより

に目覚めたときにスッキリ感がない、ということになります。

さらに、寝床にいる時間ですが、**高齢者ほど寝床に入る時間が早まり、また寝床に入っている時間が長い**ことがわかっています（「年代ごとの入床・起床時刻」参照）。これは、何事に対しても意欲低下となり、睡眠時間が短くなるのに寝床にいる時間は長くなって、結果として眠れぬままに寝床でうつらうつらしている時間が増えて睡眠の満足度も低下してしまう、ということになります。

そのほかの高齢者や肥満者がかかりやすい睡眠障害では、鼻腔が腫れ、さらに筋弛緩によって舌根が気道をふさぎ、眠り出すといびきをかき突然、一時的に呼吸が止まってしまう**睡眠時無**

呼吸症候群があります。この病気は、過眠や高血圧などを引き起こすことが知られています。

睡眠時無呼吸症候群では、呼吸が止まると血液中の酸素濃度が低下するため、化学センサーが働き(時には目が覚める)再び呼吸し始めますが、眠り出すとまた呼吸が止まってしまいます。このような状態を一晩中繰り返すため、深い睡眠がまったくとれなくなり、日中に強い眠気が出現します。

また睡眠時無呼吸症候群では酸素濃度が下がるため、これを補うために心臓の働きが強まり**高血圧**になります。さらに、酸素濃度の低下によって**動脈硬化**も進み、心筋梗塞や脳梗塞を起こしやすくなります。

弊害はそれだけにとどまらず、睡眠不足によるストレスで活動が低下し代謝異常が起こり、**血糖値やコレステロール値が高く**なり、さまざまな生活習慣病やメタボリックシンドロームが引き起こされることがわかっています。

ただし、睡眠時無呼吸症候群は通常の睡眠薬などでは治癒できません。各人の症状にあった独自の治療法(CPAP《シーパップ》治療など)があるので、睡眠医療認定医への受診が必要になります。

さて、**不眠症に対する漢方薬**ですが、ストレートによく効く睡眠導入剤に相当するものはありません。しかし、長期的な服用によって熟睡感が得られたり、入眠障害が改善されたりする、と考えられます。とくに、不眠症の身体症状(頻尿、手足の冷え、ほてり、のぼせ、便秘など）を目標とした改善には有効です。

また、睡眠剤依存を避けたい人には、併用での漢方治療が適している、とされます。いずれにしろ、不眠に対しての直接的な漢方治療はなく、**抑肝散**などを補助的に用いることになります。

病態と薬剤の選択は以下のとおりになります。

①入眠障害：なかなか寝付けず、眠るまでに1時間以上かかる。

○入眠しようと輾転反側《てんてんはんそく》（何度も寝返りを打つこと）をするケースで体格の良い人→脳の興奮を抑える**黄連解毒湯**《おうれんげどくとう》

○体質が虚弱であまり寝返りを打たず横になっている人→眠りを深くする**加味帰脾湯**《かみきひとう》

②熟眠障害：眠りが浅いため、眠ったはずなのに熟睡感がない。

○疲労が続き疲れているのに頭だけが冴えている場合→心身をリラックスさせる**酸棗仁湯**《さんそうにんとう》

○不安感やイライラ感が強い場合→高ぶっている気持ちを落ち着かせる**抑肝散**《よくかんさん》

第6章 脾《ひ》

関連部位
胃・口唇・肌肉および皮下組織

症状別適応漢方薬

老化による消化器系の疾患

漢方では消化器をどうとらえるのか?

消化管とは、口から入った食物が食道、胃腸を通って肛門に至るまでの河川に似た一本の道筋です。そして、**消化器とは、食物の摂取、運搬、消化、栄養素の吸収、そして排泄するまでの連なる器官群のことです**。

なかでも胃や腸(小腸、大腸)は、食物を分解・消化し水分や必要な栄養素を吸収する大切な消化器官です。

胃は、食道から流れ込んできた食物を蠕動運動《ぜんどう》(うねりながら先に送る)、撹拌運動《かくはん》(かき混ぜる)によって、細かく分解する役割を担います。

小腸*は、十二指腸から消化液や消化酵素が分泌され混ぜ合わされた食物を最終段階まで分解・消化し、栄養素を吸収する役割を担う器官であり、その一方では細菌やウイルスの最大の進入路のため体内最大の免疫システム(免疫細胞のリンパ球の60%以上)が存在するエリアでもあります。

その下部にある大腸の役割は、排泄器官として小腸から送られてきた食物から残っている水分や塩類などを吸収して便を作ることです。ここでは、蠕動運動で消化物を直腸に向かって移動させながら、腸内細菌による腐敗と発酵、水分吸収を経て便が作られます。

そして、**胃・結腸反射**(胃に食物が入ると活発化する)やその作られた便が直腸に移動すると、**直腸伸展反射**(便が溜まり圧が高まると起こる)などの排便反射によって便が排出さ

＊小腸：小腸で吸収された脂肪分はリンパ管に入り、そのほかの大部分の栄養分は肝臓に送られて代謝・合成され、そこから血液に入って全身を巡り、すみずみの細胞まで行きわたる。したがって、その働きが低下したり、腸内環境が悪くなったりすると、全身に必要な栄養が行きわたらなくなる。

■消化器系器官の全体図

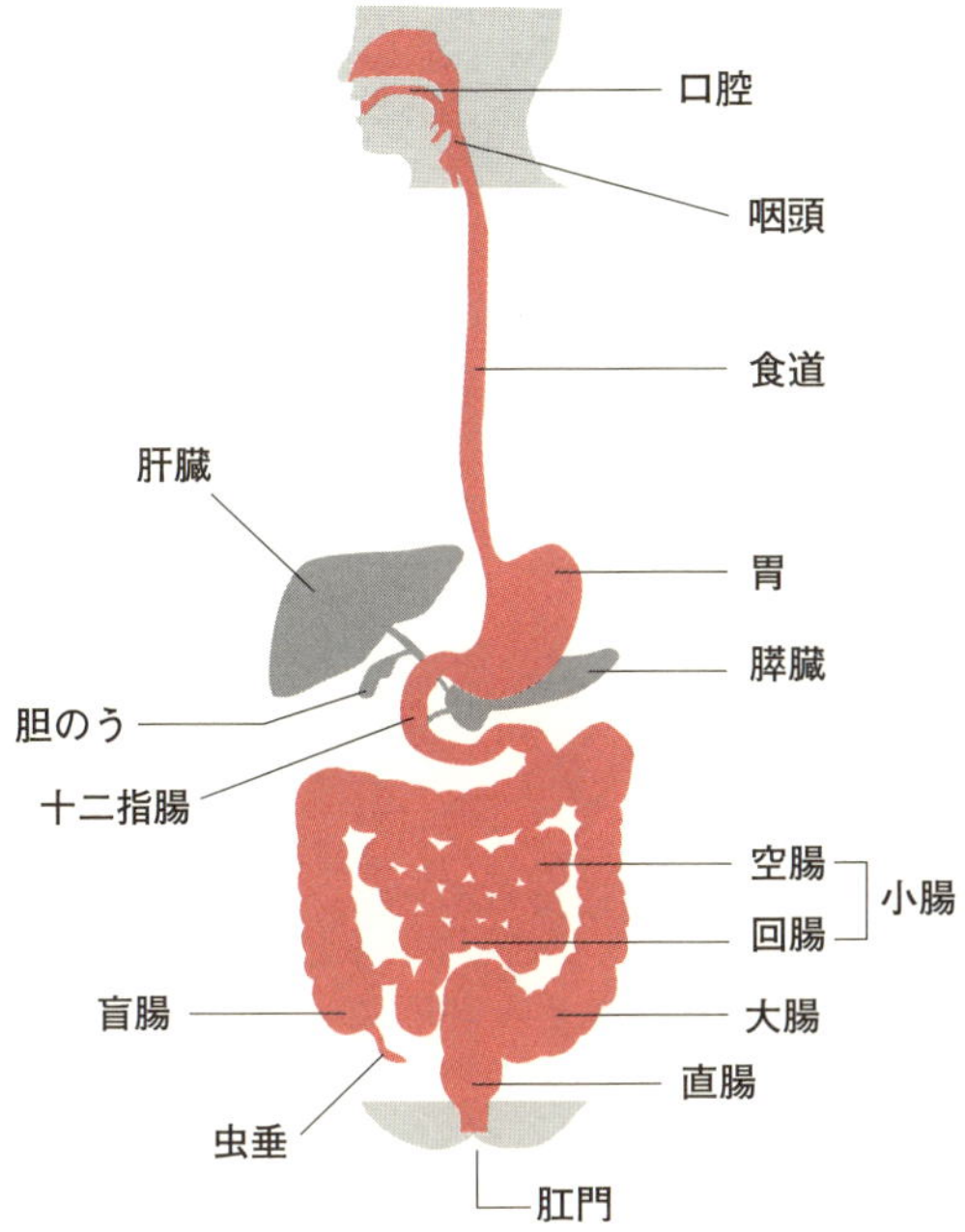

各消化器の血管は門脈（消化器系や脾臓から肝臓に流入する静脈系）となり、すべて肝臓につながり、栄養代謝の後、全身に送られる。また、全身からもどってきた代謝老廃物は、肝臓で解毒抱合（無毒化）される。そして、水溶性のものは腎臓に送られ尿として排泄され、脂溶性のものは胆汁として胆管に送られ、胆のうで濃縮されて膵臓内で膵管に合流し、十二指腸に排泄される。したがって、肝臓は栄養物入り口の関所（一部代謝、老廃物出口の関所）で、腎臓は代謝老廃物の関所であり、血液、組織液、リンパ液の管理所でもある。こうしてみると、吸収と代謝、排泄の中枢は、肝臓と腎臓にあることがわかる。

れます。

ところで、腸には多くの神経や血管が集中していて、緊張やストレスが強くかかると、その影響をもろに受け自律神経の不調を引き起こします。じつは、脳と腸は神経によってつながっていて、相互に類似性があり、脳がストレスや不安を感じると、その信号が腸に伝わって、その働きに支障がでてくるのです。発生進化学的見地からすれば、脳は腸の神経系が上部に集合して発生した部位とされることからも、それは理解できることでしょう。

また、脳内で分泌される神経伝達物質*（意欲や精神安定に関わるセロトニンなど）やホルモンは、腸内でも分泌されていると言われます。それらは、腸が食事や栄養吸収などの環境変化に応じて分泌する、とされます。そして、その神経伝達物質およびホルモンは、脳が司る感情*や行動に影響を与えることがわかってきました。

このように腸と脳は発生段階から密接な関係があるため、**腸は「第二の脳」**と呼ばれるわけです。

漢方では、消化器を胃は消化、腸は消化・吸収という個別の役割でとらえるのではなく、口から肛門までを消化器系のひとつの臓器と見なします。

そして、**胃腸の健康、イコール生体の健康**と考えます。つまり、健康であるためには、脳（視覚、嗅覚、味覚などの刺激で胃酸が分泌）を含めた消化器系の働きを調えることが基本になる、というわけです。

第3章で触れたように、「**脾**」は消化器系の作用と密接に関連しています。

＊神経伝達物質：脳の中枢神経系において、さまざまな信号や情報を伝える役割をもつ物質で、興奮系のセロトニン、ドーパミン、ノルアドレナリン、アセチルコリン、グルタミン酸、そして抑制系のグリシンやγ－アミノ酪酸（GABA）などがよく知られている。

＊感情や行動に影響を与える：お腹が空くと不機嫌になったり怒りだしたり、逆に美味しいものを食べると幸福感に包まれる、など誰でも経験があるでしょう。

漢方では「脾」を「倉廩《そうりん》の官、五味これより出づ」（黄帝内経）と考えています。倉廩とは穀物を蓄えておく倉のことで、つまり「脾」は「穀物倉と穀物の出納を司る器官で、五味*（栄養素）とは酸・苦・甘・辛・鹹《かん》（塩辛い）です。五味をつくりだし栄養素を分配する」役割を担う、ということです。

五行理論では「脾」は「土」に属し、万物を育成・保護する土の性質をもつがゆえに、水穀（飲食物）を消化・吸収し気血を生み出す働きがある、とされています。以上のことからも**脾**は、「後天の気」が蓄えられる場所とされ、**日々のエネルギーの供給源**である、と考えられています。

したがって、どのような病気であっても、まず脾、つまり**消化器系の働きを整える**ことで「気・血・水」のバランスが良くなり、漢方が最も重要視する**自然治癒力を高める**ことになる、と考えるのです。

逆に、消化器系に疾患があると、栄養障害によって全身に張り巡らされた生体を守る免疫システムも撹乱されてしまいます。そして、そのような状態が長引くと、病気に対する抵抗力が落ちてしまうことになります。

老化による「食道・胃の病気（胃炎・逆流性食道炎）」と漢方薬

消化器系は、ほかの臓器と比較すると新陳代謝が活発で、食べることがすなわち生きることなので、生きている限り加齢の影響を受けにくいと言われます。

＊五味：漢方では、食材を「陰陽五行説」に基づいて五つの味に分類し、五臓（肝、心、脾、肺、腎）を補うという考え方が基本になっている。また、漢方薬は複数の生薬の組み合わせでできていて、五味の微妙なバランスで成り立っている。

■胃・十二指腸各部の名称

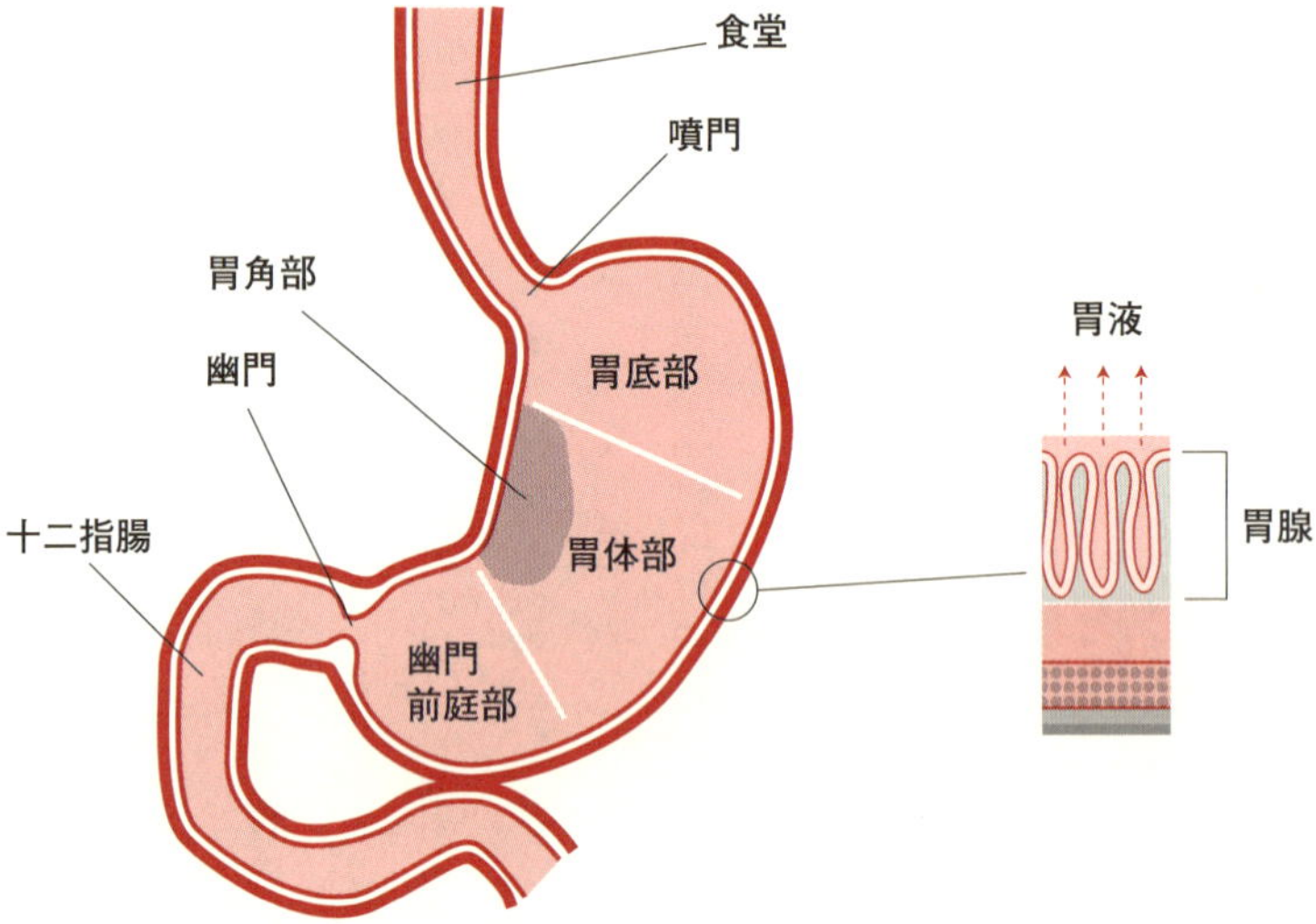

まず食道ですが、加齢にともない蠕動運動は低下しますが、食塊（類の筋肉や舌の動きによって飲み込みやすくなった食べた物のかたまり）の移動にはあまり影響がない、とされています。

しかし、老化によって唾液の量は減少します。そうすると、食道に3カ所の狭窄部《きょうさくぶ》（この部分に炎症やがんが起きやすい）があるため、加えられる水分量（唾液）が減るとスムーズに食道通過ができずに、食塊は胃へ落ちて行くのに時間がかかってしまいます。つまり、食道内の移動が緩慢になる（のどにひっかかる、詰まる）わけです。

また、食道の括約筋もやせてくる（緩んでくる）ので、胃の噴門部（食道からつながる胃上部）の圧力によって食道が拡張して、**逆流性食道炎**＊の原因にも

＊逆流食道炎：胃液や消化途中の食塊が食道に逆流して、そこに滞留するために食道が炎症を起こし、胸やけや胸の痛みなどの症状が生じる病気。

なります。また胃逆流物は、***誤嚥性肺炎**《ごえんせいはいえん》を招く危険性さえあります。

胃は食道が組織的に分化したもので、噴門、胃底、胃体、幽門の4つの主要な部位に分けられます。

食道から食塊が胃に流れ込むと、その刺激で胃液が分泌されます。

胃液は、胃壁にある約3500万個の胃腺（噴門腺、胃底腺、幽門腺）から分泌され、その分泌量は成人では1日に約2ℓと言われます。

胃液は、強い酸性の「胃酸（塩酸）」やタンパク質を分解する消化酵素の「ペプシン」、その強酸性の塩酸から胃を守る「粘液」などの成分で構成され、殺菌と消化を行っています。

胃液の分泌量も、やはり**加齢にともない減少**していきます。これは胃液を分泌する胃粘膜の胃腺の細胞が、腸上皮化生（胃に腸の細胞が現れた状態）して胃腺が減り、歳とともに萎縮するためと言われます。

胃液の分泌量が少なくなると、殺菌作用が落ち食中毒にもなりやすくなります。また、蠕動運動力が低下して胃内の食塊の消化がスムーズに進まず、長時間滞留することになります。そうした状態が長期的に続くと、胃の働き自体も悪くなってしまいます。それが、**高齢者に多い胃もたれの原因**でもあるのです。

また、胃液の分泌量の低下は、カルシウムや亜鉛、とりわけ鉄、そしてビタミン、タンパク質、脂質など必要な栄養素の吸収不良をも引き起こします。そうすると、**栄養不良状態**に陥ることにもなり、それは**免疫力の低下**のもつながり、感染症やがんなど、さ

＊誤嚥性肺炎：細菌が唾液や胃液とともに肺に流れ込み、肺の中で細菌が増殖して生じる肺炎。咳反射や嚥下反射の機能低下によって起こる。口腔や咽頭の反射運動が弱まることでも誤嚥が起こる。高齢者の肺炎の70%以上が誤嚥に関係していると言われる。また、外国では咳疾患の3割はこれが原因といわれる。

まざまな病気の**発病リスクが高まります**。

ほかにも胃液分泌量の減少は、慢性胃炎（萎縮性胃炎）や胃弱、胃アトニーを招きます。さらに、殺菌力が低下する、骨がもろくなる、アレルギー症状が出やすくなる、酒や煙草、塩分の摂取過剰によって発がん物質を生成しやすくなる、などの弊害も引き起こす、と考えられます。

胃液の分泌量に関する調査で、浦澤喜一著『老いのしくみ』に面白い結果報告が記されているのでご紹介しましょう。

「年をとるにつれて、夜中の分泌量は減り、朝方の分泌が増えるのですが、このような胃液の分泌の変動はどうも睡眠の深さと関係していて、お年寄りは早朝、睡眠が浅くなるにつれて胃液の分泌量が増えてくる」ことが調査の結果わかった、と言います。

また、同書によれば「三十歳代までのひとたちの過半数が『夕食が一番食欲がでる』と答えています。

ところが、高年齢者は全く反対で『朝食が一番おいしい』と答えたひとが健康者でも患者さんでも半数を超えている」とされています。

じつは、胃と腸と肝臓は一体化していて、食欲の源は肝臓の機能に比例すると言われます。したがって、朝の胃液の分泌のほかに、肝機能が良好な*ことやゆっくりと食事が摂れることも高齢者が「朝食が一番おいしい」と感じる一因になっているのではないかと考えられます。

＊肝機能が良好：肝障害の症状に食欲不振、吐き気、腹部膨満感などがあることからも、胃腸と肝機能の関連性がうかがえる。

老化にともなう食道や胃の症状・病気で多いのは、**逆流性食道炎**や**胃炎**、**胃もたれ**、**食欲不振**、そして**慢性炎症による食道がん**、**胃がん**などです。

逆流性食道炎は、前述のように噴門部の括約筋が緩むことで、胃液や胃中の消化物が食道、場合によっては気管や肺に逆流して炎症を起こす病気です。その主な症状としては、胃部の重苦しさや胸やけ、咳などが知られています。

また、高齢者がタンパク質の多い食事を一度にたくさん摂ると、消化不良や下痢を起こしやすくなります。とくに肉は胃で溶かされるので、老化による胃腺の機能劣化(胃酸やタンパク質分解酵素のペプシンの分泌減少)と関係していると考えられます。

さらに、胃自体は平滑筋*という筋肉でできているので、老化とともにやせて弾力がなくなるために、食塊の十二指腸への送り出し(胃内通過速度)が遅くなり、また取り込む能力も衰え(キャパシティが小さくなり)食事の量も減ってきます。

高齢者・若年者を問わず、よく起こる胃の疾患に胃炎があります。

胃炎は、**急性胃炎**と**慢性胃炎**に大きく分けることができます。

急性胃炎では、心窩部痛(空腹時痛および食後の鈍痛)や心窩部膨満感・不快感、胸やけなどさまざまな症状が現れますが、原因は比較的はっきりしていて、暴飲暴食や過度なストレスなどによるものが多いと言われます。この症状は、一過性であって慢性化することは少ないとされます。

したがって、まず西洋医学的な対処療法を行うのが無難で、それでも改善されないよう

*平滑筋：意志とは無関係に動く不随意筋の一種で、消化器や泌尿器の壁となっている筋肉。血管の壁も平滑筋からできている。自分の意志で動かせる横紋筋（骨格筋）は随意筋と呼ばれ、心臓の壁を構成しているのは強靭な横紋筋ですが不随意筋に属します。

であれば、後述する慢性胃炎に準じた治療に転ずるようにします。

慢性胃炎は、**炎症をともなう若年型慢性胃炎**と**炎症が少ない高齢型慢性胃炎**に分けられます。そして、両者とも**漢方治療の好適応例**であり、さまざまな愁訴があるような場合には、**第一選択薬**としてもよい、とされています。

若年型慢性胃炎は、かつては表層性胃炎とも呼ばれていて、**胃液の分泌が亢進した状態による急性炎症**です。

空腹時痛、胸やけ、心窩部膨満感など、いわゆる過酸症状があり、一旦軽快しても暴飲暴食などで再発しやすいと言われます。漢方的には、陽症と考えられるケースが多いようです。

体格は普通または、きゃしゃで、心窩部から季肋部《きろくぶ》（上腹部で左右肋骨のすぐ下あたり）にかけての痛みがあり、とくに季肋部が固くて圧痛がある場合には、**柴胡桂枝湯**《さいこけいしとう》を用います。

柴胡桂枝湯は、**桂枝湯**と**小柴胡湯**《しょうさいことう》という**二種類の漢方薬を併せた処方**（合方《ごうほう》）した漢方薬です。

そこに含まれる**柴胡**や**黄芩**《おうごん》には、炎症を鎮める作用があることが知られています。また、**桂枝**（**桂皮**）には熱や痛みを抑える働きがあります。**柴胡桂枝湯**は、さまざまな作用を有する生薬全8種類を組み合わせることによって、その作用が発揮されるわけです。

同様にやせ型で比較的体力が低下していて、腹部が軟らかく、胃痛や腹痛があり、ときには胸やけやゲップが出る、さらに食欲不振、軽い吐き気などがある場合には**安中散**《あんちゅうさん》を用います。

とりわけ、夜間から朝にかけて、そのような症状が出る場合に有効とされます。**安中散**の「中」は腹部を指し、「安」は安定ないし安らかという意味です。したがって、その文字構成からも、この漢方薬は胃腸機能を調える作用がある、ということがわかります。

ちなみに、この**安中散は胃痛を緩める芍薬甘草湯と合方され、市販されている漢方胃腸薬の中心的な処方**です。

比較的体力が低下した冷え性の人で、食欲不振、胃もたれ、下痢など胃腸機能が低下している場合には、**人参湯**《にんじんとう》を中心にした処方を用います。

人参湯には、体を内側から温めて痛みを緩和し、また新陳代謝を良くし(体力増強や細胞呼吸改善)胃腸機能を改善する作用があります。その作用によって、消化器疾患による症状が軽減するわけです。

ほかにも**人参湯**は、胃酸の分泌を盛んにする働きがあるので、老化などで胃酸の分泌が減少し消化不良を起こしやすくなったときに、食欲増進効果が期待できます。

炎症がない**高齢型慢性胃炎**は中年から高齢者に多く、**胃液の分泌が少なく、胃粘膜萎縮や胃アトニー**(過伸展＝胃壁の筋肉が伸びて蠕動が弱い状態)になりやすい、と言われます。

症状としては、食後の心窩部膨満感、食欲不振、易疲労(疲れやすい)、倦怠感などが挙げられます。漢方では、虚証と考えられるケースがほとんどです。

このケースで中心となる処方は、**六君子湯《りっくんしとう》**です。

六君子湯には、内臓を温めて胃腸の働きを活発にし、身体の力をつけながら「気」を補い、「水」の代謝を改善する作用があります。

とくに、**高齢者ややせ型の人**（**虚証**）**で、胃下垂や胃アトニー**（胃壁の筋肉が緩んで無力化）などによって機能低下を起こし、**心窩部**（**みぞおちの辺り**）**のもたれ感**、逆流性食道炎などによる**胸焼け**、**食欲不振**がある場合では、この処方は効果的です。

とくに、**胃がもたれて消化不良など消化障害傾向があり**、**心窩部不快感や腹部膨満感がある体力中等度の人**には**平胃散《へいいさん》**が効果的とされます。

虚証の度合いがさらに進み、やせていて顔色が悪く、体力も胃腸機能も低下して疲れやすく、食欲不振や心窩部の膨満感（張り）があり、全身の倦怠感、手足の冷えがある場合は**四君子湯《しくんしとう》**を用います。

四君子湯は、人参、**白朮《びゃくじゅつ》**、**茯苓《ぶくりょう》**、**大棗《たいそう》**、**生姜《しょうきょう》**（ショウガの根茎をそのまま乾燥させた生薬）、**甘草**の6種類の生薬から処方されていますが、中国宋代の医薬品の処方集『和剤局方』では**人参**、**白朮**、**茯苓**、**甘草**の4種類でした。これは、4つの君子と言われる優れた生薬で構成された処方という意味と言われます。

四君子湯には、副作用が心配される**甘草***の配合量が少量に抑えられています。

この漢方薬にも、**六君子湯**同様に水分の停滞を改善するとともに、胃腸を元気にする働きがあります。

＊甘草：マメ科カンゾウ属の根や根茎を乾燥させた生薬。成分であるグリチルリチン酸およびその加水分解物には、砂糖の約200倍（東京都福祉保健局）という強い甘さがある。主薬の効き目を補う佐薬の役割をし、緊張を緩和させる作用があり、鎮痛、鎮痙、解毒、鎮咳などの効果がある、とされる。ちなみに、甘草の消費の大半は、醤油の甘味成分として用いられている。

ちなみに、**六君子湯**は四君子湯と**二陳湯**《にちんとう》*（**半夏**と**生姜**が主薬で悪心や嘔吐があるときに用いる）の合方で8種類の生薬（**蒼朮**《そうじゅつ》または**白朮**、**人参**、**半夏**、**茯苓**、**大棗**、**陳皮**《ちんぴ》、**甘草**、**生姜**）で構成されています。

体力は中等度（普通）で、病位が進み横隔膜周囲よりもさらに裏（腹部内臓、とくに消化管）に入り、心窩部（へその上のみぞおち）の張り、お腹がゴロゴロ鳴る、悪心（吐き気）、嘔吐、下痢などがある場合では、**半夏瀉心湯**《はんげしゃしんとう》を用います。

この漢方薬に含まれる**半夏**には、吐き気や膨満感を抑える作用があります。また、そのほかの構成生薬である**黄芩**《おうごん》や**黄連**《おうれん》には、熱や炎症を抑えて胃のつかえを鎮《しず》める働きがあります。

＊二陳湯：咳にも効果があるとされる。同じ処方でも違う病気や症状に用いられるのは、漢方薬の大きな特徴。

甘草による副作用とは？

多くの漢方薬に含まれる生薬の**甘草**《かんぞう》は、**取り過ぎると副作用**が問題になります。

たとえば、血圧が高くなったり浮腫を生じたりする**偽アルドステロン症**、手足の脱力感や筋力低下を生じるミオパシーや血液中のカリウム濃度が低下する**低カリウム血症**など発症することがあります。

甘草は、佐薬として主薬を補佐し、配合される生薬をまとめる作用があります。また、主薬としては、肝炎に対する作用のほか胃粘膜保護や急性炎症の抑制、咳の緩和さらには解毒作用もあるので皮膚病にも幅広く用いられています。本文中の「**重大な副作用**」の偽アルドステロン症、ミオパシー、低カリウム血症は、**甘草の長期使用によって生じる**場合がほとんどです。

■急性・慢性胃炎の漢方治療

型	年齢	共通症状	体格・体質	鑑別症状	漢方処方
若年型	若年	空腹時痛 胸やけ 心窩部膨満感	普通〜強	心窩部抵抗・圧痛	黄連湯
				季肋部抵抗・圧痛	柴胡桂枝湯
	中年		弱	弱い冷え	安中散
				唾液・尿量過多、下痢	人参湯
高齢型	中年	食後の 心窩部重圧感 食欲不振 易疲労・倦怠感	普通	心窩部抵抗・圧痛	半夏瀉心湯
	高齢		弱	第一選択	六君子湯
				唾液・尿量過多、下痢	人参湯

日本医師会「漢方治療の ABC」より

「瀉心」とは、「胸や心窩部（みぞおち）のつかえ感」のことで、**黄芩**と**黄連**の**二種類の生薬が配合**された処方を**瀉心湯**と呼びます。つまり、この漢方薬は、半夏を主薬（主成分）とし、瀉心を取り除くことから、**半夏瀉心湯**という名前が付いているわけです。

高齢に加えて虚弱体質で心窩部が痛むような人には**安中散**、さらに冷えて痛む、下痢が加わる、という場合には**人参湯**を使うことになります。

老化による「胃の病気（潰瘍）」と漢方薬

高齢になると、**消化性潰瘍**（胃や十二指腸の粘膜の一部が深く傷つき、えぐれてしまうこと）でも十二指腸潰瘍は減り、胃潰瘍が増えると言われます。一般的には、胃潰瘍の危険因子ではストレスが大きいとされ、自律神経の異常や薬剤、ヘリコバクターピロリなども原因とされます。しかし、60歳を過ぎた人の消化性潰瘍は、それに加えて、粘膜の修復機能低下による胃および全身の老化現象にともなう病態とも考えられます。

ふつう**胃潰瘍**は、胃下部の前庭部、胃角部（内側の湾曲したところ）にできやすいのですが、**高齢者では胃の上部**の胃体部に起こりやすくなります。その症状は比較的軽く、腹痛よりも食欲不振、吐き気、嘔吐が多いとされます。

消化性潰瘍で漢方治療が適応となるのは、体質改善補助療法として急性症状が強くない場合です。とくに、症状安定期では、その治療は好適とされます。さらに、高齢者の潰瘍で、胃体部およびそれよりも高位の胃潰瘍や再発防止のための維持薬としても有効です。

■潰瘍の模式図

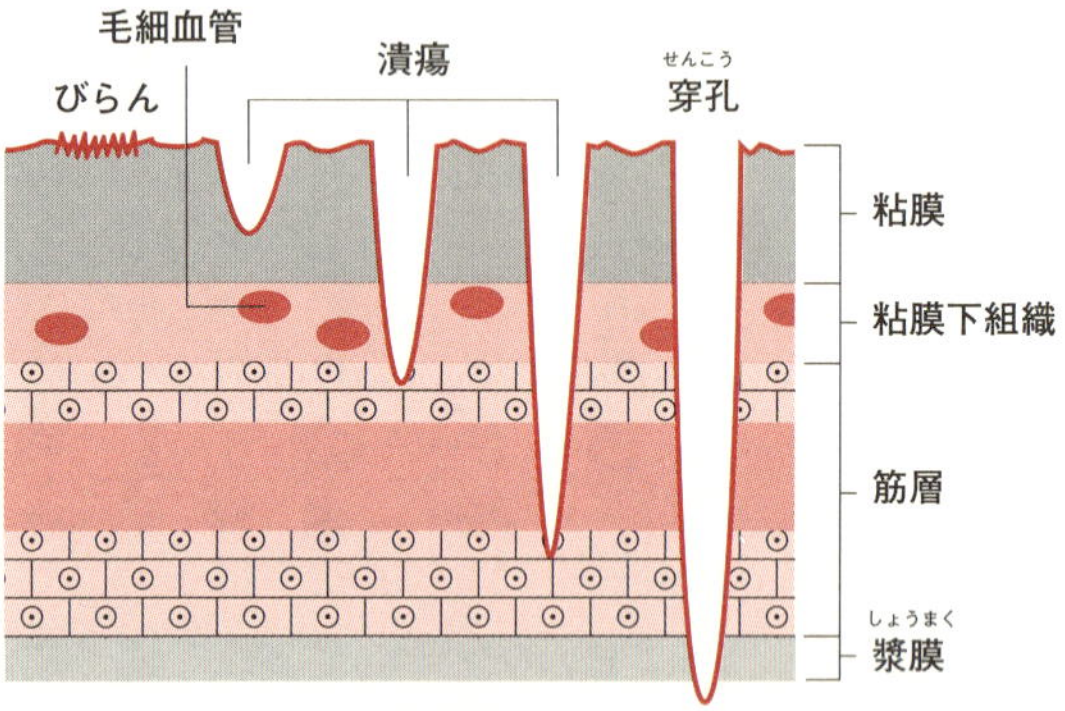

潰瘍（粘膜が欠損する深いただれ）は、粘膜に炎症が度重なることで形成されていきます。その状態が進むと、組織や臓器に穿孔（あながあくこと）が起こることもあります。さらに、そこから腹膜炎を起こし、敗血症という重篤な病気に至ることもあります。

逆に、**消化管出血、激痛、強い悪心や嘔吐などの激しい症状をともなう潰瘍の急性症状には不適**です。また、十二指腸潰瘍には薬効が弱いとされます。

そのほか、心窩部のもたれ、嘔気、軟便、下痢、胸やけ、げっぷ、食欲不振などの随伴症状（主症状にともなう二次的症状）に対しては、原則として短期的に使用し、もし十分な効果が得られないような場合には連用を避ける注意が必要です。

漢方薬の抗潰瘍作用としては、**柴胡**や**甘草**の消炎・胃酸分泌抑制作用、**柴胡**、**芍薬**《しゃくやく》（鎮痛・鎮痙作用もある）、**甘草**の抗炎症、**枳実**《きじつ》の精神安定作用などが知られています。

体力が中くらい以上の人で、肋骨下部から上腹部が張って重苦しく不快感のあるときには**四**《し》**逆散**《ぎゃくさん》を用います。この漢方薬は、**柴胡**、**枳実**、**芍薬**、**甘草**の四種類の生薬が配合されていて、

■消化性潰瘍の漢方治療

体質	基礎薬	随伴症状に対する薬
強→実証	**四逆散**	
中→中間証	**柴胡桂枝湯**	**半夏瀉心湯** 心窩部のもたれ 嘔気　軟便　下痢
弱→虚証		**安中散** 胸やけ　げっぷ **六君子湯** 心窩部のもたれ 食欲不振

胃潰瘍の進行を抑制したり、肝臓や胆道の機能をよくして障害を抑えたりする作用が動物実験などで確認されているので、この方面に不安がある人には有効です。

炎症が起きた場合、陽病*では通常はその部位や身体が熱を帯びます。しかし、炎症があるにも関わらず、悪寒や咳、四肢の冷えなどの症状があるときには、**四逆散**と名前は似ていますが、まったく異なる処方の陰病の薬

＊陽病：病勢に対して抵抗力が旺盛な状態。陰病は逆に病勢に対して抵抗力が弱い状態。『傷寒論』では病気の状態を「陽病」と「陰病」に分け、さらにそれぞれを３つに分け三陰三陽〈太陽病、陽明病、少陽病、太陰病、少陰病、厥陰病（けっちんびょう）〉または六病位（ろくびょうい）と呼んでいる。

剤である**附子**《ぶし》、**乾姜**《かんきょう》、**甘草**からなる附子剤《ぶしざい》*の**四逆湯**《しぎゃくとう》が有効です。この薬は身体を温めて新陳代謝を高め、また下痢による脱水症状の改善にも有効とされます。

四逆散は陽病の裏証、**四逆湯は陰病の裏証**の症状にそれぞれ用います。陽病の裏証とは熱証で炎症や発熱、充血などがあり、臓器機能(消化器)が亢進している状態で、陰病の裏とは逆に寒証で悪寒や下痢、手足の冷えなどがあり、臓器機能が低下している状態を言います。

ちなみに、四逆とは「四肢の逆冷」という意味です。「四肢の逆冷」とは、手足の血行が悪く指先から冷えてくることで、本来は温まるべき部位が冷えている状態です。

柴胡桂枝湯も、胃粘膜血流や粘液分泌を保持し増加させることで、抗潰瘍作用が期待できます。この漢方薬は、体格が中くらいかそれ以下の人に用いられ、とくに発熱や発汗、悪寒、嘔気、さらに痛みをともなうケースに有効で、幅広く病気の改善効果があります。

六君子湯は前述のとおり、高齢者あるいはやせ型の人で、胃下垂や胃アトニーなどの胃腸運動の機能低下による移動障害などに起因する、と考えられる心窩部のもたれ、胸やけ、食欲不振に有効です。

安中散は、やせ型で腹部の筋肉が緩く、比較的神経質な人の胸やけ、げっぷ、軽度の吐き気などの症状に有効で、とくに夜間から朝に起きる症状には効果的とされます。

半夏瀉心湯は、体格が普通で、**六君子湯**が適応となるような症状があるにもかかわらず、病位が中焦《ちゅうしょう》(主として上腹部の消化器)から下焦《げしょう》(へそより下方で生殖器、排泄器官、腎臓

*附子剤：附子を主薬とする処方。附子はキンポウゲ科シナトリカブトの子根を乾燥したもので、体を温め新陳代謝の機能を高める作用があり、利尿、強心、鎮痛、鎮静などに効果がある。代表的な漢方薬には、八味地黄丸、真武湯、麻黄附子細辛湯、桂枝加朮附湯などがある。

を含む）に入り、それが効きにくいときに用います。

老化による「膵臓の病気（慢性膵炎）」と漢方薬

膵臓は胃の裏側に位置し、厚さ約3センチ、長さ約15～20センチの胃と十二指腸に囲まれている細長い臓器です。

膵臓の中心を貫いている膵管は、総胆管と合流して十二指腸へと至り、消化酵素を含んだ**膵液***をそこに分泌（**外分泌作用**）します。その分泌量は、成人でおよそ1日に1リットルと言われ、消化作用の主役でもあります。

また、**内分泌作用**として、血液中のブドウ糖の量加減において**正反対の作用をもつ2つのホルモン**（**インスリン**と**グルカゴン**）とソマトスタチンを血液中に分泌します。**インスリン**は、**血液中のブドウ糖が増えると、それを細胞に取り込ませて減らす**ために分泌されます。**そして、また肝細胞がブドウ糖をグリコーゲンに変え**、同時に筋肉細胞もブドウ糖をグリコーゲンに変え、自ら使用するエネルギー源として蓄えます。こうして、**各細胞がブドウ糖を取り込むことで血糖値が下がる**わけです。

しかし、エネルギー源として使い切れず、余ってしまったブドウ糖はどうなるかというと、肝臓で脂肪に変えられ脂肪細胞に蓄えられます。こうして血糖値を上げ続けている（血液中のブドウ糖が増えすぎる）と、脂肪は体内にどんどん蓄積されていくのです。

一方、**グルカゴン**は**血糖値が下がりすぎると分泌**されます。そうすると、肝細胞はグリ

＊膵液：タンパク質を分解するトリプシン、デンプンを分解するアミラーゼ、脂肪を分解するリパーゼなどの消化酵素。また、胃から送られた酸性になった食塊を中和する作用もある。

コーゲンをブドウ糖に変えて血中に放出したり、アミノ酸からブドウ糖を合成したり血糖値を回復させます。また、インスリンの分泌を促進する働きもあるとされます。

このように、互いに反対の性格をもつ２つホルモンによって、各細胞がブドウ糖を取り込んだり、グリコーゲンや脂肪に変えたりして生体を維持しているわけです。ちなみに、血液中のグルカゴンが少なすぎると慢性膵炎、多すぎると糖尿病などの病気が疑われる、とされています。

やはり膵臓も例外ではなく、**老化によって組織の感染、変性、劣化、線維化が起こり萎縮**してきます。

そうすると機能低下が起こり、とくに内分泌系のインスリンやグルカゴンなどの分泌が減少します。それにも関わらず、必要以上のエネルギーを摂取し続ければ、糖の利用率が低下し高

■膵臓を中心とした周りの臓器

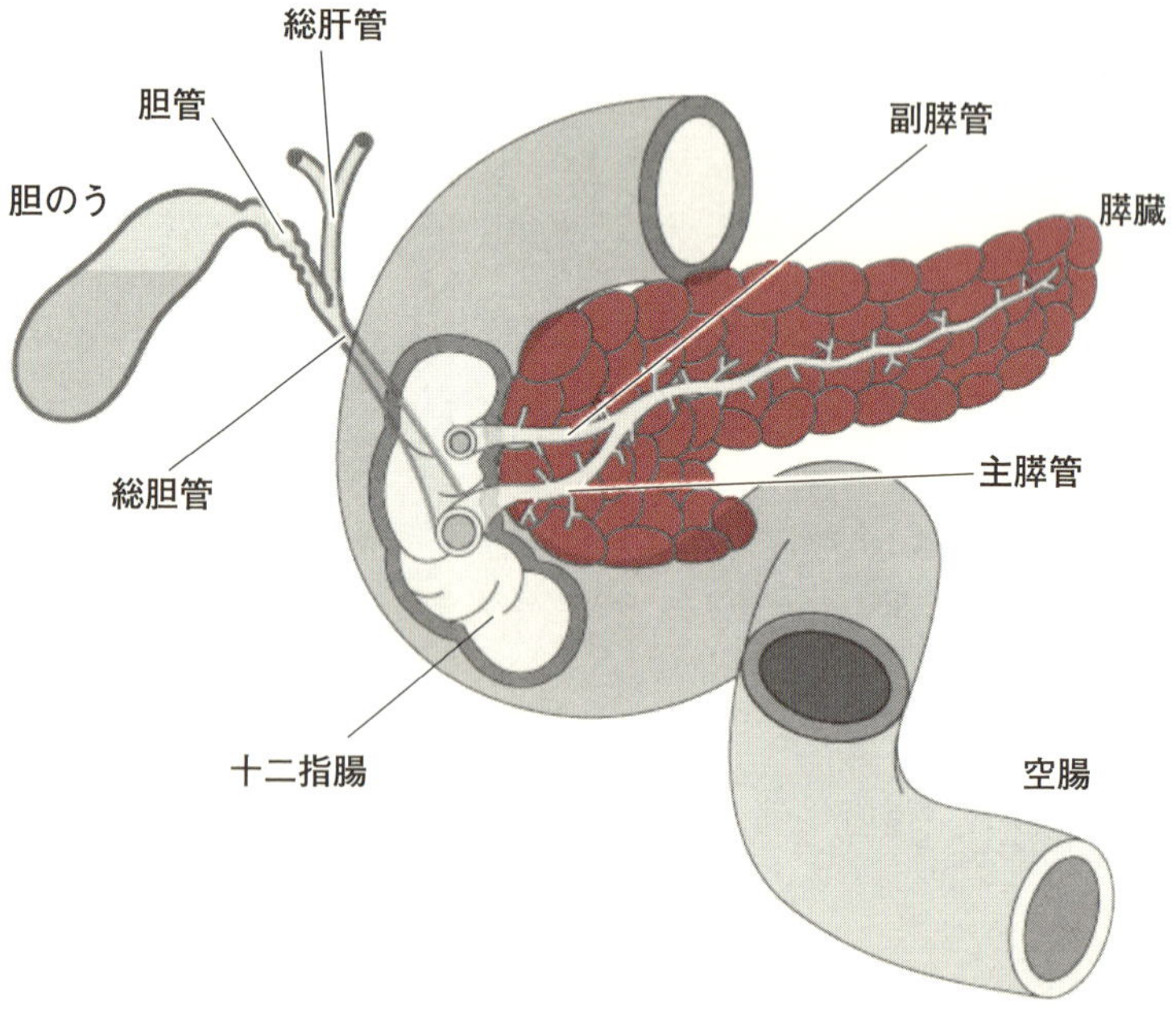

血糖状態に陥って血糖値が下がりにくくなり**糖尿病予備軍**＊、あるいは糖尿病を発症することにもなりかねません。

ところで、漢方では膵臓をどのようなとらえ方をしているのでしょう。

長濱善夫著『東洋医学概説』には「東洋医学の臓腑にその名がなく、しかも近代医学における重要な臓器になっているものに膵臓がある」と記されています。

つまり、**漢方においては膵臓という臓器の概念がない**、ということです。

では、膵臓は五臓のどこに分類されるのかというと、同書によれば「脾胃としての関係からみれば、むしろ膵臓機能の一部（外分泌関係）がこれに当たる」としており、**脾の機能に含まれる**と考えられています。

漢方治療において**適応が認められているのは、慢性膵炎**に対する**柴胡桂枝湯**《けいしさいことう》とされています。慢性膵炎とは、繰り返し炎症が起こることで、次第に細胞が破壊されて減少、線維化し膵臓全体が萎縮していく病気です。

柴胡桂枝湯は、主として心窩部（みぞおちの辺り）から季肋部（肋骨の一番下の弓状部辺り）にかけて苦満感（圧迫感があって苦しい状態）がある場合に用いられます。

また、有用性が確認されているのは、食欲不振や胃部膨満感があるときの**人参湯**《にんじんとう》、悪心や嘔吐、腹鳴があり軟便や下痢がある場合の**半夏瀉心湯**《はんげしゃしんとう》などです。いずれにしても、腹部の不定愁訴や全身倦怠感などの自覚症状の改善、および体重の増加などが期待されます。

とくに慢性膵炎の緩解期（症状が治まっている時期）では、自覚症状の改善や病状の慢性

＊糖尿病予備軍：血液中のブドウ糖の値（血糖値）が正常よりは高いが糖尿病と診断される値よりは低い状態。

炎症の鎮静化に漢方治療が良い適応とされます。

慢性膵炎以外のアルコール性膵炎では、禁酒と長期にわたる生活管理が不可欠であり、胆汁の膵臓への逆流による胆石性膵炎では胆石に対する外科的治療が必須とされています。

胆管と膵管は、膵臓内で合流します。この部位の流れが良好であることが重要なのは、病気の重大な転機をもたらすからです。

老化による「生活習慣病」と漢方薬

左頁のグラフは、厚生労働省が実施した「平成25年国民健康・栄養調査」の結果から「身体状況及び糖尿病等に関する状況」における「**肥満者の割合**」の部分を抜粋したものです。

それによると、男性の肥満者の割合は28・6％であり、女性では20・3％になっています。さらに年代別で見ると、**男性では40代、女性では70歳以上で肥満が最も多く**、それぞれ34・9％、27・1％という調査結果になっています。

ちなみに、「男性のやせの者の割合は4・7％であり、10年間で変化が見られなかった。女性のやせの者の割合は12・3％であり、10年間で増加傾向にある。低栄養傾向の高齢者の割合は16・8％であり、85歳以上で最も高い。」という報告もなされています。

加齢にともない筋肉量が減少するのに反して、脂肪の量は蓄積していくことは第2章で述べました。さらに筋肉量が減ること（高齢者にみられるサルコペニア症）で基礎代謝量も低下し、消費されないカロリーは脂肪（中性脂肪*）となって体内に蓄えられることにも触れ

＊中性脂肪：脂肪細胞の中に蓄えられているエネルギー源。３つ（＝トリ）の脂肪酸とグリセロールが結合した構造なので、トリグリセリド（ＴＧ）と呼ばれる。アルカリ性でも酸性でもなく、その中間の性質（中性）をもっている。

■肥満者の割合（20歳以上、性・年齢階級別）

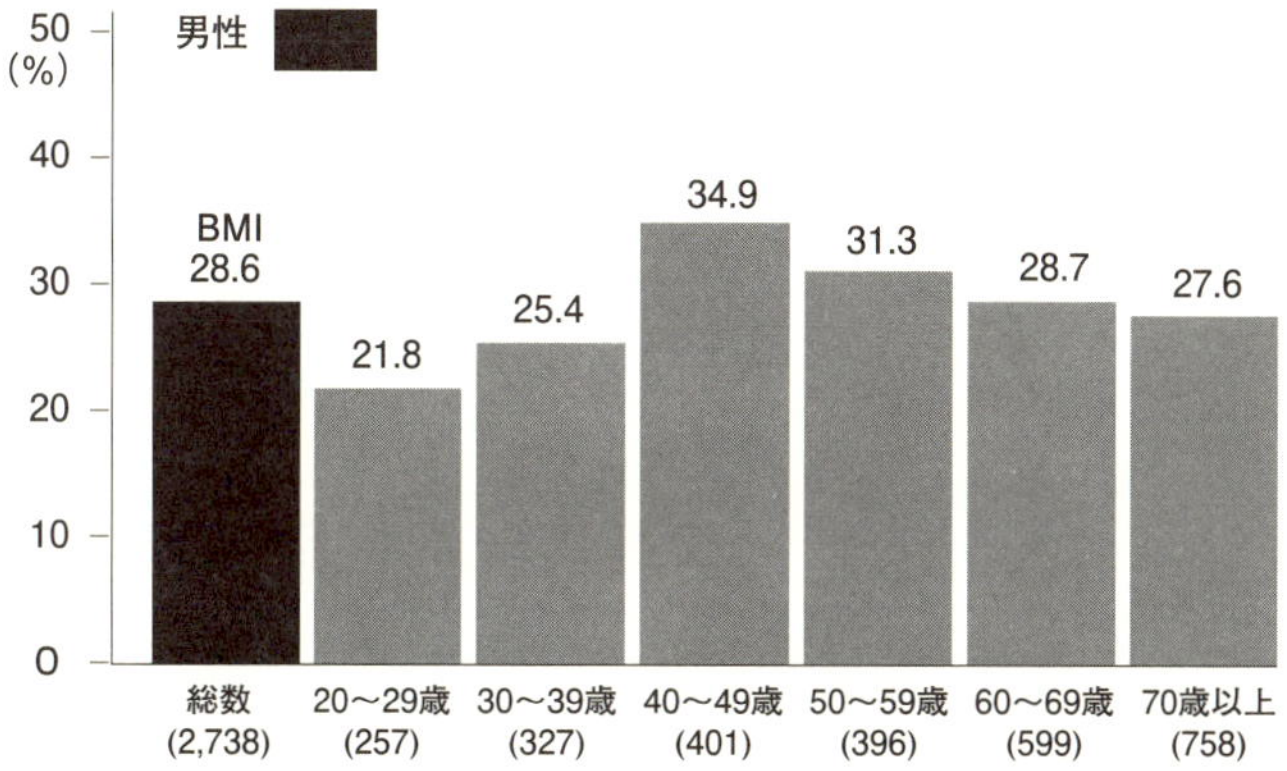

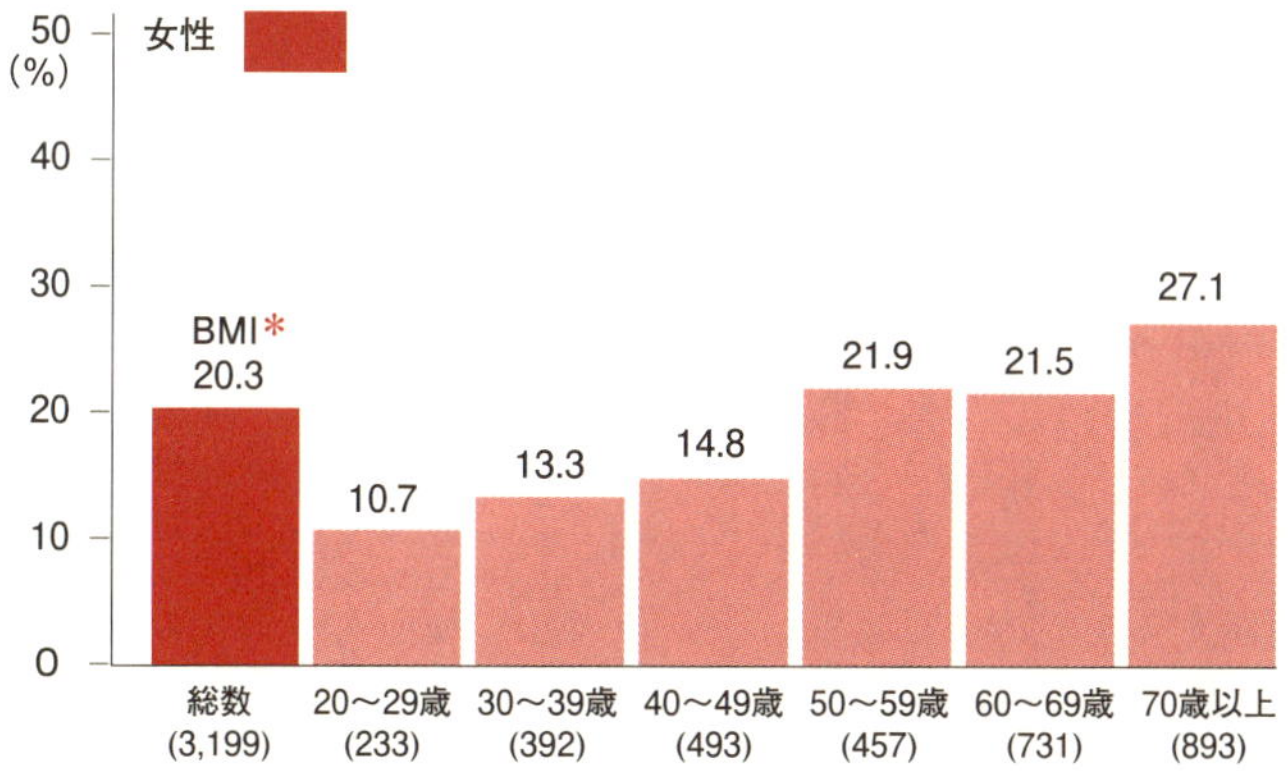

＊ＢＭＩ（体格指数）を用いて肥満を判定
【ＢＭＩ＝体重（kg）÷｛身長（m）×身長（m）｝】（肥満度の判定基準参照）
＊カッコ内は年代別解析対象者数（各％はその年代における肥満者の占める割合）
＊妊婦は除外

■肥満度の判定基準（日本肥満学会2000）

	ＢＭＩ
低体重（やせ）	18.5 未満
普通体重	18.5 以上　25 未満
肥満（1 度）	25 以上　30 未満
肥満（2 度）	30 以上　35 未満
肥満（3 度）	35 以上　40 未満
肥満（4 度）	40 以上

ました。その脂肪が皮膚のすぐ下に蓄積したものが**皮下脂肪**で、主として**腸間膜**（腹腔内で小腸を包み支えている薄い膜）に溜まったのが**内臓脂肪**です。

　皮下脂肪は、二の腕、お尻、太もも、下腹などに付きやすく、とくに女性は妊娠・出産に備えるため蓄えられる、とされます。皮下脂肪は時間をかけて蓄えられるもので、溜まると減りにくいので「定期預金」にたとえられます。

　一方、内臓脂肪はエネルギーの取り過ぎや運動不足などによって、小腸に近い腸間膜（もともとは脂肪は付いていない）に比較的溜まりやすく、逆にエネルギーが不足した場合に使われやすいという特徴もあります。つまり、内臓脂肪は、溜まりやすく減りやすいので「普通預金」にたとえられます。

　この内臓脂肪が多いタイプを**内臓脂肪型肥満**と言います。ちなみに、ＢＭＩ*（体格指数）が25未満で肥満の範疇には入らないが内臓脂肪は蓄積されている、というケースがあり、

＊ＢＭＩ（体格指数）：ＢＭＩ（Ｂody Ｍass Ｉndex）は、体重と身長の関係から肥満度を表す指数。統計的に最も病気にかかりにくいとされる標準体重はＢＭＩ指数22。ＢＭＩ指数25以上を肥満、18.5未満を低体重としている。
〈計算式〉ＢＭＩ＝体重（kg）÷身長（m）×身長（m）
身長 165cm → 1.65m

それは「**隠れ肥満症**」と呼ばれています。

では、内臓脂肪の蓄積が多くなると、なぜ病気のリスクが増えるのでしょうか。

まず**内臓脂肪の過多**は、血液中の中性脂肪の増加によって**ＨＤＬコレステロール（善玉）の減少**を招きます。さらに、動脈硬化を防ぐ働きをする**善玉アディポサイトカイン***（**アディポネクチン***）を減少させるので**動脈硬化を促進**させることになります。

それとは逆に、**悪玉アディポサイトカイン（細胞障害因子）**の分泌は増えます。その結果、ＴＮＦ-αがインスリン抵抗性（インスリンを効きにくくすること）を増大させて糖尿病を発症させたり、高血圧（昇圧作用）に関わる**アンジオテンシノーゲン**を産生したり、**ＰＡＩ-１（パイワン）**が脳血管障害や心臓病を発症させたりします。

肥満に関わるアディポサイトカインで、重要なカギを握るのが**レ***

■内臓脂肪型肥満

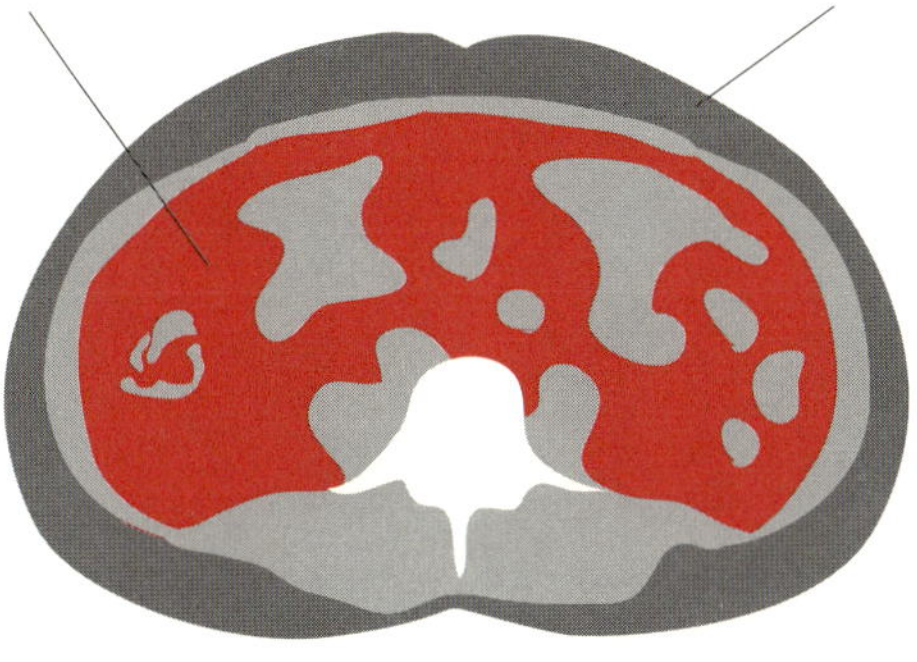

おなかの内臓の周りの大網・小網と呼ばれる短冊状の貯蔵庫に脂肪がたまるタイプの肥満で、上半身に多く脂肪がつくため、リンゴ型肥満とも呼ばれています。中年以降の男性に多く見られますが、閉経後の女性にも増えます。

＊アディポネクチン：adiponectin とはアディポ（adipo）＝脂肪＋ネクチン（nectin）＝くっつくという意味の言葉で、血管の壁などにくっ付いて修復する作用をもつことから名付けられた。脂肪細胞から分泌される生理活性物質（アディポサイトカイン）のうち善玉物質のひとつで、動脈硬化を防いだり、傷ついた血管を修復したり、またインスリン感受性を高めてインスリンの分泌を節約し、糖尿病を防ぐ働きも担っている。

＊アディポサイトカイン：adipocytokine とはアディポ（adipo）＝脂肪＋サイト（cyto）＝細胞（cyto）＋カイン（kine）＝作動物質のことで、脂肪組織由来生理活性物質と訳される。脂肪細胞から産生・分泌されるさまざまな生理活性物質の総称。内臓脂肪の蓄積は、その分泌調節不全をもたらす。

プチンです。レプチンは、食欲の抑制とエネルギー代謝の調節に関わる生理活性物質（ホルモン）で、インスリンの刺激を受けて作り出され、視床下部にある**満腹中枢に作用して食欲を抑えます**。

また、交感神経を活性化させて脂肪を燃やし、エネルギーの消費を促すことで肥満を防ぐ働きもあります。

通常、レプチンは食欲を抑える働きをしますが、肥満が進むと分泌量が相対的に少なくなるだけではなく、その働き自体も悪くなってくるのです。これを**レプチン抵抗性**と言います。

そうすると、本来なら脂肪を燃焼してエネルギーを消費させ、脂肪の減少に働くはずなのに、レプチン抵抗性が増して糖尿病や脂肪肝、脂質異常などの**生活習慣病**を引き起こすことになります。

生活習慣病とは、**食事や運動**、**喫煙や飲酒**、**ストレスなどの生活習慣が深く関与し、発症の原因となる疾患**の総称です。

日本人の三大死因である、がんや脳血管疾患、心疾患、さらに脳血管疾患や心疾患のリスクファクター（危険因子）となる動脈硬化症、糖尿病、高血圧症、脂質異常症などは、いずれも生活習慣病である、とされています。

問題なのは、それらの危険因子は別々に進行するのではなく、内臓脂肪型肥満をベースとして相互に関連しながら引き起こされることがわかっています。

＊レプチン：遺伝性肥満マウスの原因遺伝子を研究する過程で、1994年に発見・命名された。交感神経を活性化させるため、血圧を上昇させる作用もある。そのほか、免疫調節機能などさまざまな働きがあることがわかっている。

■内臓脂肪の蓄積が糖尿病、脳卒中、心筋梗塞などに至るメカニズム

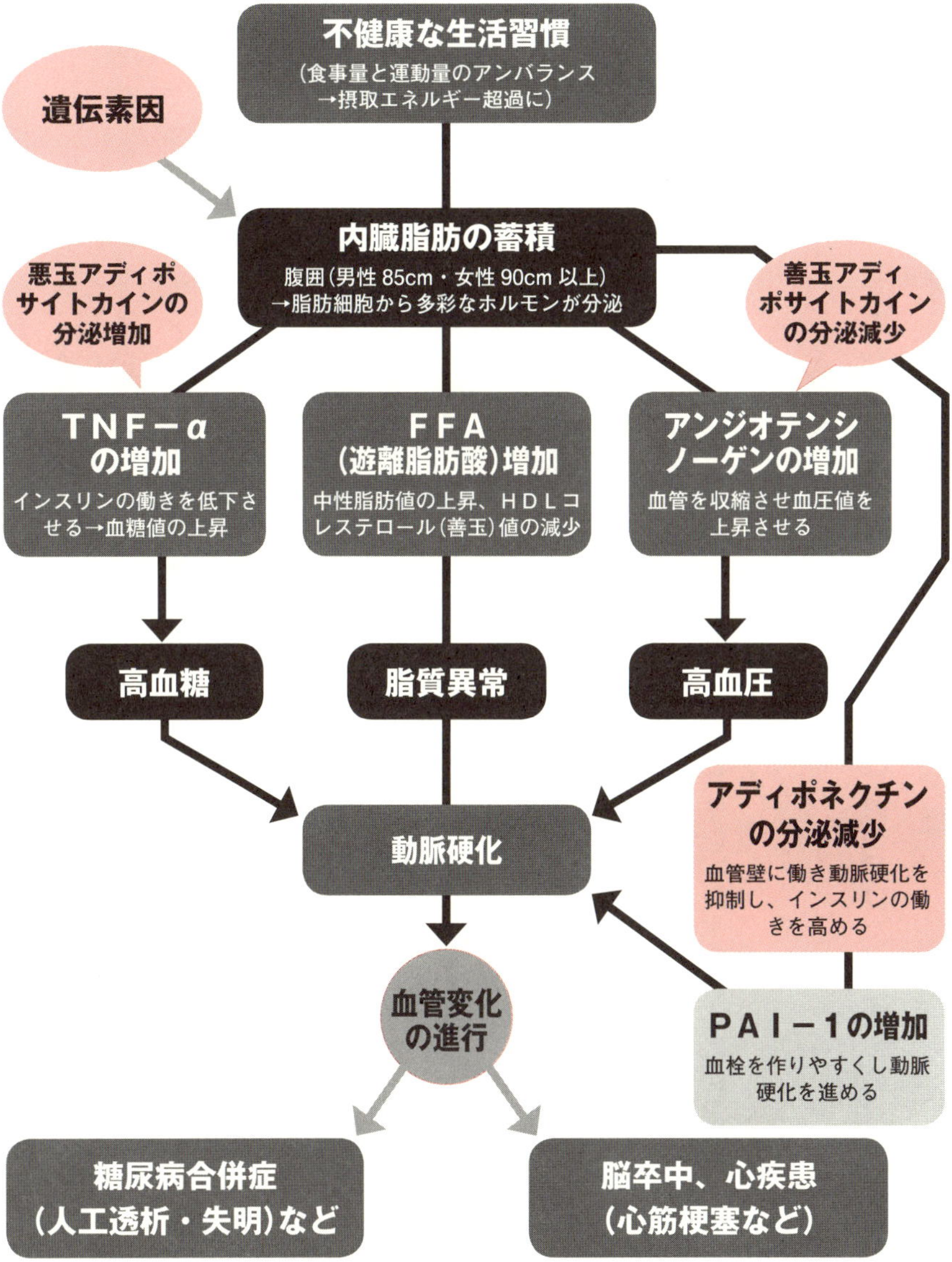

参考資料：今後の生活習慣病対策の推進について(中間とりまとめ)
厚生科学審議会健康増進栄養部会を改変

この内臓脂肪型肥満に、高血圧・高血糖・脂質代謝異常が組み合わさり、心臓病や脳卒中などの**動脈硬化性疾患をまねきやすい病態がメタボリックシンドローム**です。**心臓病**と**脳卒中**を合わせると**日本人の死因の1／3**を占めますが、いずれも**動脈硬化が**原因となって起こることが多くなっています。**動脈硬化を進める危険因子**としては、**高血圧・喫煙・糖尿病・脂質異常症**（**高脂血症**）・**肥満**などがあげられています

日本におけるメタボリックシンドロームの診断には、**内臓脂肪の蓄積が必須条件**で、それに加えて、**血圧・血糖・血清脂質**（**血液中に含まれる脂質＝中性脂肪やコレステロールなど**）**のうち2つ以上が基準値を超えている**ことも条件（p165の図参照）となっています。したがって、単に腹囲が大きいだけではメタボリックシンドロームにはあてはまりません。

厚生労働省の報告では、「生活習慣病は、今や健康長寿の最大の阻害要因となるだけでなく、国民医療費にも大きな影響を与えています。その多くは、不健全な生活の積み重ねによって内臓脂肪型肥満となり、これが原因となって引き起こされるものですが、これは個人が日常生活の中での適度な運動、バランスの取れた食生活、禁煙を実践することによって予防することができるものです。」となされています。

では、漢方では肥満をどのようにとらえているのでしょう。

前出の『素問』では「脾は身の肌肉を司る」としています。肌肉は、脾が届けた栄養物によって豊かに充実し、その機能が十分に発揮される、と考えられています。

■メタボリックシンドロームの診断基準

内臓脂肪の蓄積

●腹囲（へそ周り）
男性　85cm 以上
女性　90cm 以上

（男女ともに、腹部 CT 検査の内臓脂肪面積が 100㎠以上に相当）
内臓脂肪の蓄積をチェックします。肥満の判定によく用いられる BMI（体格指数）ではなく、腹囲で判定します。

内臓脂肪の蓄積に加えて、下記の３項目のうち２つ以上の項目があてはまるとメタボリックシンドロームと診断されます

脂質異常

●中性脂肪
150mg/dL 以上
● HDL コレステロール
40mg/dL 未満のいずれかまたは両方

メタボリックシンドロームでは、過剰な中性脂肪の増加と HDL コレステロールの減少が問題となります。

高血圧

●最高（収縮期）血圧
130mmHg 以上
●最低（拡張期）血圧
85mmHg 以上のいずれかまたは両方

「最高（収縮期）血圧 140mmHg 以上 /
最低（拡張期）血圧 90mmHg 以上」
より低めの数値がメタボリックシンドロームの診断基準となっています。

高血糖

●空腹時血糖値
110mg/dL 以上

糖尿病と診断される「空腹時血糖値 126mg/dL 以上」より低めの数値で、「境界型」に分類される糖尿病の一歩手前がメタボリックシンドロームの診断基準となっています。

逆に、脾が順調に栄養補給をしてくれないと、徐々にやせていく部分を指しているので、**肌肉とは筋肉や脂肪層を含めた肉付き**と解釈できます。

漢方では、体質を重要視します。したがって、肥満の原因においても過食や運動不足のみならず、脾の働きの良し悪しもポイントにします。それは、脾が飲食物を消化吸収し、代謝する（生体のエネルギーを作り出していく）役割を担っている臓腑だからです。

肌肉が発達していて、胃腸が丈夫（脾が強い体質）で消化・吸収、代謝がうまくいっていれば、多少カロリーを摂り過ぎても**すぐに肥満になることはありません**。しかし、逆に**肌肉がやせて**いて体質的に脾が弱い人は、消化吸収機能が低下し代謝機能も不調なために、**あまり食べなくても太ってしまう**ことがあります。これは、それぞれの基礎代謝量について考えれば、納得できることです。

藤平健著『漢方処方類方鑑別便覧』によると、肥満は肥胖症《ひはんしょう》という名前で紹介されています。胖とは豊かという意味で、「心広体胖《しんこうたいはん》」（心が広く体もゆったりと落ち着いていること）などのような使い方をされます。

その著の中で「現代医学でもその治療は減食療法が基本」であり、「それは漢方でも変わらない」としています。さらに、「漢方でも薬だけでは肥満は治せない」と続け、そして「**薬はあくまでも補助手段**にすぎず、本人の努力が鍵になる」と言い切っています。

その助言を念頭に置いて、肥満に対する漢方治療を紹介すると、肥満を3つのタイプに分けて考えます。

まず、**固《かた》太り（脂肪太り）タイプ（実証性肥満）**です。これは、おなかの周りに脂肪が付くリンゴ型（内臓脂肪型）で、内臓脂肪が多く、動脈硬化を起こし重篤な病気を併発する率が高い、**危険なタイプ**です。このタイプは、男性や閉経後の女性に多いとされています。

一方、**水太りタイプ（虚証性肥満）**は、排泄代謝が悪く余分な水分が体内に溜まり、下半身や腰周りに脂肪が多く付く洋なし型（皮下脂肪型）で女性に多いのが特徴です。このタイプは、手足の冷えやむくみが現れやすい、とされます。

さらに、**血行不良タイプ（瘀血性肥満）**があり、更年期になって急に太り出すもので、女性に多いのが特徴です。瘀血があると顔が充血しがちで、皮膚および粘膜に静脈怒張（ふくれ上がって見える）や毛細血管拡張が現れることがあります。

リンゴ型肥満

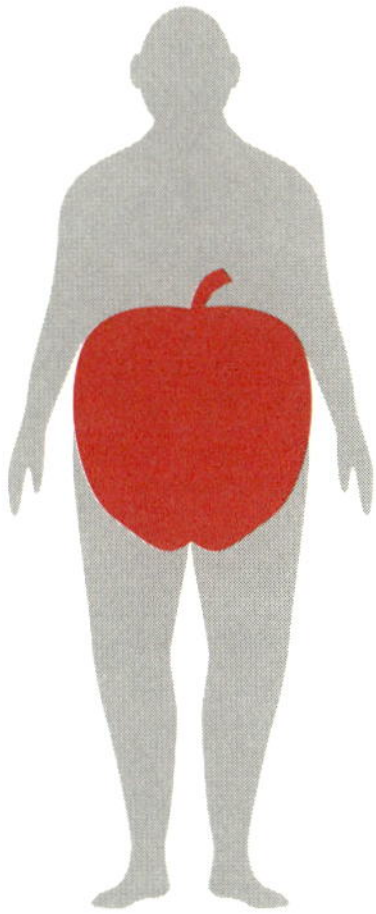

内臓の周りに脂肪がたまるタイプの肥満。男性や閉経後の女性に多い

洋ナシ型肥満

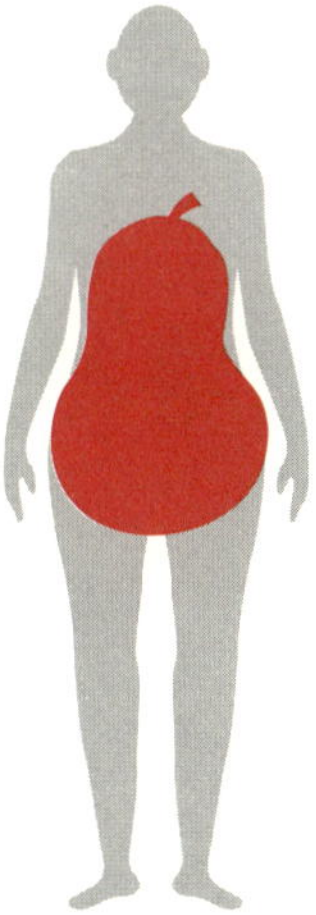

皮下に脂肪がたまるタイプの肥満。女性に多い

また、冷えやのぼせなどの自律神経症状をともなうことが多いとされます。ほかにも、しびれや下腹部の膨満感などもこのタイプに特徴的な症状とされています。

固太りタイプに用いられる代表的な処方は、**大柴胡湯**《だいさいことう》と**防風通聖散**《ぼうふうつうしょうさん》です。

大柴胡湯は、体格がよく比較的体力がある人で、上腹部に張りがあって苦しく、便秘をする場合に用います。また、肩こり、頭痛、めまい、悪心や嘔吐などがある場合にも有効です。

防風通聖散は、体力が充実（実証タイプ）していて脂肪太りの太鼓腹、いわゆる「メタボの人」に用いられます。このようなタイプは、高血圧の傾向にあり、それにともなう症状（動悸、肩こり、のぼせなど）の改善にもこの漢方薬は効果があります。

水太りタイプに用いられる代表的な漢方薬は、**防已黄耆湯**《ぼういおうぎとう》です。比較的体力が低下していて、色白で筋肉が軟らかく水太りの体質の人に用いられ、とくに全身倦怠感や多汗傾向がある場合には有効です。また、尿の出が悪く下肢がむくむ、膝関節が腫れて痛むときにも有効とされます。

ほかには、体力が中等度で冷えや下肢のむくみおよび腰痛などがある場合では、**五積散**《ごしゃくさん》を用いるとされます。

最後に血行不良タイプですが、体格・体力ともに充実した人で、下腹部に圧痛があり便秘しがちな場合に用いられるのが**通導散**《つうどうさん》です。さらに、頭痛、のぼせ、また不眠や不安などの精神神経症状をともなうようなときに効果的とされています。

■肥満症および関連する疾患・症状の漢方治療

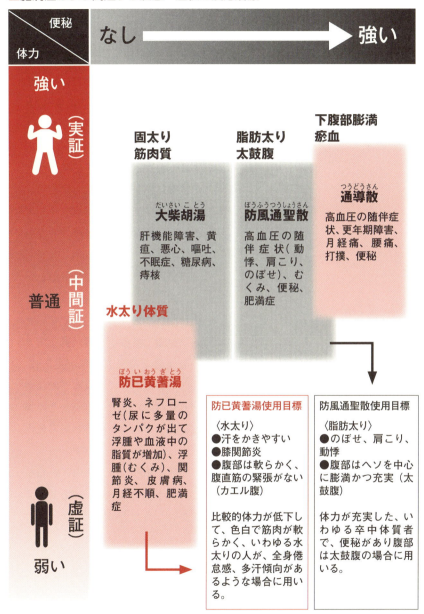

便秘：なし → 強い

体力：強い（実証）／普通（中間証）／弱い（虚証）

固太り 筋肉質

大柴胡湯《だいさいことう》

肝機能障害、黄疸、悪心、嘔吐、不眠症、糖尿病、痔核

脂肪太り 太鼓腹

防風通聖散《ぼうふうつうしょうさん》

高血圧の随伴症状（動悸、肩こり、のぼせ）、むくみ、便秘、肥満症

下腹部膨満 瘀血

通導散《つうどうさん》

高血圧の随伴症状、更年期障害、月経痛、腰痛、打撲、便秘

水太り体質

防已黄耆湯《ぼういおうぎとう》

腎炎、ネフローゼ（尿に多量のタンパクが出て浮腫や血液中の脂質が増加）、浮腫（むくみ）、関節炎、皮膚病、月経不順、肥満症

防已黄耆湯使用目標

〈水太り〉
- 汗をかきやすい
- 膝関節炎
- 腹部は軟らかく、腹直筋の緊張がない（カエル腹）

比較的体力が低下して、色白で筋肉が軟らかく、いわゆる水太りの人が、全身倦怠感、多汗傾向があるような場合に用いる。

防風通聖散使用目標

〈脂肪太り〉
- のぼせ、肩こり、動悸
- 腹部はヘソを中心に膨満かつ充実（太鼓腹）

体力が充実した、いわゆる卒中体質者で、便秘があり腹部は太鼓腹の場合に用いる。

「ツムラ漢方治療 ABC シリーズ」より一部改変して引用

動物の器官で最初に発生したのは消化管？

動物の受精卵は、体細胞分裂によっては胞胚という細胞塊になります。細胞塊は原腸（消化管の原基）となり、それが外胚葉（皮膚などの上皮＝体壁）と内胚葉（消化管など）の二胚葉へと進み、そして三胚葉へと進化しました。

二胚葉動物では、クラゲやイソギンチャク、サンゴなどが代表的なものです。

三胚葉とは、二胚葉の内胚葉と外胚葉の間に、さらに細胞塊（中胚葉）を生じた３つの胚葉のことです。その間葉組織である中胚葉が進化することで複雑な器官や体腔が生まれ、そこに心臓や血管、血液などのほか筋肉や骨格なども発生することで複雑化して、これがやがてヒトの発生に至ることになったのです。

この発生順序から見ても、消化管が生体のすべてにおいて中心であることがわかると思います。

第7章

肺《はい》

関連部位

大腸・皮毛（皮膚）

症状別適応漢方薬

老化による呼吸器系の疾患

呼吸器系が老化すると?

呼吸器系とは、鼻、咽頭、喉頭、気管、気管支、肺*などの呼吸器官で構成された**外呼吸**《がいこきゅう》（**肺呼吸**）を担う器官群を指します。

外呼吸とは、呼吸器官を使って**体外から酸素を取り込み、体内から二酸化炭素を放出する機能**（**空気と血液によるガス交換**）のことです。

そして、その外呼吸によって血液中に取り込まれた酸素は、細胞に送られエネルギー（ＡＴＰ）*を産生するために、ミトコンドリア（細胞の中でエネルギーを生み出す器官）で利用されます。この血液から酸素や栄養素を取り込み、細胞から二酸化炭素や水を排出するガス交換を**内呼吸**《ないこきゅう》（**細胞呼吸**）と呼びます。つまり内呼吸とは、**血液と細胞との間で行うガス交換**（**あるいは細胞内での酸素と二酸化炭素とのガス交換**）のことです。

言葉を換えて言えば、**細胞の中で酸素を使ってグルコース**（**血糖＝ブドウ糖**）**などの有機物を分解**（**燃焼**）**し、エネルギーを生み出す呼吸**とも言えます。

このようにガス交換は、**肺と細胞の二カ所**で行われますが、その外呼吸と内呼吸をつないでいるのが循環器系です。循環器系は、酸素や二酸化炭素を血液中に取り込み、肺から細胞、細胞から肺へという流れで運搬をします。

外呼吸のガス交換の仕組みを模式的に示したのがｐ１７３の「肺におけるガス交換の仕組み」の図です。

＊ＡＴＰ：生命を維持するのに必要な全身のエネルギー代謝（基礎代謝）を行うためのエネルギー物質（細胞のミトコンドリアでつくられるアデノシン三リン酸という物質）。生命活動を行う上でエネルギーが必要になると、筋肉がＡＴＰを分解して使う。

＊肺：左葉と右葉に分かれていて、心臓があるほうの左葉は少し小さく上葉（じょうよう）と下葉（かよう）の２つ。右葉は上葉、下葉のほかに中葉の３つに分かれている。

■肺におけるガス交換の仕組み

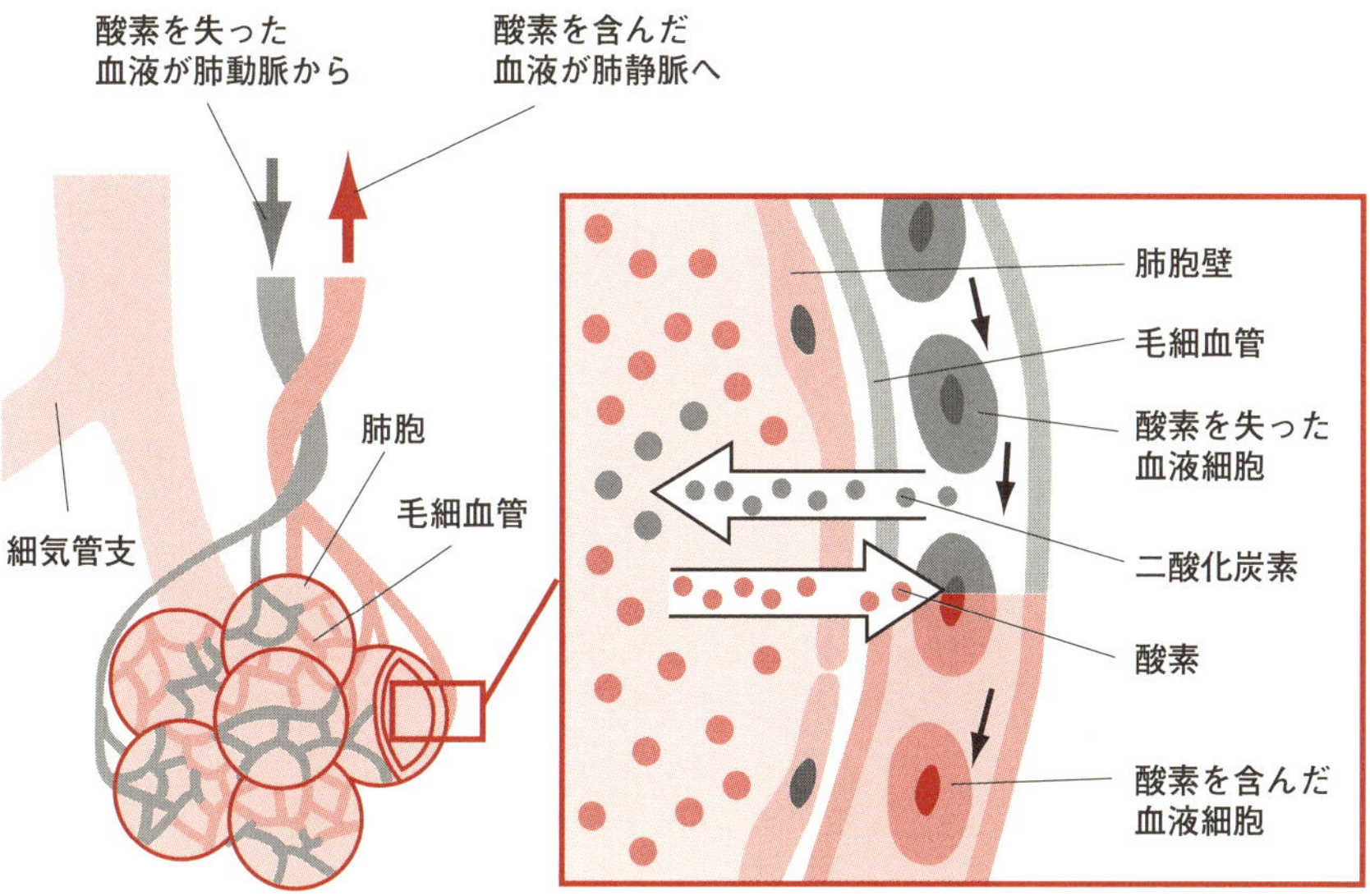

気管支の先端にあるブドウの房のような肺胞が、伸びたり縮んだりして酸素と二酸化炭素の交換（ガス交換＝呼吸）を行っています。

■内呼吸（細胞呼吸）の模式図

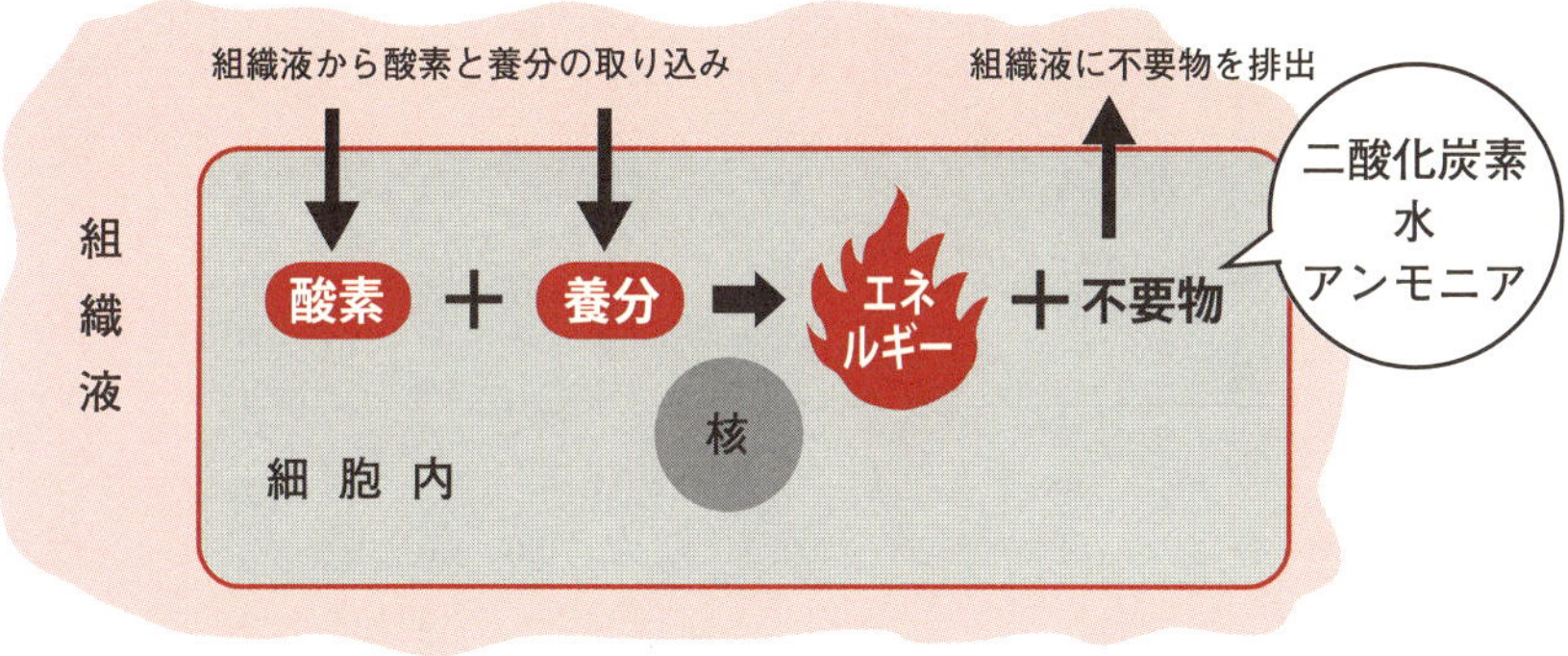

細胞内で酸素とブドウ糖などの養分（有機物）を用いて生命活動に必要なエネルギーを発生させる仕組みが内呼吸（細胞呼吸）。

■上気道と下気道

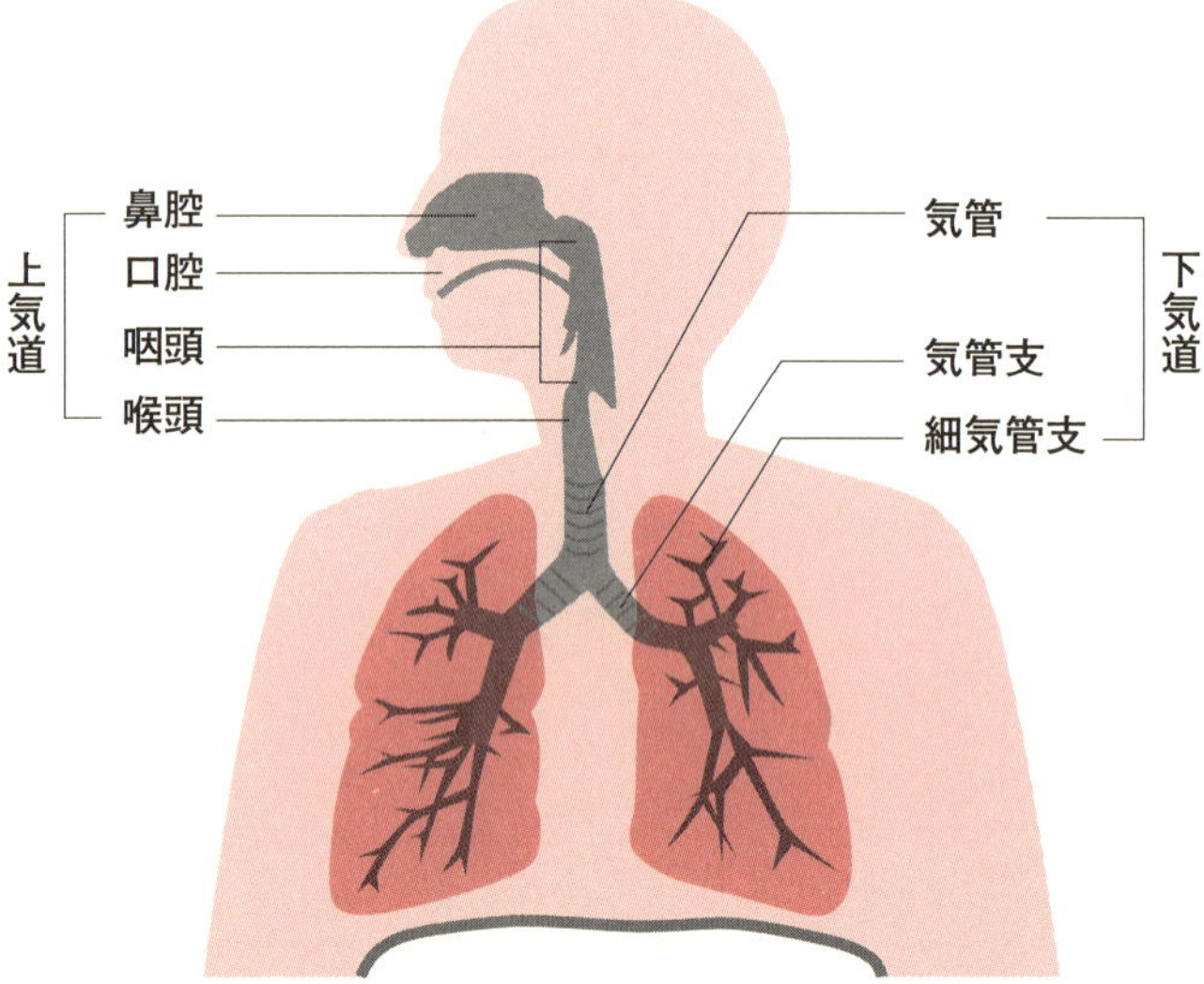

ガス交換は、主として肺の中の**肺胞***という部位で、毛細血管を通して行われます。

肺胞の周りには毛細血管が網の目のように取り巻いていて、呼吸によって取り入れた肺胞内の空気から酸素を血液中に取り入れ、血液中の二酸化炭素を肺胞内に押し出します。

このようなガス交換は、**ガス分圧***（ガス濃度）の差によって移動が可能になります。

ガス交換を行うために、肺胞と体外の空気をつなぐトンネルの役割をしているのが、**気道**です。鼻や口から取り込まれた空気は、**鼻《び》腔《くう》→口腔《こうくう》→咽頭《いんとう》・喉頭《こうとう》（のどと呼ばれる部位）→気管（喉頭と気管支**

＊ガス分圧：ガスとは空気に混在している気体。血液中に含まれる酸素や二酸化炭素の濃度を表したものが血液ガス分圧。息を吸ったとき肺胞中のガス分圧は酸素分圧が 100mmHg、二酸化炭素分圧が 40mmHg になる。しかし、全身を巡って心臓から肺胞を取り巻く毛細血管に流れこんできたときのガス分圧は、酸素分圧が 40mmHg、二酸化炭素分圧が 46mmHg になる。ガスは分圧が高い方から低い方へ向かって移動する。この分圧差によってガス交換が行われる。5000m の高度になると分圧差がなくなるので、高山病などの高所障害が起こる。

＊肺胞：動脈と静脈の網目状に張り巡らされた毛細血管に包まれた小さい空気の袋状の連なり。その数は３～６億個もある、と言われる。ここで、赤血球が酸素を取り込み、二酸化炭素を排出する。

を結ぶ管）→**左右の気管支***（ここまでが一般的に気道と呼ばれる部位）へと進み、左右の気管支に分かれた後に、肺の中で気管支はさらに分岐していき、最終的に肺胞へとたどり着きます。ちなみに、気管は身体の前側、消化器である食道は後ろ側を通っています。

気道のうち、**鼻腔から喉頭までの経路を上気道**、そして**気管から肺までの経路を下気道**と言います。その上気道に急性炎症が起きて、熱、咳やくしゃみ、鼻水、のどの痛みなどの症状が出る疾患を一般的に**かぜ症候群**と呼んでいます。

かぜの引き始めには、のどが痛くなり、高熱が出ることがあります。これは**急性扁桃炎**（**口蓋扁桃炎**）でよく起こる症状です。

扁桃は**リンパ組織**であり、れっきとした**免疫器官**です。したがって、急性扁桃炎はウイルスや細菌が侵入したため、防御反応によって扁桃が炎症を起こした状態です。

このように、外界から侵入してくる病原体に対する最初の防御の砦《とりで》とでも言うべき扁桃にも、老化によって萎縮が起こります。

そうすると、扁桃の役割とされる免疫機能が低下します。その結果、上気道のみならず、下気道から肺を含めた全身の感染症を引き起こしやすくなってしまいます。これが「かぜは万病のもと」と言われる由縁です。

上気道や下気道の内壁には、粘液を出す細胞*（杯細胞《さかずきさいぼう》）があり、その粘液（気道分泌物）によって細菌やウイルス、粒子状の異物などを捕まえます。

それはやがて**ウイルスや細菌の死骸を含んだ粘り気の強い分泌物**、つまり**痰**（**出口にな**

＊左右の気管支：心臓がある分、左肺がせり上がっているため、左の気管支のほうが上部に曲がる角度が大きくなっている。右の気管支は曲がりが少ない分、異物が入りやすく誤嚥性肺炎を起こしやすい、とされる。

＊杯細胞：気道内面に粘液を分泌して粘膜上皮（表面）を潤し組織を守る単細胞腺。腸管粘膜にも多く存在する

■肺の実質と間質

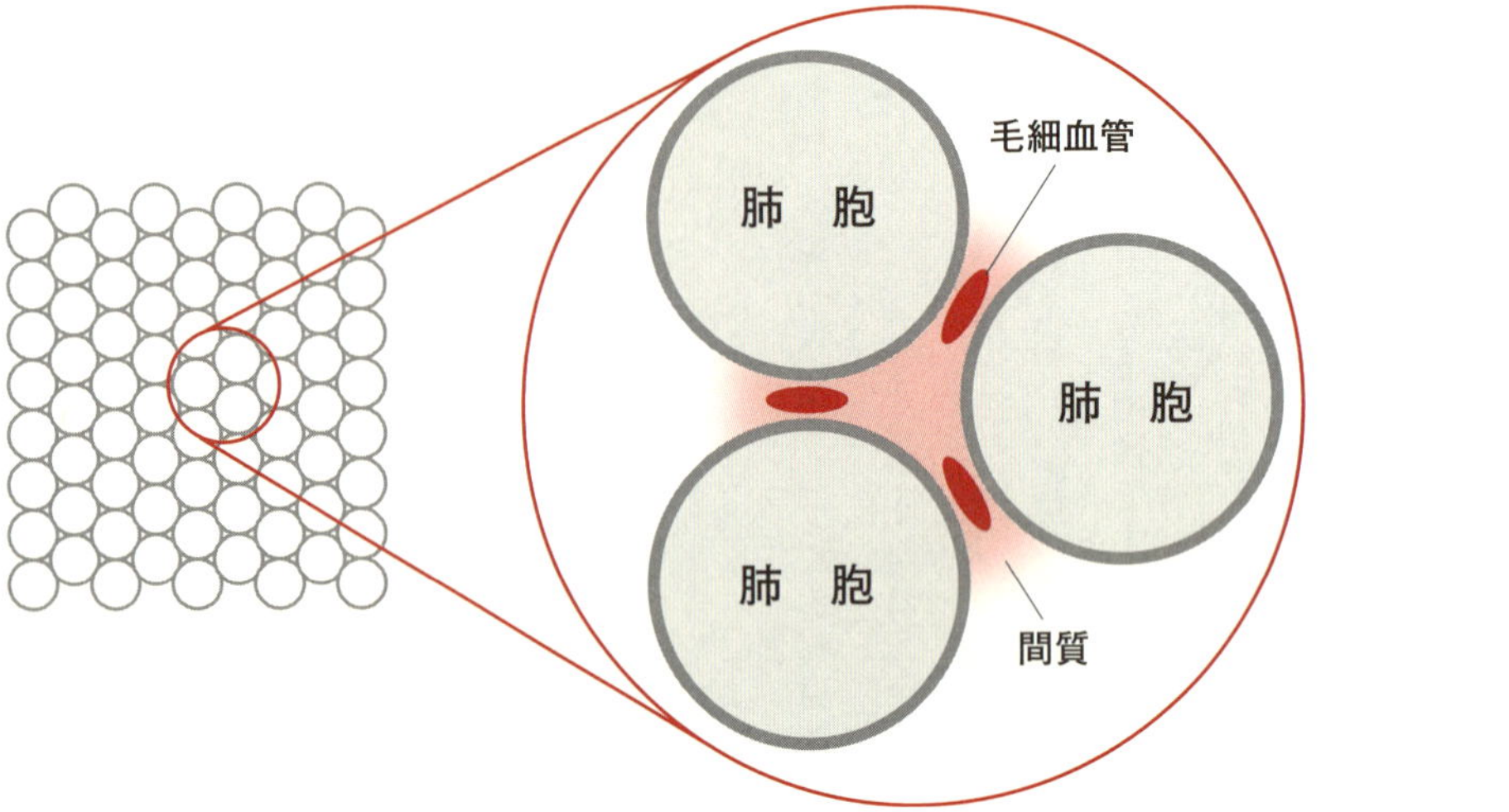

るのは咽頭や喉頭）になります。

痰が排出されるメカニズムは、呼吸器系で作り出される粘性の分泌物（痰）が、粘膜上皮細胞の繊毛運動によって口腔方向に運ばれ、主に咳とともに喀痰（吐出）されます。こうして、気道内に溜まった異物を絡めとった痰は、体外へと射出されるわけです。

このように考えれば、咳をすることも肺をきれいにするのに役立っていることがわかります。

ところが、**老化にともない杯細胞や粘膜上皮細胞の数が減ってくる**と、異物をとらえる機能や痰を喉頭まで運搬する、つまり**繊毛運動能力も衰え**、咳によって排出する機能も低下してきます。

さらに、咳反射を起こす神経や筋肉

■病気に対する最初の防衛基地———扁桃

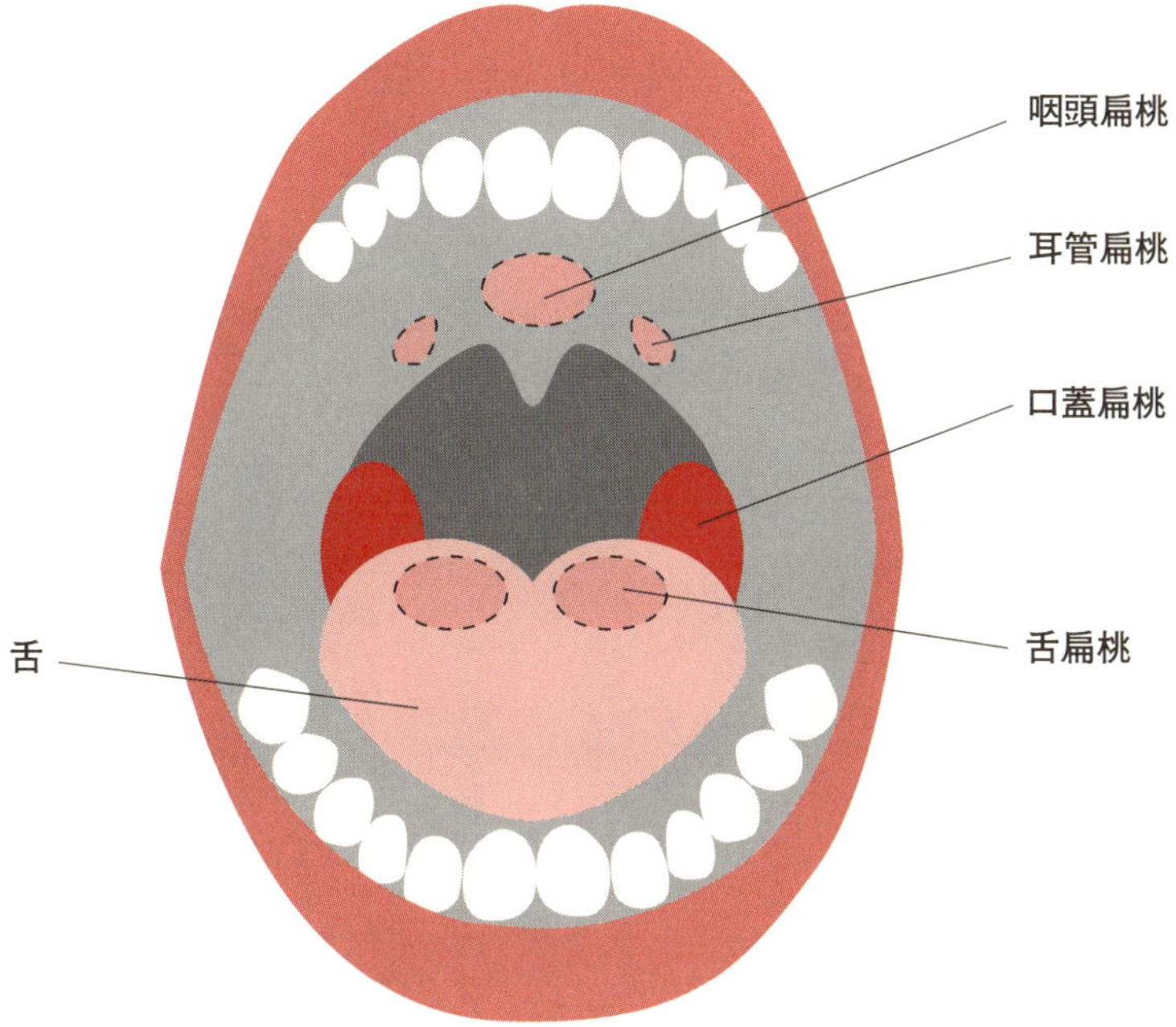

カゼのひき初めには、のどが痛くなり、高熱が出る場合があります。一般的に、このケースでは、扁桃が炎症を起こした急性扁桃炎が考えられます。その原因の多くは、ウイルスや細菌によるものです。

扁桃はリンパ組織であり、れっきとした免疫器官です。咽頭の入り口付近には４つの扁桃組織（咽頭扁桃、耳管扁桃、口蓋扁桃、舌扁桃）が存在していて、これらをワルダイエルの咽頭輪と呼びます。扁桃では、鼻や口から入り気管や肺に侵入する病原体やウイルス、細菌に対して防衛機能を果たしています。つまり、外敵と戦う第一次防御網とも言える重要な器官なのです。ちなみに、扁桃とは日本語でアーモンドを指します。

扁桃炎に効果的な漢方処方は、小柴《しょうさい》胡《こ》湯《とう》加《か》桔《き》梗《きょう》石膏《せっこう》や桔《き》梗《きょう》湯《とう》などです。

■正常な間質と炎症を起こした間質

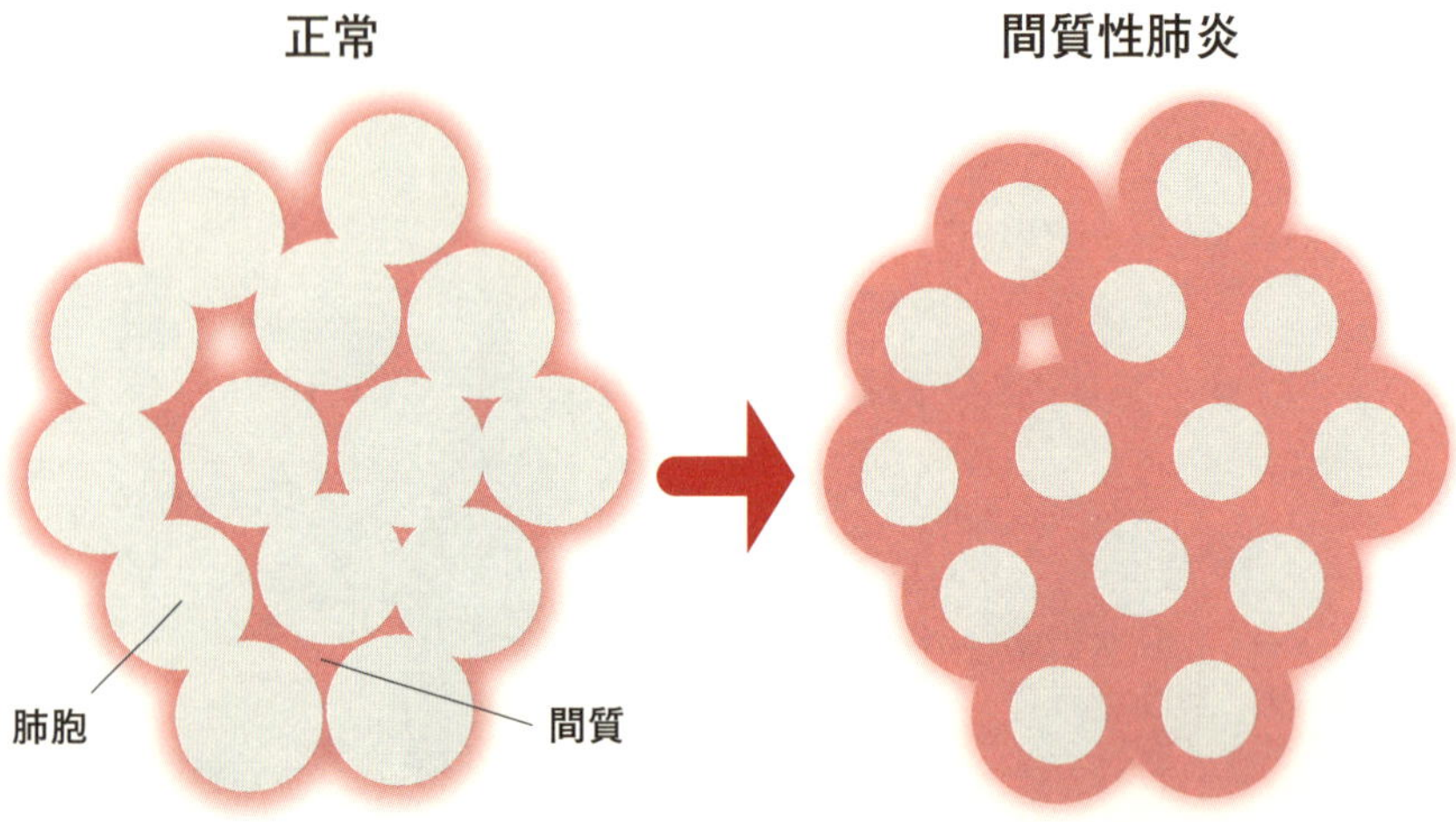

の働きも低下し、痰の排出がうまくいかなくなります。そうなると、気道に停滞した異物を含んだ痰は、誤嚥などによって気管支や肺に入り込む危険が生じます。それは**誤嚥性肺炎**の引き金にもなりかねません。

肺の中は、肺胞で満たされています。肺胞は前述のように毛細血管に囲まれていて、ガス交換を行うところです。その数億個とも言われる肺胞と毛細血管を結合させているのが、**間質**《かんしつ》という組織です。

正常な状態では柔らかい間質ですが、老化や炎症によって**厚く硬くなり線維化**すると、**間質性肺炎**を引き起こす、と言われます。

それが進むと肝硬変のように肺全体が硬くなって膨らみが悪くなり、肺胞でのガス交換ができにくくなります。そうなると、息苦しくなったり咳が出たり、さらには激しい呼吸困難に襲われることがある、とされます。

間質性肺炎は、過敏性（ホコリ、カビ、ペットの毛など）や膠原病（リウマチなど自己免疫疾患）、薬剤性など原因が明らかな場合と、**原因が不明な特発性間質性肺炎**があります。とくに、特発性間質性肺炎の場合は、**治療が困難で生命にも関わる**、と言われています。

このように老化の弊害は、呼吸器の機能ばかりではなく、呼吸器自体の形態も劣化していくことです。

肺の下にあって胸式呼吸とともに呼吸運動を司っているのは、胸郭《きょうかく》*と腹部を仕切っている筋性の膜が**横隔膜**です。横隔膜は呼吸によって上下し、自動能をもたない肺の動きを支える役割を担っている重要な部位でもあります。

それが老化によって体幹の骨格と筋肉が衰えてくると、筋性の横隔膜にも機能低下が起こります。

その結果、肺を十分に膨らませることができなくなり、その代償として呼吸が浅く速くなる、とされます。そんな状態が続くと、酸素の摂取量（**最大酸素摂取量***）も減って、心臓への負担も増えるため、運動の低下、動悸や息切れ、めまいなどの症状が現れます。しかも、それだけにとどまらず、全身の代謝低下によって生活習慣病の発症リスクも高まる、という報告があります。

さらに、このような生理的な変化に加えて、喫煙*や大気汚染、ウイルスや細菌感染など

＊胸郭：胸骨や肋骨、胸椎、鎖骨、背骨などの骨組みと横隔膜や肋骨周りにある呼吸運動に関わる肋間筋を合わせた部位。その中には心臓と肺が収容されている。胸郭は吸気で膨らみ、呼気で小さくなる。

＊ 最大酸素摂取量：１分間に体内に取り込まれる酸素の最大量。この数値が高いほどエネルギー生産量が増え、全身持久力（有酸素能力）も高まる。そうすると生活習慣病の予防に効果的とされる。

＊ 喫煙：長年の喫煙は慢性閉塞性肺疾患（ＣＯＰＤ）が引き起こす危険性がある。この病気では肺気腫や慢性気管支炎を起こし、慢性的な痰と咳で呼吸困難になる、とされる。罹患者は65歳以上が多い、というデータがある。

外界からの刺激（危険因子）が、呼吸器の老化に拍車をかけます。

しかし、加齢による生理的な変化は仕方がないとしても、危険因子の回避は可能です。呼吸器も使わなければ、やはりその衰えは早まります。

その予防のためには、つねに姿勢をよくし、正しい呼吸法と有酸素運動で、もっとも重要な酸素の摂取量を増やし、**全身持久力***を高めて健康維持に心がけることが大切とされます。

また、脳の運動言語中枢*（発声や発語に関わるエリア）を活性化することで、発声筋をきたえて嚥下反射や咳反射など筋肉系の反射作用の衰えを予防することも必用です。

漢方では「肺」をどう考えるか？

陰陽五行説における「肺」は、「相傅《しょうふ》の官、治節《ちせつ》これより出づ」」（黄帝内経）とされます。相傅とは、君主を補佐して政治を行うことで、肺はその役割から宰相にたとえられます。治節の「治」は「管理」、「節」は「調節」の意味ですから、それをひと言で表せば「全身を管理・監督して節度をもたせる」となります。

したがって「**肺**」**の役割**は、「**気**（**宗気＝呼吸**）」**を司り**「**心**」**が行う血液の循環をサポート**し、気血（経絡）を調整して**五臓を協調**させ、その「**気**」（**エネルギー**）**を全身に巡らせる**こと、と考えられます。

このように「肺」は、漢方においても現代医学の肺を指していると見なすことができます

＊全身持久力：長時間身体を動かすことができる能力。一般的にはスタミナや粘り強さなどとも表現される。

＊運動言語中枢：ブローカ野と呼ばれ、右利きのほとんどは大脳皮質の左前頭葉にある。言語処理、音声言語などに関わる。

が、さらに気管支をも含む、と思われます。また、それに加えて、呼吸機能のほかに水分代謝、皮膚（皮毛《ひもう》）の状態、汗腺機能、免疫機能にも関係している、と考えられています。

「肺」は、**宣散**《せんさん》と**粛降**《しゅくこう》という二つの機能をもつ、とされます。

宣散は、ものを身体の**外方向や上部に押し広げる**（発散する、散布する）という「肺」の中心的な生理作用であり、全身の気血水などの循環に大きく作用する機能です。

具体的には、**汚れた空気を呼吸によって口、鼻などから体外へ排出**することであり、「肺」に集められた「水穀《すいこく》の精微《せいび》」（「脾」が産生した栄養物）を**経脈**《けいみゃく》*（縦の気血の中心となる上下＝縦の流れ）を通じて全身へ送ることです。

また、衛気《えき》（腎に蓄えられる生命の根源＝先天の「気」のひとつ）や「水」を散布する、つまりバリア（免疫機能）を皮毛（体表面）に広げ、汗として輩出するという働きもあります。

一方、**粛降**は下降という意味であり、**取り込んだ「気」や必用な「水」を体下部に下ろす**、ということです。

粛降の第一の役割は、**清気**《せいき》**（清浄な空気）を吸い込み**、**「肺」に取り入れる**ことです。

粛降は、体内の**循環におけるすべての下降に関係**し、最上部の「肺」から下部にある臓腑、そして足の先まで気血水を下ろします。そして、最終的には「腎」に向かって下降し、余分な「水」を尿として排泄する、とされます。

このような働きから「肺」が変調をきたすと、宣散と粛降の働きが低下してしまいます。

たとえば、**宣散の機能が低下**し、「気」が散布（拡散）されないと、**咳やくしゃみ**、**鼻づま**

＊ 経脈：深部を一定の経路で縦方向に流れる気血。その経脈から細かく分枝して全身に張り巡らされるのが絡脈とされる。そして、経脈と絡脈を総合して経絡と呼ぶ。

り、**痰が絡む**などの症状が現れる、とされます。また、衛気（免疫機能）も皮毛に広げられないために、**かぜ症候群にかかりやすくなる**、とも考えられます。

逆に、**粛降の機能が低下**すると、新鮮な清気の吸入に支障が生じ、呼吸が浅くなり心肺の一体関係が変調して**動悸**や**息切れ**、**咳**や**喘息**が現れる、とされます。

このように役割が異なる宣散と粛降ですが、両者は互いに関連して機能しているので、片方の不調はもう片方の異常も引き起こします。

たとえば、「肺」の変調によって「水」、つまり水分代謝に異常が起こると、発汗の異常が起こり、停滞した場所のむくみ、尿量の減少、さらに呼吸器に痰がからんだり、喘息の発作が起きたり、などという症状も現れます。

そのような呼吸器疾患に対する漢方治療の適応は広いのですが、感染の恐れがあるケースでは現代医薬との併用が必用とされます。

一般的に**呼吸器疾患**の多くは、**感染症**と**アレルギー**や**老化を含めた免疫能の異常などを背景にして発症**しやすい、と言われます。そのような状態においては、漢方治療によって炎症と免疫機能が調整され、生体の恒常性が保持されることが期待できます。

なお、呼吸器系各疾患の漢方治療の適応に関しては、「各疾患の漢方治療の適応」にまとめてあるので参考にしてください。

前述したように加齢とともに、肺機能の低下によって肺を正常化する痰の排出がスムーズにいかなくなり「**痰がからむ**」ことが多くなります。

■各疾患の漢方治療の適応

漢方治療の良い適応	●急性上気道炎（かぜ症候群） ●過換気症候群（ストレスなどによって過呼吸が誘発される）
漢方治療の比較的適応 （現代医薬との併用のほうが有効性の高いもの）	●気管支喘息（心身症型など） ●慢性閉塞性肺疾患（慢性気管支炎、慢性肺気腫＝肺胞の組織が壊れるなど） ●副鼻腔気管支症候群（気管支疾患と副鼻腔炎が合わさったもの） ●慢性呼吸器不全（日常生活が可能な程度）気管支拡張症（症状改善目的で使用） ●体力が虚弱な高齢者などの肺炎 ●肺炎・肺結核などで通常の治療効果の不十分な場合
現代医薬を優先させるべき疾患	●重篤な状態の場合（呼吸不全など） ●悪性腫瘍（がんなど） ●手術が適応とされる場合 ●肺炎・肺結核など化学療法剤で効果が期待できる場合

日本医師会『漢方治療のＡＢＣ』より

ただし、肺や気道（気管や気管支）で痰はつねに作られているので、体調が悪いときだけに出るというわけではなく、とくに起床時には**健康なときにも出ている**のです。しかし、通常は分泌量も少なく、自然に胃の方へと流れ落ちています。

それが、何らかの異物（病原菌やアレルギー物質など）が体内に入ってきた場合などには、その異物に対抗するために肺や気道で多くの痰が出されます。

その**痰がからむ主な病気**をピックアップしてみると、**かぜ症候群**をはじめとして、**花粉症、気管支炎、喘息、肺炎、慢性閉塞性肺疾患**（**COPD**）、**肺結核、肺がん、甲状腺の病気**（甲状腺機能亢進症と甲状腺機能低下症と甲状腺がん）などがあります。

〈虚弱体質あるいは体力が低下した人の痰〉

比較的切れやすい痰で、量が多くなく呼吸器疾患が長引いている場合→***滋陰至宝湯《じいんしほうとう》**

解熱後に咳が出て痰が多く、不眠など精神不安や心悸亢進を伴う場合→***竹茹温胆湯《ちくじょうんたんとう》**

〈体力が中等度またはそれ以下の人の痰〉

のどに乾燥感があり、粘っこく切れにくい痰で、ときに強く咳き込む場合→**麦門冬湯《ばくもんどうとう》**

粘っこく切れにくい痰で、咳が長引き声のかすれ、血痰などをともなう場合→**清肺湯《せいはいとう》**

水溶性の痰が多く出て、咳や鼻水をともなう場合→**小青竜湯《しょうせいりゅうとう》**

〈比較的体力がある人の痰〉

咳が激しく喘息ぎみで、口渇があり粘っこい痰をともなう場合→**麻杏甘石湯《まきょうかんせきとう》**

痰は量が増えると、咳とともに排出されるのが一般的です。

＊滋陰至宝湯：滋陰とは陰（陰液＝血や体液）の不足を潤す（補充する）こと、つまり陰虚の状態にある体を潤しつつ、栄養分を補うという処方。陰虚の代表例は老化や糖尿病など。

＊竹茹温胆湯：二陳湯（第６章参照）を基礎にした処方で、高齢者の咳込み型の第一選択薬。竹茹とはハチクやマダケなどの青竹の内層。興奮を鎮めて熱を冷まし、痰を除去する生薬。

つまり、咳は気道や肺でウイルスや花粉などの異物を分泌物で絡め取り、体外に追い出すために起こる重要な生体防衛反応のひとつです。

一般に咳の原因となるのは、感染症や花粉症などのアレルギー、刺激性物質のタバコや粉塵などの煙やほこりによるものが多い、とされます。

ただし、ひと口に咳と言っても、炎症による咳反射亢進もあるので痰をともなうかどうかによって原因が異なります。

まず、**粘り気の強い痰**をともなう「**湿った咳**」の場合ですが、重い下気道炎をともなう**かぜ症候群**や**インフルエンザ**など細菌やウイルスによる**感染症**が多いとされます。そして、そのような咳が長引いているときは、慢性疾患として喘息や慢性閉塞性肺疾患（ＣＯＰＤ）、および後鼻漏《こうびろう》（鼻水がのどに流れ落ちる）などの鼻の病気が疑われる、と言われます。

逆に痰が少ないか、出たとしても**少量で粘り気がない**「**乾いた咳**」の場合は、上気道炎による咳喘息（喘鳴や呼吸困難がなく慢性的に咳き込みだけが続く）、アトピー性咳嗽《がいそう》（呼吸器に起因しないアレルギー性の咳）、そして心因性咳嗽（精神的なストレスによる咳）が疑われるとされます。

咳に関わる感染症で最も多いのは、やはり、かぜ症候群です。

その症状は、咳や痰をはじめ、鼻水、鼻づまり、のどの痛み、発熱、頭痛、全身倦怠感、食欲不振のほか嘔吐や下痢などをともなうこともあり、**高齢者の場合ではさらに進行して肺炎や髄膜炎*を合併することもある**、とされます。

＊髄膜炎：主に細菌が脳や脊髄を包む髄膜の奥まで入り込んで起こる病気。主症状は、持続する頭痛と嘔吐、首すじのコリ（髄膜刺激症状）とされる。

かぜ症候群の初期における**漢方治療のポイント**は、**自然発汗の有無**とされます。それは、**発汗が治癒機転**（**快方への内的変化**）の重要な現象と考えるからです。

したがって、この時期には**解熱をせず**、**むしろ身体を温める**ようにします。というのも、処方が上手くいったときは、**発汗という現象が起きて解熱**する、と考えるからです。

かぜ症候群や**インフルエンザ**に対して、よく使用される漢方薬としては、**麻黄湯**《まおうとう》があります。この処方には、発汗を促す作用があるので、体内にこもった熱や痛みを発散させるとされます。したがって、**麻黄湯**は感染症だけではなく、リウマチや喘息にも用いられる場合もあります。

ただし、この処方を用いるのは、普段から**丈夫で体力が充実した人**の悪寒や発熱、頭痛や腰痛、関節痛など**熱性疾患の初期**で、**自然発汗がない**場合とされます。

しかし、**虚弱で体力がない人**は皮膚の保温作用が弱いとされ、体温が十分に上がる前に**自然発汗する傾向**があり、**病気に対する抵抗力を高められない**、と考えられます。

したがって、このような人が**麻黄湯**や麻黄を含む**葛根湯**など**麻黄剤**の処方を用いると、自然発汗の有無の確認が困難になるとされます。しかも、その処方によって体力の消耗などが起こり、疾患が長引く恐れが出てくる、とも言われます。

だからこそ、かぜ症候群に対する処方では、前述した自然発汗の有無が重要な治療ポイントになるとされるわけです。

生薬の**麻黄**には、交感神経興奮作用のある*エフェドリンと抗炎症作用のある*プソイドエ

＊ エフェドリン：裸子植物の麻黄に由来するアルカロイド。アドレナリンに似た働きをもち、心臓や肺、神経組織などに作用し、交感神経興奮作用以外にも拡張作用や抗炎症作用など多様な働きをする。麻黄からエフェドリンを抽出したのは長井長義で、日本薬学の父とされる。現在でも誘導体 dl- 塩酸メチルエフェドリンという成分名で、気管支拡張剤として市販の感冒薬（風邪薬）にも配合されている。

＊ プソイドエフェドリン：エフェドリン同様、血管収縮にはたらく成分。エフェドリンに比べて中枢神経興奮（脳、脊髄）作用が弱い。逆に抗炎症作用や利尿作用は、エフェドリンよりも強いとされている。血管や血流に作用する交感神経を刺激し、鼻粘膜の血管を局所的に収縮させる働きがあるため、鼻づまりに効果があり市販薬にも用いられている。プソイドは擬似という意味。

■高齢者のかぜ症候群の漢方処方

急性期

- 胃腸が丈夫で麻黄《まおう》の禁忌(服用不可)がない人
  ──►麻黄附子細辛湯《まおうぶしさいしんとう》
- 胃腸が虚弱な人──►香蘇散《こうそさん》、小柴胡湯《しょうさいことう》、桂枝湯《けいしとう》
- 倦怠感が強く顔色蒼白な人──►真武湯《しんぶとう》

亜急性期

- 気管支炎──►柴胡桂枝乾姜湯《さいこけいしかんきょうとう》
- 柴胡桂枝乾姜湯で胃腸障害──►真武湯

回復期

- 疲労倦怠、寝汗、微熱──►補中益気湯《ほちゅうえっきとう》
- 顔色蒼白、悪寒、元気が無く横になりたがる
  ──►真武湯

注意事項

葛根湯、麻黄附子細辛湯、麻杏甘石湯《まきょうかんせきとう》などの麻黄剤使用時は、狭心症発作誘発や尿閉《にょうへい》(尿が膀胱に充満していて尿意があるのに排尿できない状態)などの副作用が出るので注意が必要。

麻黄には、交感神経興奮作用のあるエフェドリン(抗喘息薬に配合)と抗炎症作用のあるプソイドエフェドリン(血管収縮に働く)が含まれる。虚血性心疾患、重篤な不整脈、重症高血圧がある人は、原則として禁忌。

フェドリンが含まれているので、**副作用が起こりやすい**とされ、とくに**高齢者では服用に注意**が必要です(「高齢者のかぜ症候群の漢方処方」参照)。

前述のように咳の発作を引き起こす原因は、かぜ症候群などの感染症とアレルギーによるものに大別できます。

とくに**喘息発作は睡眠中に起こることが多い**とされます。睡眠中は自律神経の副交感神経が働いています。その間は活動量が少ないので、たくさんの酸素は必要がなく、気管支平滑筋が締まって気管支内径が狭まります。さらに臥位によって血液が肺により多く分布し、うっ血する、ということにも起因します。

気管支喘息とは、気管支が**慢性の炎症によって過敏になったり、狭くなったり**して発作性の**呼吸困難を生じる**病気です。

気管支喘息に漢方が適応となるのは、発作の間欠時に免疫機能の改善を図ることを主目的に、軽度の発作、痰の切れが悪い、咳が目立つなどでの場合で、重症の発作が続くケースでは、西洋医薬による治療が優先されます。

〈発作時〉軽度の発作が対象

水溶性の痰が多量に出て、水溶性鼻汁をともなう場合→**小青竜湯**

痰が粘っこくて切れが悪い場合→**麻杏甘石湯**

〈非発作時〉発作の頻度減少と軽減、免疫機能改善、体力回復などが目的

呼吸困難感が自覚症状として強い場合→**柴朴湯**

痰が多量に出る場合→**清肺湯**

痰が粘っこくて切れにくい場合→**小柴胡湯**と**麻杏甘石湯**の併用

胃腸が虚弱でやせ型の乾いた咳の場合→**柴胡桂枝乾姜湯**

体格は比較的良いが胃腸は虚弱な場合→**補中益気湯**

高齢者の場合では、かぜ症候群などから気道感染を合併し、気管支喘息を引き起こしやすく、慢性化しやすいとされます。

また、慢性肺気腫と慢性気管支炎の合併（ＣＯＰＤ）が多いのも特徴です。

さらに、高血圧症、心疾患などを合併していることも多く、その心拍数を減らす治療薬によって気管支喘息が悪化することもある、と言われます。

■正常な気道の断面

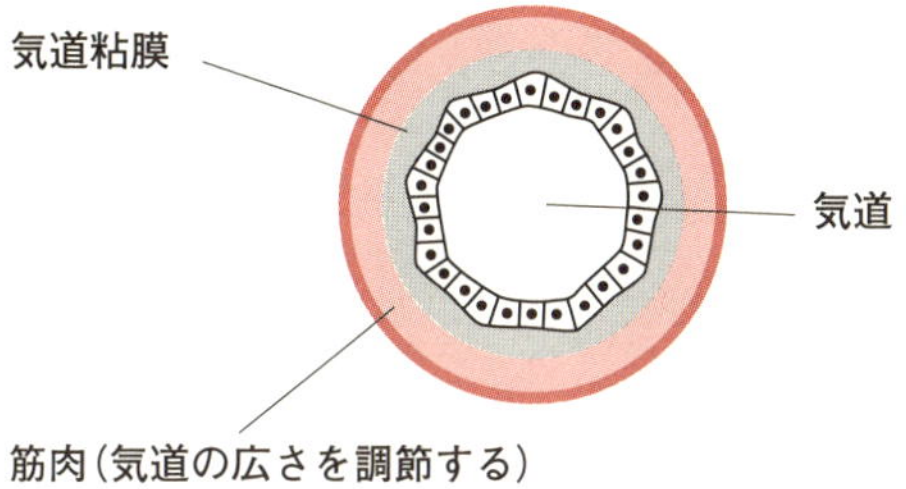

■喘息をもつ人の気道の断面

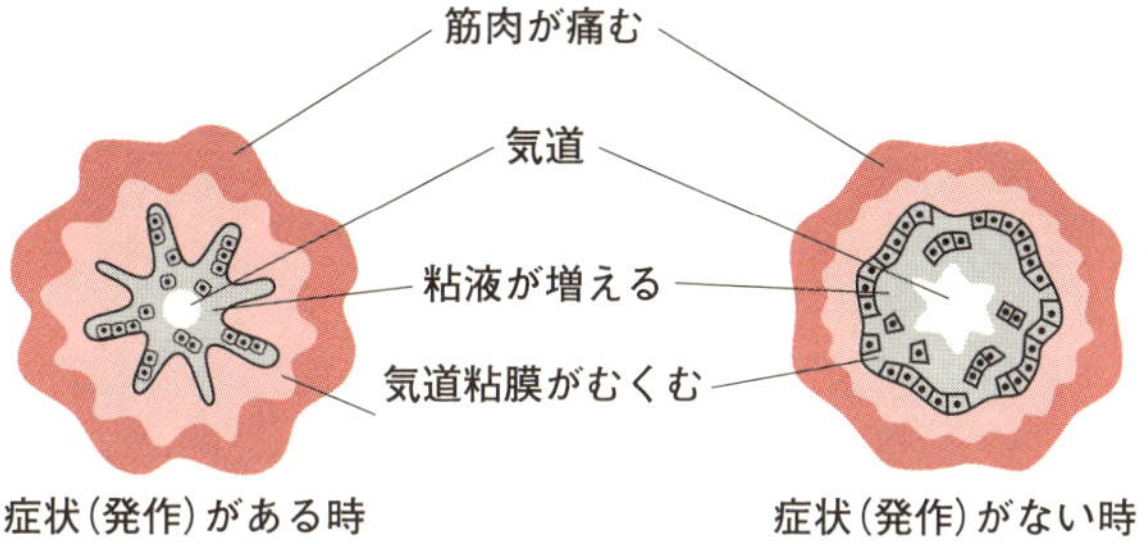

■咳・痰（感冒、気管支炎、気管支喘息など）の漢方治療

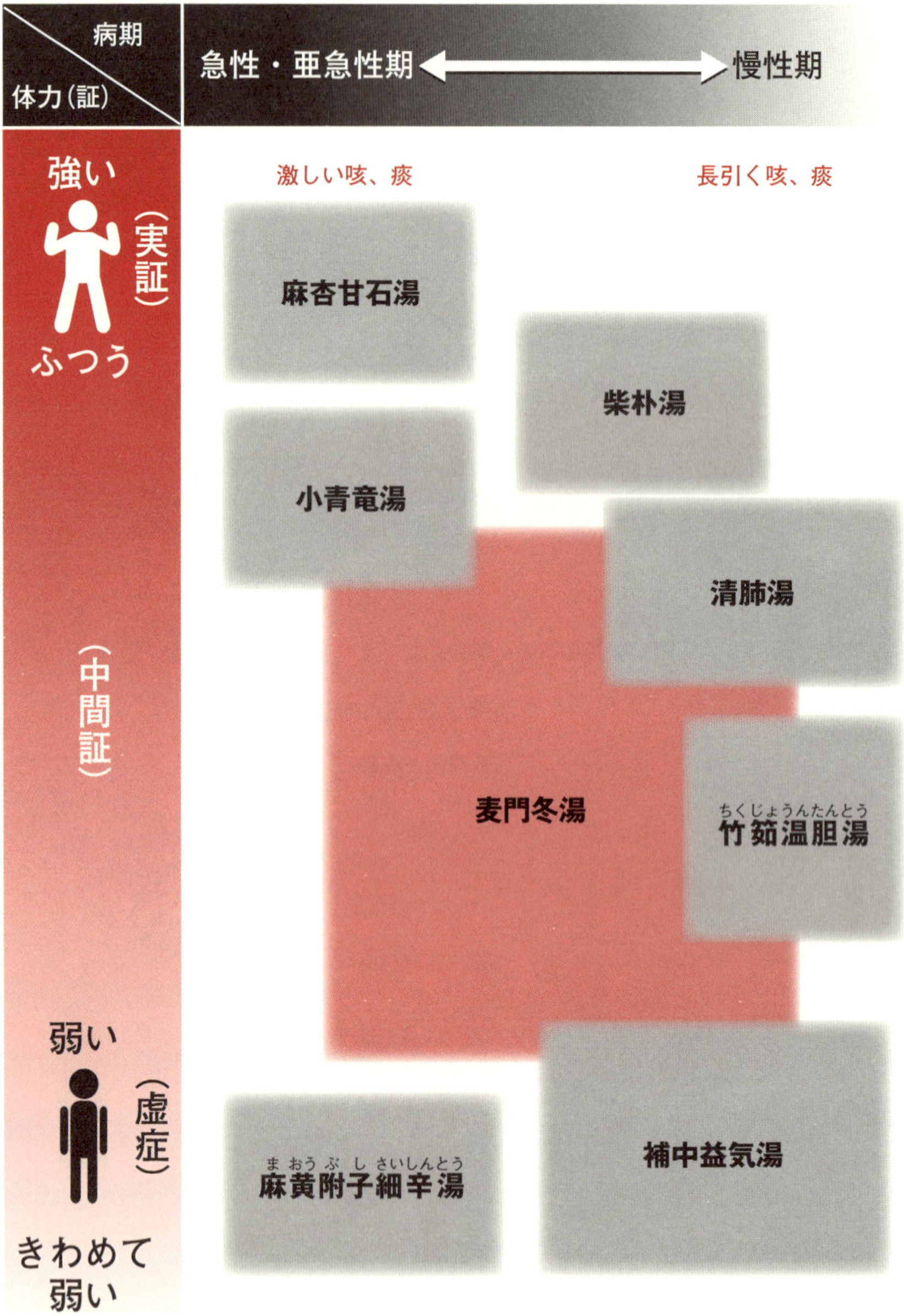

「ツムラ漢方治療 ABC シリーズ」より一部改変して引用

〈高齢者に対する頻用処方〉基本的に麻黄剤は不使用

比較的胃腸が丈夫で、腰痛、夜間尿、高血圧、動脈硬化などの基礎疾患がある場合の第一選択薬→**八味地黄丸**

胃腸が弱く下痢をしやすく、八味地黄丸を使うことができない場合→**真武湯**

慢性気管支炎がベースにあり、痰の量が多い場合→**清肺湯**

咳込型発作の第一選択薬で、とくに夜間の不眠をともなう場合→**竹茹温胆湯**

乾いた咳で咳込みが激しい場合→**柴胡桂枝乾姜湯**

＊ただし、激症のかぜには、高齢者にも**麻黄附子細辛湯**や**麻黄湯**を用いることもある。昔は麻黄湯を還魂湯と呼び蘇生薬として使うこともあったと言われます。

老化と大腸の病気①「便秘」の漢方処方

大腸は盲腸、結腸（**上行結腸、横行結腸、下行結腸**）、**直腸**に分けられ、その働きは主に小腸から送られてきた消化物から水分や塩分などの電解質を吸収して便を作ることです。

小腸から送られてきた腸内容物（どろどろ状態の消化物）は、およそ10～20時間かけてゆっくりと蠕動運動を繰り返し、上行結腸から横行結腸、下行結腸を通ってS状結腸まで移動しながら便塊を作り、直腸に溜めていきます。

やがて便が溜まると、胃に食物が入ることで**胃・結腸反射**によって腹圧をともなう**大蠕動**（**総蠕動**）と直腸の伸展刺激が起こり便意を催し（排便反射）、肛門から排泄されます。ち

■排便されるまでの大腸内での動き

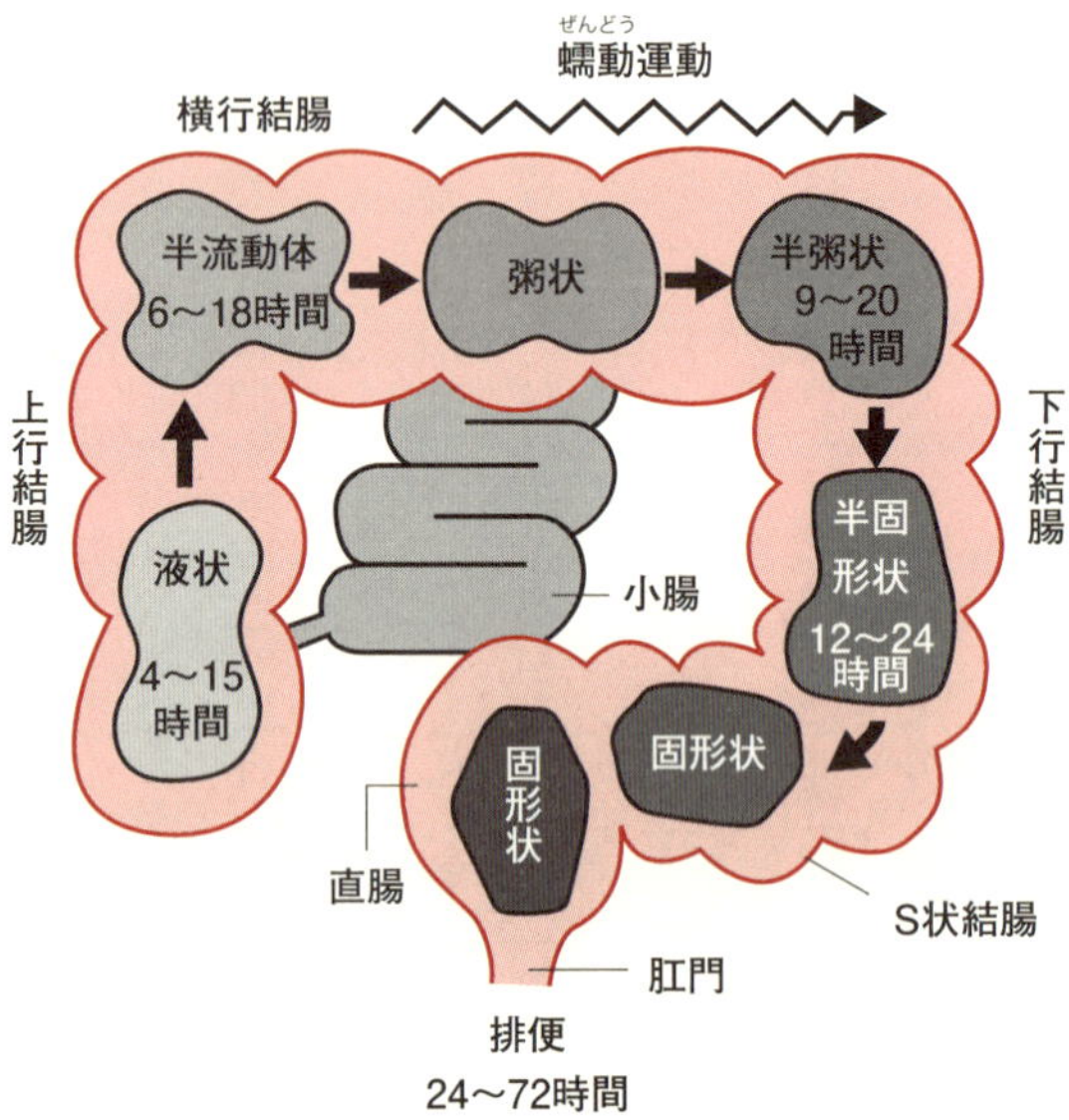

※時間は食後からのおよその時間で、成人の通常便の場合。

なみに、食後から排便まで一連の流れに要する時間は、通常成人の場合で24~72時間と言われています。

消化器の蠕動運動のスピードや動きは、各臓器によって異なります。食道ではミミズのような一定方向に進行する動きをし、胃ではうねるような収縮を毎分3回くらい規則的に繰り返します。

それが小腸に送られると、分節運動(一定の間隔で腸管が収縮する)や振子運動(蛇腹のような動きで食物を混ぜ合わせる)で収縮と弛緩が繰り返されて分解・消化・吸収を行い、そして蠕動運動で大腸に送られます。

その間、6メートルを超えるとされる小腸のトンネル通過は、約3～6時間と言われます。大腸も蠕動運動を行いますが、小腸とは異なり毎分1～3センチ程度のゆっくりした速度で、1.5メートルほどの結腸内を進みます。ただし、横行結腸より先の蠕動運動は1日に1～2回しか行われません。

これは、横行結腸からS状結腸内に溜まった**腸内容物を一気に直腸へ押し出す運動**で、**大蠕動**と呼ばれます。

大蠕動は、食事を摂ることがきっかけで起こります。空っぽの胃に食物が入ってくることで胃が膨らみ、その刺激が信号として結腸に送られ、便意を催すようになるのです。これを**胃・結腸反射**（**胃・大腸反射**）と言い、朝食後に最も顕著に起こるとされます。

一般に、小腸から送られた腸内容物が排便されるまでの大腸通過時間は、およそ8～10時間と言われます。

しかし、**消化器に老化が起こると、胃・結腸反射も鈍くなり**、同時に**結腸の蠕動運動も弱まり**ます。また、大蠕動による収縮の動きが低下したり、定期的に発生しなくなったりもします。

その結果、結腸内に便塊が停滞し、**腸内細菌叢***のバランスも悪くなり、さらに腹筋力の衰えも加わり便秘をしやすくなります。

若い頃は正常だった便通が、加齢とともに滞りがちになるのは、体動の減少、消化器の機能や排便する神経機能などが少しずつ衰え、腸内細菌叢のバランス変化が大きな原因と

＊腸内細菌叢：ヒトや動物の腸内に生息している細菌の群れで、複雑な微生物生態系を形成している。とくに、回腸から大腸にかけては、多種多様な腸内菌がその種類ごとにまとまりを作っている。腸内フローラとも呼ばれる。ビフィズス菌や乳酸菌などは善玉菌（有用菌）、ウェルシュ菌やブドウ球菌などは悪玉菌（有害菌）とされる。悪玉菌が優勢になると腸内で腐敗発酵によって、発がん性物質を産生したり、病気やアレルギーなど生体の不調を引き起こしたりすると言われている。そのほかにも、平素はどちらにも付かないが、免疫力が下がると悪玉菌に味方し感染症を起こす日和見細菌（セラチア菌など）も存在する。

■便秘　有訴者率（人口千人当り），年齢（10歳階級）・性・症状（複数回答）別

年代	20～29	30～39	40～49	50～59	60～69	70～79	80以上	65以上	75以上
男性	6.5	9.1	10.3	14	30.4	81.1	124.8	76.5	111.3
女性	41.6	39.7	40	41.1	59	98	119.3	96.1	111.9

厚労省「平成22年国民生活基礎調査」より抜粋

言われています。

加齢によって便秘になる人が増える傾向は、厚生労働省発表の「平成22年国民生活基礎調査」にも明確に見て取れます。

上の表は、「人口1000人に対して体に何らかの自覚症状があるか」を男女・年齢階級別に尋ねた有訴者率の表から、便秘の項目を抜粋したものです。

「便秘がある」と答えたのは、男性では50歳代までは1000人中10数人程度ですが、60歳代で30人を超え、70歳代で81人、80歳代では124人と急に増加しています。

一方女性では、若いころから便秘傾向があり、20~50歳代では40人前後ですが、60歳代で59人、70歳代で98人、80歳代で119人となっています。やはり、60歳代以降で多くなるのは男性と同様です。この表からも、**加齢は便秘と相関性がある**ことがわかります。

便秘とは日本内科学会によると「**三日以上排便がない状態、または毎日排便があっても残便感がある状態**」と定義されています。

便秘状態が続くと、発酵などによってガスが発生し、腸内の

容積が増えて腹圧が高まります。そうすると、腹腔内の臓器を圧迫することになり、諸臓器の活動に支障をきたします。その結果、下腹部や下肢静脈から心臓へ向かう血流が悪くなって、腹部膨満感、のぼせ、下肢の浮腫《ふしゅ》（むくみ）意欲低下など不快感が強くなります。

便秘は大きく「器質性便秘」と「機能性便秘」分けられます。

器質性便秘とは、主に**消化器系に疾患があって腸の機能が低下**し、それが原因で便秘になるものです。大腸がん、腸閉塞（イレウス）、潰瘍性大腸炎、腹膜炎、子宮筋腫などが、その原因になります。この便秘では、激しい腹痛、嘔吐、発熱などの症状がともなうことが知られています。

機能性便秘も腸の機能は低下しますが、器質（構造）的な病気に由来しない便秘とされます。一般に便秘と呼ぶのはこのケースです。

機能性便秘には、**弛緩性便秘**、**痙攣《けいれん》性便秘**、**直腸性便秘**があります。

まず**弛緩性便秘**ですが、日本人に最も多いタイプで、女性（排卵日から生理までの間の黄体ホルモンの影響による）や高齢者、寝たきりの人に多く、また体を動かすことが少なく運動不足の男性にも起こりやすいとされます。多くの場合、**腸の蠕動運動が弱まる**ために便が滞留し、有害なガスが発生するので腹部膨満感があります。

痙攣性便秘*は弛緩性便秘とは反対に、大腸の蠕動運動が強すぎたり痙攣を起こしたりするため、便が硬くなり通過異常を引き起こすタイプの便秘です。大腸過敏症、精神的ストレスや自律神経の乱れによって起こると言われます。このケースでは、便秘と下痢を交互

＊ 痙攣性便秘：大腸の蠕動運動が強すぎるケースと腸が痙攣するケースがある。前者では吸収されるはずの水分まで排泄されるので下痢、後者は便塊がスムーズに移動せず便が滞留するので便秘という症状が起きる。

に繰り返すのが特徴で、若い人に多いとされています。

直腸性便秘は、便意無視（我慢）が大きな原因です。仕事や職場などで排便のタイミングを逸したり、女性の場合では排便を我慢したり、などの状態が続くと直腸内の便が硬くなり、やがては便意も弱くなってしまいます。このタイプは、高齢者や寝たきりの人にも起こりやすく、便意を催す神経の働きが鈍るためと言われます。

漢方では「大腸」は「伝道の官、変化これより出づ」（黄帝内経）と称されます。伝導とは、滓《かす》を輸送する通路を指します。変化とは、滓が変化して大便となることです。つまり「大腸」は消化吸収した物を輸送し、糞便に変化させ排泄する役割をしている、ということです。

陰陽五行説においては、「大腸（陽）」と「肺（陰）」は五行の「金《こん》」の性に属し、表裏の関係にある、とされます。そして両者は経絡によって結ばれていて、お互いに協力関係にある、と考えるわけです。

漢方でも「大腸」は、小腸が栄養分を吸収した後のカスを受け取り、余った水分をさらに吸収して便に変え排泄*させる役割をする、としています。それを大腸の伝導作用と呼んでいます。

前述したように、「肺」には粛降作用という下部の臓器に気血水を下ろす働きがあります。この「肺」の粛降作用と「大腸」の伝導作用は、お互いに協調して呼吸や排便を促進しているとされます。

したがって、「肺」の働きが低下して水（津液）が「大腸」に十分に届かないと、その働きが

＊排泄：大腸が排泄作用を行うことで、体内浄化や体内環境維持ができる。

■便秘の種類

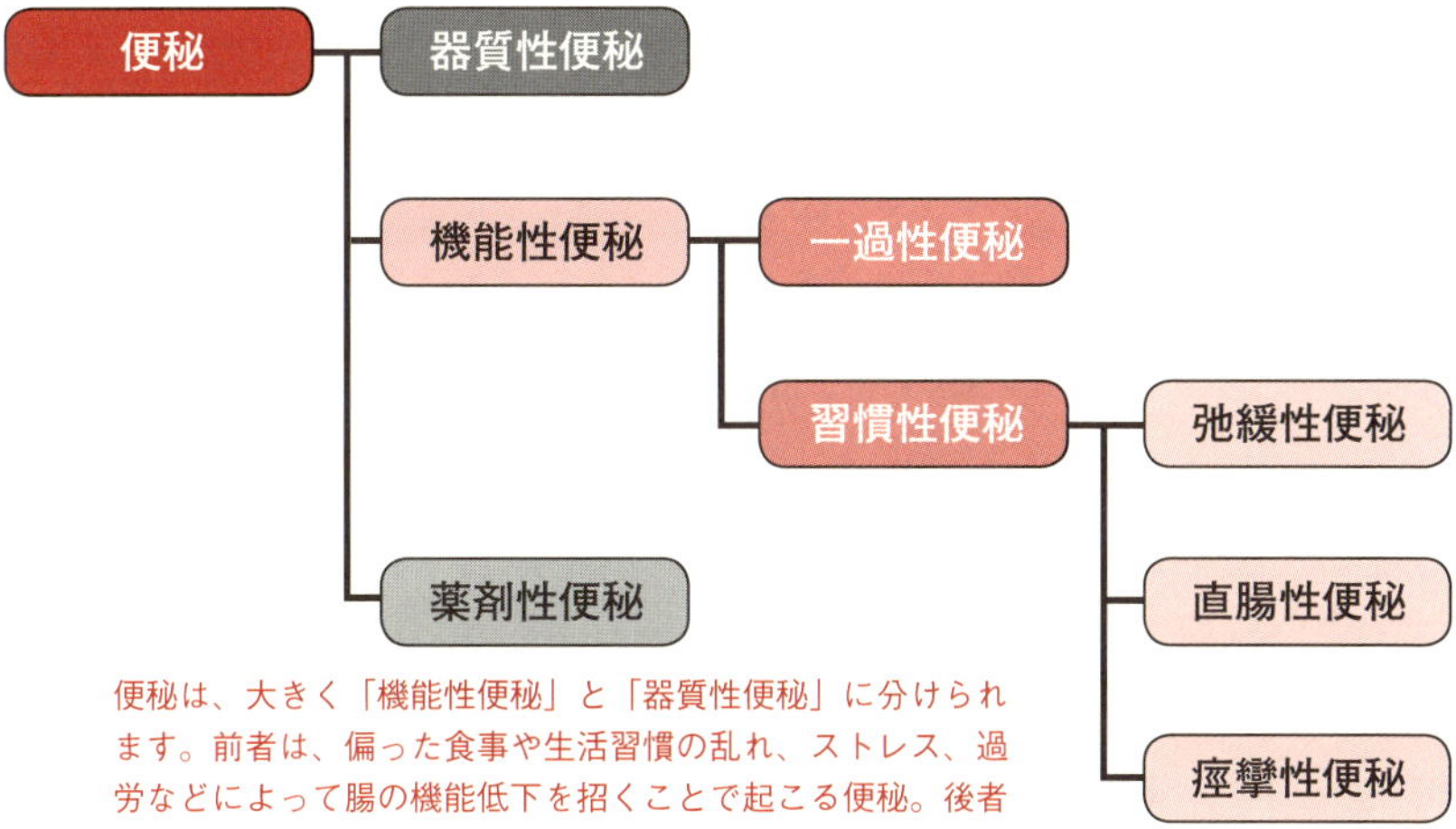

便秘は、大きく「機能性便秘」と「器質性便秘」に分けられます。前者は、偏った食事や生活習慣の乱れ、ストレス、過労などによって腸の機能低下を招くことで起こる便秘。後者は癌やポリープで腸内が狭くなって便が出にくくなって起こる便秘。「薬剤性便秘」は薬の服用で二次的に起こる便秘。

低下してトラブルになります。排便時にいきばる（息張る）というように、これは「肺」*の気（エネルギー）の減退が、「大腸」にも悪影響をおよぼすということです。

このように「大腸」の伝導作用は、「肺」の粛降作用の助けがないと上手く働きません。つまり、この両者のバランスが崩れると、**便秘**や**下痢**などの症状が起こる、というのが漢方の考え方です。

まずは大腸における排泄障害の代表とも言える「便秘」ですが、**漢方治療が適応になるのは、機能性便秘**の場合です。

治療は便秘だけを目的とする場合と、ほかの症状に付随して便秘がある場合の2通りの漢方薬があります。

＊「肺」の気：丹田式呼吸法では「腹を練る」という言葉を使うが、肺と大腸の相関関係をよく言い表している。

■便秘だけを治療目的とする漢方処方

慢性の弛緩性便秘	大黄甘草湯
大黄甘草湯で効果が不十分な場合	調胃承気湯
高齢者および胃腸虚弱者の便秘	麻子仁丸
腹部膨満感が強い肥満者の便秘	大承気湯
痙攣性便秘	桂枝加芍薬大黄湯

■上記の漢方薬を服用すると腹痛、下痢を起こす場合の漢方処方

るいそう（激やせ）で虚弱者の便秘	小建中湯
神経質な更年期女性の軽い便秘	加味逍遙散

便秘だけを治療目的とする場合は、大黄《だいおう》製剤を用います。

一般に慢性の弛緩性便秘には、**大黄甘草《だいおうかんぞう》湯《とう》**を用いますが、それでも効果が不十分なときには軟便化で腸の蠕動運動を促進する**芒硝《ぼうしょう》**（天然の含水硫酸ナトリウム）の入った**調胃承気湯《ちょういじょうきとう》**の処方になります。

高齢者や胃腸が虚弱な人には**麻子仁丸《ましにんがん》**、肥満傾向（実証タイプ）で腹部膨満感がある人には**大承気湯《だいじょうきとう》**の処方になります。

ただし、前記4薬とも以下の症状がある人には薬用量の加減と**慎重投与**が必要とされます。

①下痢や軟便の傾向がある人は、症状悪化の恐れがある。

②著しく胃腸が虚弱な人は、食欲不振や腹痛、下痢などが現れるおそれがある。

③著しく体力が衰えている（虚症）人は、

■下部消化管（便秘、腹部膨満感、腹痛）の基本的な漢方治療

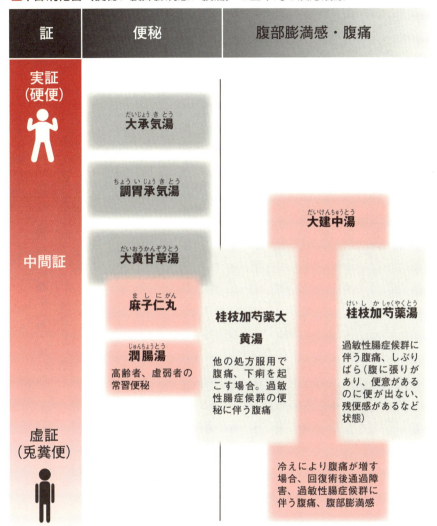

証	便秘	腹部膨満感・腹痛

実証（硬便）

大承気湯《だいじょうきとう》

調胃承気湯《ちょういじょうきとう》

大建中湯《だいけんちゅうとう》

中間証

大黄甘草湯《だいおうかんぞうとう》

麻子仁丸《ましにがん》

桂枝加芍薬大黄湯
他の処方服用で腹痛、下痢を起こす場合。過敏性腸症候群の便秘に伴う腹痛

桂枝加芍薬湯《けいしかしゃくやくとう》
過敏性腸症候群に伴う腹痛、しぶりばら（腹に張りがあり、便意があるのに便が出ない、残便感があるなど状態）

潤腸湯《じゅんちょうとう》
高齢者、虚弱者の常習便秘

虚証（兎糞便）

冷えにより腹痛が増す場合、回復術後通過障害、過敏性腸症候群に伴う腹痛、腹部膨満感

＊証（体質・症状など）に合った処方選択が重要なポイント。虚実（縦軸）に合わせ、各症状（横軸）に適した処方を選択。

●実証タイプ……肥満傾向、胃腸が丈夫で筋肉質。大黄、芒硝（天然産結晶硫酸ナトリウム）を主とする処方を用いる。
●中間証タイプ……残便感が顕著な場合は、漢方が第一選択薬になりうる。
●虚証タイプ……胃下垂など下垂体質、栄養状態不良（やせ型）で筋肉が脆弱。大黄を含む処方で腹痛を起こす場合には、芍薬を含む処方を用いる。腸管を刺激する下剤とは併用しない。

「ツムラ漢方治療 ABC シリーズ」より一部改変して引用

副作用が現れやすくなる（**大承気湯**）。

また、痙攣性便秘に対しては、痙攣を緩める**芍薬**が入った**桂枝加芍薬大黄湯**《けいしかしゃくやくだいおうとう》が使われます。ただし、高齢者及び小児、妊婦には慎重投与が必要とされます。

肥満傾向で比較的体力がある人で便秘しがち、上腹部が張って苦しく、耳鳴りや肩こりなどをともない、高血圧、脂肪肝など肝機能障害、胆石症、胆のう炎などがある場合は、**大柴胡湯**《だいさいことう》を用います。

また、同様に比較的体力があり、のぼせて便秘しがちな人で、月経痛や月経不順、腰痛、そして頭痛やめまい、肩こりなど高血圧の随伴症状がある場合は、**桃核承気湯**《とうかくじょうきとう》の処方になります。ただし、両薬とも以下の症状がある人には、漫然と長期使用はせず**慎重投与**が必要とされます。

①下痢や軟便のある人は、症状悪化の恐れがある。
②著しく胃腸が虚弱な人は、食欲不振や腹痛、下痢などが現れるおそれがある。
③著しく体力が衰えている人は、副作用が現れやすくなる（両薬ともに実証タイプ向き）。

ほかに、症状がそれほど激しくなく、体力が中等度で衰弱していない人で、キレ痔やイボ痔がある場合は、**乙字湯**《おつじとう》が適しています。

■他の症候に付随して便秘が見られる場合の漢方薬処方

体質	症候	使用する漢方薬
強	高血圧、脂肪肝、胆石症などのある肥満者	大柴胡湯
↓	月経痛が非常に強い比較的肥満型女性	桃核《とうかく》承《じょう》気《き》湯《とう》
	痔疾（通常の治療に併用）	乙《おつ》字《じ》湯《とう》
	過敏性腸症候群で便秘を主とするタイプ	桂枝加芍薬大黄湯
	るいそう（やせ衰える）した虚弱体質者の便秘 （兎糞状便で反復性臍疝痛＝ヘソ周辺の腹痛を伴う場合）	桂枝加芍薬湯
弱	るいそう（やせ衰える）した虚弱体質者の便秘 （腹部のガスが多く疝痛を伴う場合）	桂枝加芍薬湯と大建中湯の併用

日本医師会「漢方治療 ABC」より

老化と大腸の病気②

「下痢」の漢方処方

日本消化器学会によると、**下痢とは「便の水分量が増して泥状から水様になった状態を言う」**とされ、多くの場合は虚証の様相や体調を呈し、脱水や疲労感がでて排便の回数も増えてきます。

とくに、高齢者と小児では、電解質喪失、脱水から重篤な循環器障害につながることがあるので注意が必要です。

下痢でも急激に症状が起こったときは、コレラ、赤痢などの法定伝染病やそのほかの感染症や食中毒の場合がある、とされます。

一方、慢性にだらだらと下痢が続く場合には、消化不良やかぜなどの感染症、**過敏性腸症候群***のことが多いのですが、なかには吸収不良症候群や潰瘍性大腸炎、クローン病など難病に指定されている重大な病気がかくれていることもあるとされます。

そして、**以下のような下痢の場合は、すぐに医療機関を受診**するように日本消化器学会では勧めています。

●海外旅行中あるいは帰国後に下痢が起こったとき。
●下痢とともに発熱がみられるとき。
●下痢に血が混じっているとき。
●長い間下痢が続いているとき(とくに体がやせてきたり、腹痛が加わってきたりしたと

＊過敏性腸症候群：以前は過敏性大腸と呼ばれていたが、小腸を含めた腸全体に機能異常があることがわかり、この名前になった。主な原因は、消化管運動異常、消化管知覚過敏、心理的異常の３つと言われている。症状は下痢便秘交代型と持続下痢型がある。

きには要注意です）。

漢方では、下痢を**痢疾**《りしつ》（感染性下痢）と**泄瀉**《せっしゃ》（胃腸虚弱による慢性下痢）に分けて考えます。

痢疾は、裏急後重《りきゅうこうじゅう》（排便後すぐに便意を催す、俗にいうしぶり腹）のある感染症のある下痢のことで、泄瀉は、裏急後重のない非感染性の消化不良や消化機能の低下が考えられる下痢（くだり腹）のことを言います。

痢疾（頻度は低いが抗生物質と併用が基本）は、体質によって異なる場合もありますが、＊**陽実証**と考えられ下痢が激しくても臭いと色があり、排便前に下腹部が痛む、排便時に肛門に灼熱感がある、便が十分に出きらない感じがある、というのが特徴とされます。これは、腸内に熱があるためと考えられます。

このような痢疾、つまり感染性下痢の場合は、**大黄**《だいおう》、**黄芩**《おうごん》、**黄連**《おうれん》、**黄柏**《おうばく》などを含む処方が用いられます。

漢方薬としては、**大承気湯**、**大黄牡丹皮湯**《だいおうぼたんぴとう》、殺菌・消炎作用のある**桂枝人参湯**、**葛根湯**《かっこんとう》などがその代表的なものです。

大承気湯は、**体力が充実**した人で、熱はあっても悪寒がなく、裏急後重が強く頻繁に便意を催し、口渇や悪心があるときは早めに瀉する（下す）ようにします。

大黄牡丹皮湯は、感染性下痢に用いられます。**比較的体力があり**下腹部痛がある場合ですが、月経不順や便秘などにも処方されます。

桂枝人参湯は、人参湯に桂枝を加えた処方で、体表に熱感があっても胃腸には冷えがあ

＊陽実証：普段は丈夫だが心筋梗塞など突然激しく襲ってくる病気にかかりやすい。

り下痢をしている場合に用いられます。ただし、感染性下痢の初期で、水溶性下痢や腹痛はあるものの裏急後重は軽く、悪寒や発熱がある場合の処方です。

葛根湯は、**比較的体力がある人**で、下痢の症状があり、さらに悪寒や発熱もあるが、自然発汗はなく裏急後重が強いときに用います。**軽い下痢をともなうかぜ**に有用です。

葛根湯と言うと、かぜの初期症状や熱性疾患の初期に服用することで、よく知られていますが、証（その人がもっている体質や病態、病気の進行度など）が同じであれば、ひとつの処方を複数の病気に対して用いることもあるのです。これは漢方の特徴とも言えます。

一方、**泄瀉**（**頻度は大半**）は**陰虚証**＊と考えられ、胃弱で虚症の人に起きやすく、色も臭いもなく、水溶性の便を尿のように排泄するのが大きな特徴とされます。ときには食べたものが、まったく消化されずにそのままの形で排泄されます。これは**完穀下痢**と呼ばれ、腸内が冷えきって消化機能が著しく低下している状態と考えられます。

このような下痢の場合は、**白朮**《びゃくじゅつ》、**蒼朮**《そうじゅつ》、**茯苓**《ぶくりょう》、**沢瀉**《たくしゃ》（利尿や発汗、止渇ほか）など健脾利水剤（脾の働きを強くして水分の代謝を順調にする）を処方します。

また、冷えが強く下痢をするときには、**附子**《ぶし》（ハナトリカブトの塊根を加工したもので強心・利尿効果がある）、**人参**、**乾姜**などの温熱剤を配合された**四逆湯類**（四逆散とは違う処方なので注意）を主として用い、胃腸の働きを活性化します。

その処方は、＊**四逆湯**《しぎゃくとう》をはじめ**人参湯**、**真武湯**《しんぶとう》、**半夏瀉心湯**などが代表的なものです。

四逆湯は、顔面蒼白で手足が冷え、脈も微弱で消化できない完穀下痢の場合に用います。

＊陰虚証：じわじわと病気に冒されていくケースが多い。

＊四逆湯：構成生薬は甘草、乾姜、附子で、虚弱な人または体力を消耗した人で 手足の冷えをともなう場合に用いる。一方、四逆散は柴胡、枳実、芍薬、甘草で前述のように胃炎や胃潰瘍に用いる。

■「虚実」「陰陽」関連図

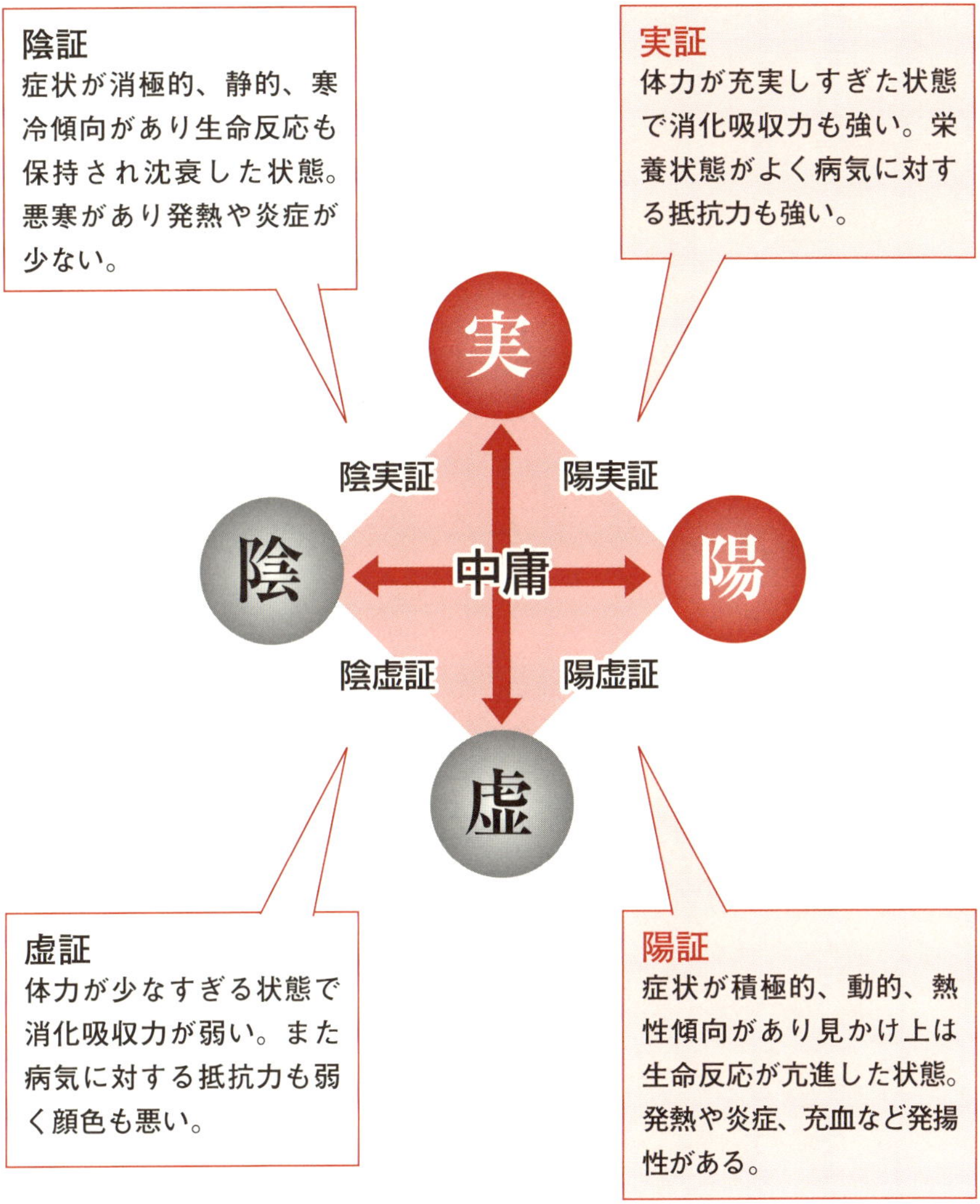
陰証
症状が消極的、静的、寒冷傾向があり生命反応も保持され沈衰した状態。悪寒があり発熱や炎症が少ない。
実証
体力が充実しすぎた状態で消化吸収力も強い。栄養状態がよく病気に対する抵抗力も強い。
実
陰実証
陽実証
陰
中庸
陽
陰虚証
陽虚証
虚
虚証
体力が少なすぎる状態で消化吸収力が弱い。また病気に対する抵抗力も弱く顔色も悪い。
陽証
症状が積極的、動的、熱性傾向があり見かけ上は生命反応が亢進した状態。発熱や炎症、充血など発揚性がある。

もし、出血や貧血を起こすようなときは人参を加えた**四逆加人参湯**《しぎゃくかにんじんとう》、煩燥《はんそう》（もだえ乱れる状態）がある場合では茯苓を加えた**茯苓四逆湯**《ふくりょうしぎゃくとう》を用いるとされます。

人参湯は、体質が虚弱あるいは体力が低下して顔色が悪く冷えると心窩部が痛むとき、**真武湯**は顔色が悪く冷えて下痢するケースでの第一選択薬として用います。ちなみに、**人参湯**は胃に**真武湯**は腸にそれぞれウエイトが置かれ、併用することも多くあります。

比較的体力があり、慢性下痢の場合には**半夏瀉心湯**を用います。

老化による「皮毛（皮膚）」の疾患に有効な漢方処方とは？

皮膚は、からだ全体を覆《おお》う人体で最大の臓器であり、つねに活発に変化し続けています。

その大きな役割のひとつは、体外と体内をまさに皮一枚で隔て、体内の水分の保持や内部の器官や臓器を守る**バリア機能**です。

つぎに、**外界の変化をとらえる機能**です。それは、発汗などによる体温の調節作用や冷・温・痛・圧などの刺激を脳へ伝える作用などです。

さらに、侵入する異物や細菌などを排除し、体を守る**免疫機能**も備えています。

皮膚の構造は、ものに触れている外側から**表皮**、**真皮**、**皮下組織**の三層で成り立っていて、その中には血管やリンパ管、神経系、皮脂腺*、汗腺などが存在し、相互に関係しながら機能しています（P209の皮膚の構造図参照）。

表皮は厚さがおよそ0.2ミリという薄い膜ですが、**外界のさまざまな刺激から内部を守る**

＊皮脂腺：真皮にある皮脂を分泌する器官。皮脂は毛穴から出て角層の表面に広がり、水分の蒸散を防いで皮膚の潤いを保つ役割をする。

バリアとして機能しています。

その下の層にある**真皮**は、皮膚組織の大部分を占めていて、厚さは平均で約2ミリとされます。この部分には、**コラーゲン**という繊維状のタンパク質が、網目状に張り巡らされています。

さらに、同じ繊維状タンパク質の**エラスチン**が、コラーゲンに巻き付くように、その網目状の構造をサポートして弾力を強化しています。両者の関係を建物にたとえるなら、コラーゲンは鉄骨であり、エラスチンはそのジョイント部分と言えるでしょう。

それに加え真皮では、しっかりと結びついている二種類の繊維間をゼリー状の**ヒアルロン酸**（保水作用のある成分）が埋め尽くし、組織の潤いを保持しています。

このように真皮では、コラーゲンを中心にエラスチンやヒアルロン酸のサポートによって**肌に張りと弾力をもたらし、外部からの衝撃に対して体内を守っている**のです。

皮膚の三層構造のうち最も内側にある**皮下組織**は、表皮と真皮を支える役割を担っています。

その大部分は**皮下脂肪**（**脂肪細胞**）であり、そこには毛細血管が通っていて、皮膚組織に栄養を運搬したり、老廃物を回収したりしています。

また皮下脂肪は、外部からの刺激を和らげる**クッション**（**血管や神経の保護など**）や**断熱および保温**などの役割もしています。さらに、エネルギーを脂肪という状態で蓄えてもいるのです。

では、老化は皮膚にどのような影響をおよぼすのでしょう。

まず目につくのは、肌がカサカサしたり、キメが粗くなったり、という変化です。

表皮は前述したように、病原体などの侵入を防ぐとともに、紫外線などの科学的刺激からも体内を守っています。そのために、皮膚の表面を覆っている角質層*は、丈夫なタンパク質でできています。

この角質層を構成する細胞と細胞の間には、**セラミド**（P210参照）という**角質間細胞脂質**があり、**各細胞間の接着**や**NMF（天然保湿因子）**とともに**水分保持**の役割をしています。

表皮では、一番下にある基底層の細胞が、最上部の角質層に押し上げられて古い細胞が剥（は）がれ落ち、新しいものと入れ替わります（新陳代謝）。その入れ替わりには、およそ数週間かかるとされます。

ところが、**細胞の入れ替わりは老化にともない遅く**なります。さらに、セラミドも減少するので、細胞間の接着も悪くなり、**肌が荒れたり**、**皮膚が剥がれやすく**なったり、ということが起こってきます。そうすると、ウイルスや細菌の侵入や感染症を引き起こすことにもなりかねません。

さらに、**メラノサイト（メラニン形成細胞）も減少**します。この細胞は、皮膚が紫外線（UV）にさらされると**メラニン***を増やして、紫外線から真皮を守る役割をしています。

したがって、メラノサイトが減少すると皮膚を防護する効果が薄れてしまい、真皮が紫

＊角質層：皮膚細胞が角化（角化細胞＝ケラチノサイトが基底層で生まれてから垢となってはがれ落ちるまでの過程）の途中で細胞核を失ったもの。この細胞は硬いタンパク質で何層にも重なったブロック状の構造になっていて、皮膚を守る役割をしている。

＊メラニン：皮膚が日光に当たることで生成される色素で、紫外線を吸収して熱エネルギーに変えて放出する。皮膚がんなどを防いで肌を守る役割を担っている。

■皮膚の構造模式図

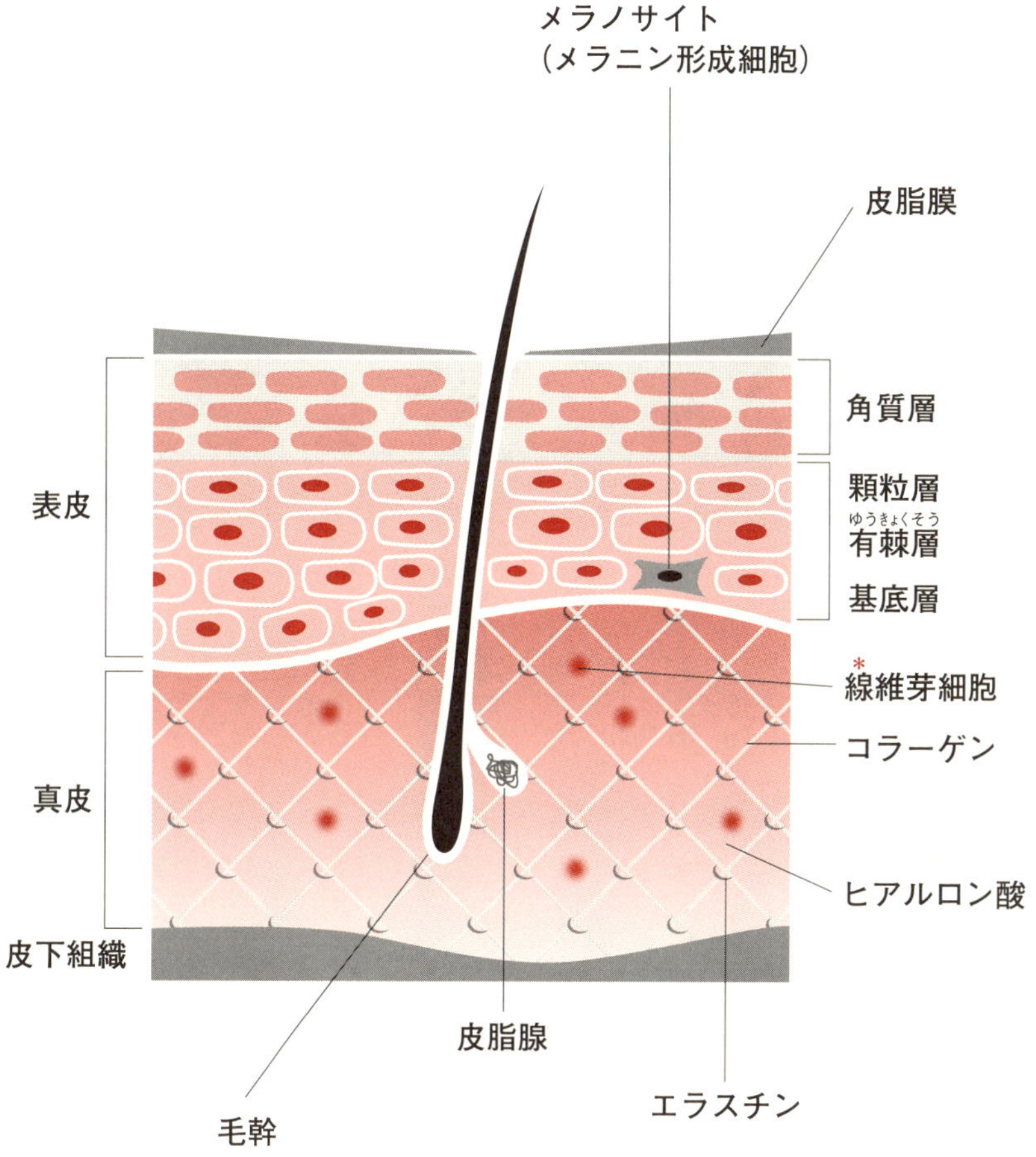

＊線維芽細胞：結合組織を構成する真皮にある細胞で、肌のハリや弾力のもとになるコラーゲン、エラスチン、ヒアルロン酸などを作り出す源となる。

■角質層内のセラミド模式図

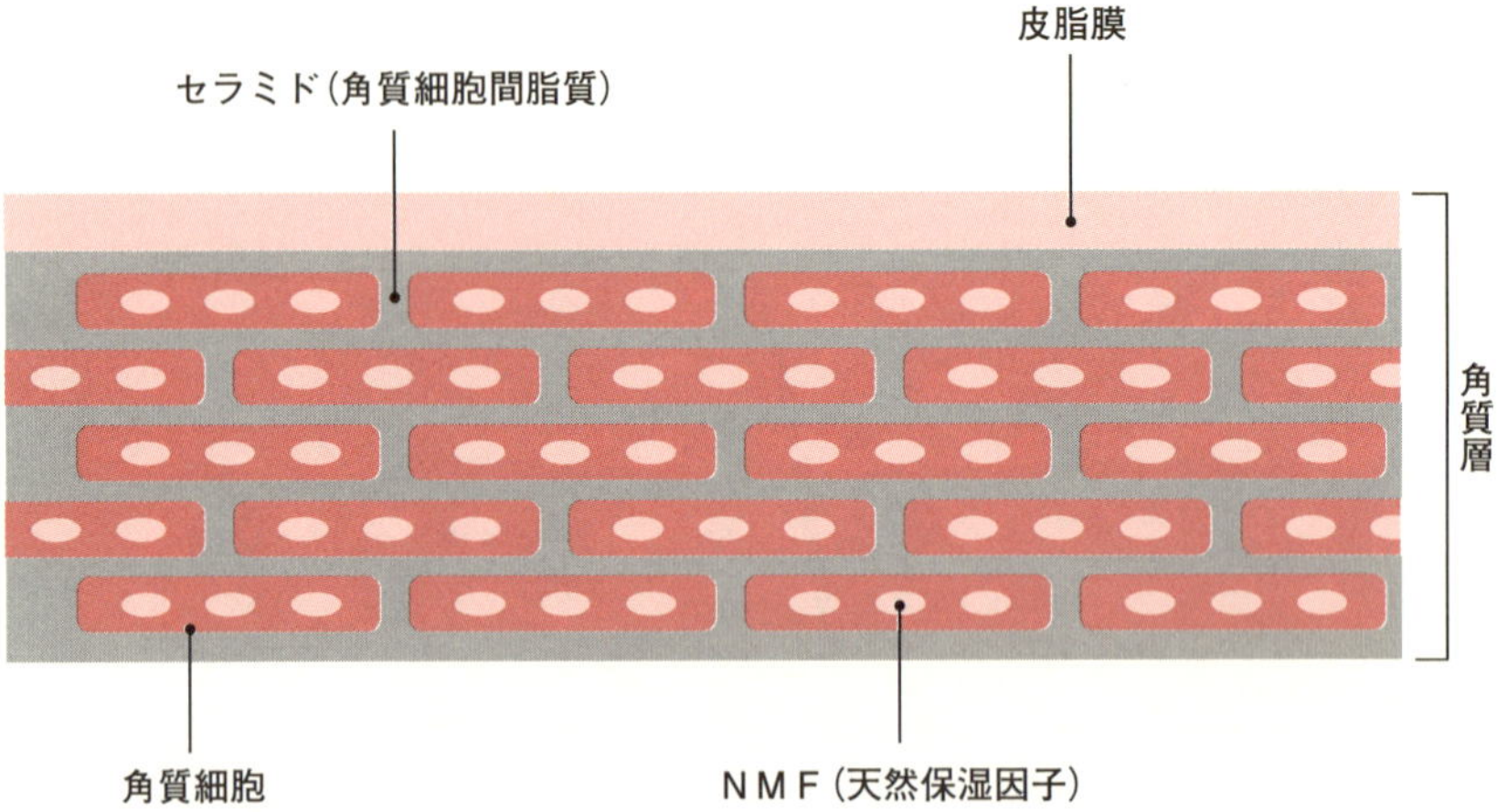

外線によって傷つけられる危険性が増えることになります。

加えて、角質層の入れ替りが遅くなることで角質が薄く乾燥してしまうために、肌がカサカサになって痒みを生じたり、傷の治りが遅くなったり、ということも起こってきます。

真皮では、老化にともない皮膚を丈夫に保つ役割をする**コラーゲンの減少や変質**が起こる、と言われています。そうすると、網目状に張り巡らされている構造が不規則になり、シワが増え張りや弾力が失われてしまいます。

また、コラーゲンを支えて弾力を与える**エラスチンにも減少や変質**（太さの不均等化や巻き付きの緩み）が起こります。そうなると、皮膚が裂けやすくなるとともに**シワやたるみをつくり出す**ことにもなります。

皮膚は三層構造になっているのですから、当然、上の組織同様に脂肪組織を中心に構成されている皮下組織にも老化による影響は現れます。

第1章でも少し触れましたが、腹部や大腿部などでは皮下脂肪は増えますが、顔や手、背中などでは逆に減少します。

そうすると、皮下脂肪が減った部位では、体内の保護機能や体温の保持機能が悪くなります。その結果、寒さに弱くなるだけではなく、ちょっとぶつけただけで、その箇所が**皮下出血を起こす**、ということもよく起こります。

また、高齢者では、**暑さや寒さに対する皮膚感覚が鈍く**なり、同時に自律神経による身体の反応も弱くなる、と言われます。これは皮膚知覚神経や毛細血管の減少、汗腺や皮脂腺の劣化が関係している、とされています。

たとえば、夏場では暑くても汗をかきにくく、汗の量も少なくなります。その原因は、汗腺や皮脂腺の劣化で、体温の調節がうまくできなくなっているため、と考えられます。

一般的に、暑いと皮膚の血流が増えて体内の熱を逃がそうとするはずですが、高齢者の場合は暑くても皮膚の血流量が増えにくくなり、身体が冷えません。その結果として、**熱中症**にかかることになるわけです。

逆に冬場、寒くなっても皮膚の血流量があまり減らないため、体内の熱を逃がしてしまい、体を冷やしやすくなり、**寒がり**になってしまいます。

このように体温調節において、高齢者と健康な成人では、かなり違った面があるのです。

中国最古の医学書で、漢方の経典にもなっている『黄帝内経』に「肺の合は皮、その栄は毛」という記述があります。また、「肺は皮毛を司る」とも記されています。**皮毛とは皮膚と体毛**であり、つまり**体表**を表している、と考えられます。

「合」は「連絡」しているということであり、「栄」とは「繁栄」することであり、「活気」があふれる、ということです。

これは五臓のひとつ「肺」と体表組織の関連性を表していて、前述の宣散機能によって体表の衛気《えき》（免疫機能）を広げることで、皮膚の抵抗力も強くなり病気を防ぐ、という考え方です。

逆に「肺」の機能が低下し血中酸素濃度が下がると、エネルギー産生が落ちて衛気が虚する（弱くなる）と皮膚組織が粗くなり、かぜをひきやすくなって呼吸器系の症状が現れるとされます。

また「肺」に障害が起こると、肌がカサついたり、顔色が青白くなったりする、さらに呼吸器である鼻の機能も悪くなることも、同様の原因からと考えられています。

「**皮膚は内臓の鏡**」という言葉があります。とくに顔色（顔は内臓（腸）の先端部位で人相（心）も表す）は、病気診断の最重要項目です。これは、内臓に異常があるときは、顔の皮膚の色やつやなどに変化が現れやすい、ということです。

漢方では、皮膚疾患を皮膚だけの異常とは考えず、**全身状態から「陰陽」（病位と病勢）と**

「虚実」（抵抗力の強弱）を判定して処方を決めます。

加齢とともに起こりやすい皮膚病の代表的なものに**老人性乾皮症**《ろうじんせいかんぴしょう》、**老人性皮膚掻痒症**《ろうじんせいひふそうようしょう》があります。

老人性乾皮症は、**皮脂や水分が不足し乾燥**することで、皮膚がザラザラになったり、細かい皮膚が鱗状になって剥がれ落ちたりする病気です。主に、ふくらはぎ、腰や脇腹、太もも、腕などに症状が現れます。とくに空気の乾燥する秋から冬にかけて現れるとされます。

一方の**老人性皮膚掻痒症**は、**加齢に伴い皮膚の水分が減少**し、肌が乾燥してカサカサになり、ちょっとした刺激にも反応して痒み生じます。その痒みが慢性化して湿疹になると、皮脂欠乏性皮膚炎（湿疹）と呼ばれます。症状の表れ方は、老人性乾皮症とほぼ同じです。

同じ高齢者の皮膚疾患でも、それらの病気とは異なりますが、気をつけなければならないのは、介護施設などで集団感染が問題になった**疥癬**《かいせん》です。これはビゼンダニという寄生虫が原因で起こるもので、主に皮膚と皮膚が触れ合うことによって感染します。これも老化にともなう免疫力の低下、皮膚構造の変化によると言えるでしょう。

好発部位は、指の間、手首や肘の内側、胸部、腹部、脇周辺、太ももなどとされます。その治療には、２０１５年ノーベル生理学・医学賞を受賞した大村智博士が開発したイベルメクチンを服用します。

皮膚疾患に頻用される漢方処方は以下のとおりです。

〈体力が中等度以上で比較的胃腸が丈夫な場合〉

十味敗毒湯《じゅうみはいどくとう》……化膿性皮膚疾患に幅広く用いられる。慢性蕁麻疹《じんましん》、皮膚炎、急性湿疹などにも頻用される。なお、便秘がある場合は解消してから使用する。

消風散《しょうふうさん》……慢性湿疹やアトピー性皮膚炎で、分泌物が多く、痒みが激しいとき。

温清飲《うんせいいん》……**四物湯**と**黄連解毒湯**の合方で、慢性皮膚疾患で、患部が赤く乾燥性で激しい痒みがあるとき。

〈体力が中等度以下で比較的胃腸が虚弱な場合〉

当帰四逆加呉茱萸生姜湯《とうきしぎゃくかごしゅゆしょうきょうとう》……凍瘡《しもやけ》の第一選択薬。

温経湯《うんけいとう》……*指掌角皮症《ししょうかくひしょう》の第一選択薬。婦人薬としても用いられる。

当帰飲子《とうきいんし》……**老人性皮膚掻痒症の第一選択薬**。**老人性乾皮症**など皮膚の乾燥をともなう慢性湿疹にも用いられる。また、外用薬も治療の双璧で、ヘパリン様物質(ヒルドイド)軟膏と尿素含有軟膏が保湿および血行促進作用によって有益。

桂枝茯苓丸《けいしぶくりょうがん》……シミ、ソバカスに有効。血の道症と水毒の改善が作用の中心。

＊指掌角皮症：親指、人差し指、中指などの指先から発症し、皮膚が乾燥してはがれ落ち、さらに硬くなって、ひび割れたり、指紋がなくなったりなどする病気。

第8章

腎《じん》

関連部位
膀胱・骨・生殖器

症状別適応漢方薬

老化による泌尿器系の疾患

泌尿器系が老化すると？

泌尿器系は、**尿を作り出し体外に排出するために働く器官群**のことで、**尿を作り出す腎臓、膀胱に尿を運ぶ尿管、尿を一定量ためる膀胱、膀胱から尿を排出する尿道**などから成っています。

腎臓*は、ソラマメのような形をした平べったい、握りこぶし大（縦10～11cm・横5～6cm・厚さ4～5cm・重量120～200g程度）の臓器で、腰よりやや高い位置の背中側に左右にひとつずつあります。

その上部に位置するのが**副腎**で、生命現象の根幹である脳の視床下部―脳下垂体―副腎系の一部を担い、生体の恒常性と生命力の源となっています。したがって、副腎を除去してしまうと生命を維持することはできません。

その働きをひと言で表すと、**体液*のバランスを一定**にするために、**血液を濾過して尿をつくり老廃物**（**尿素、ナトリウム**）**を排泄**したり、水分を排泄したりすることです。そのほかでは、ある種の**ホルモン*やビタミンなどの産生**にも関わっています。

ヒトのからだは、ほとんどが水で構成されていて、体重の約半分から3分の2を占めている、とされます。

新生児では体重の約75％、子どもでは約70％、成人では約60～65％で、老人になると50～55％と言われます。また男女比では、一般的に女性のほうが体内水分量は低く、肥満者

＊腎臓：発生学的には中胚葉に属し、血液成分、血管、筋、骨、生殖器などと同じカテゴリーに入るため、それぞれに共通性がある。また、気海丹田の中心でもある。肛門・尿道の括約筋を締め、同時に横隔膜呼吸を行うと強化される。

＊体液：体内に存在する水分の総称で、ナトリウム、カリウム、カルシウム、リン、マグネシウムなどの電解質が含まれる。

■腎臓の模式図

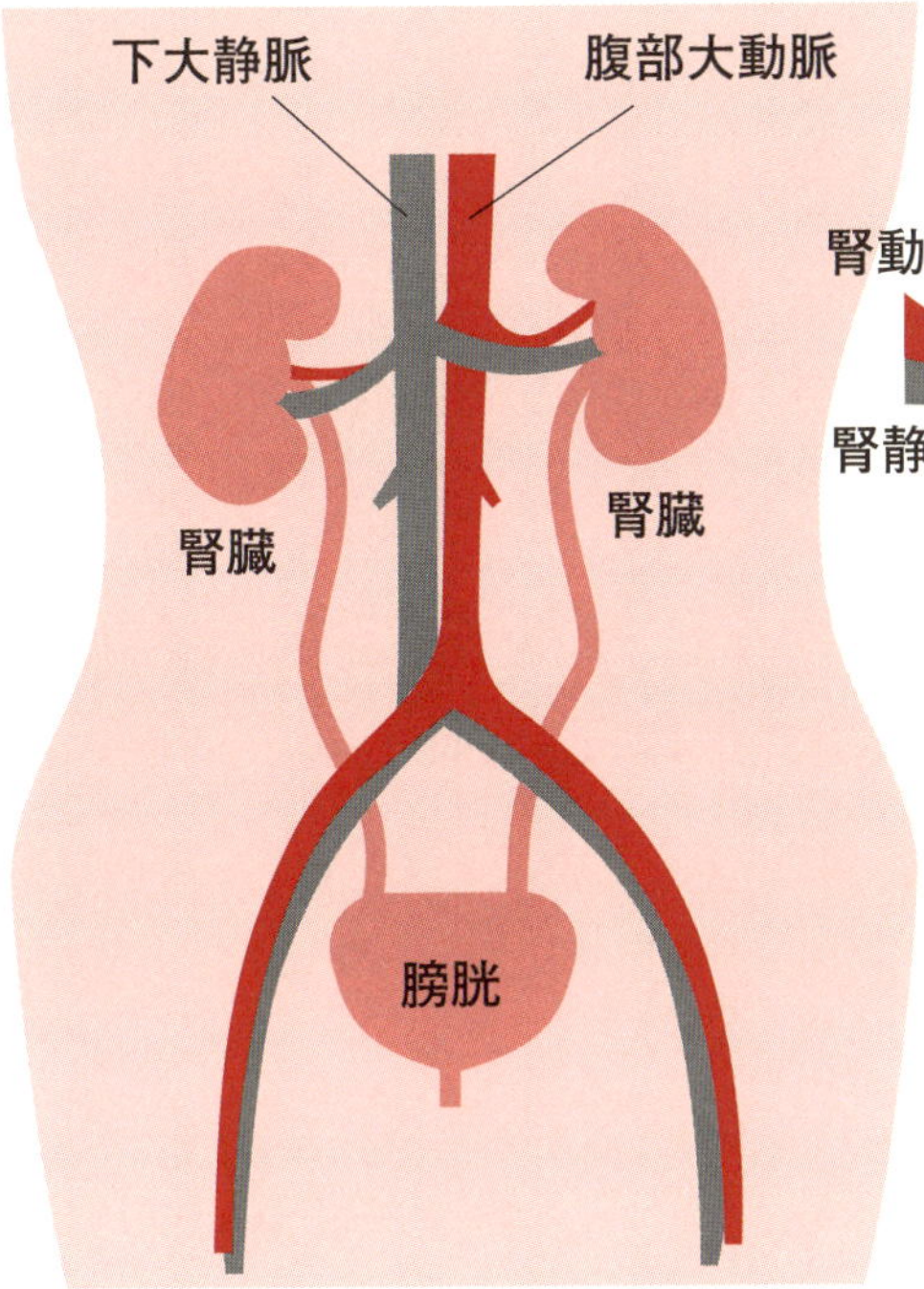

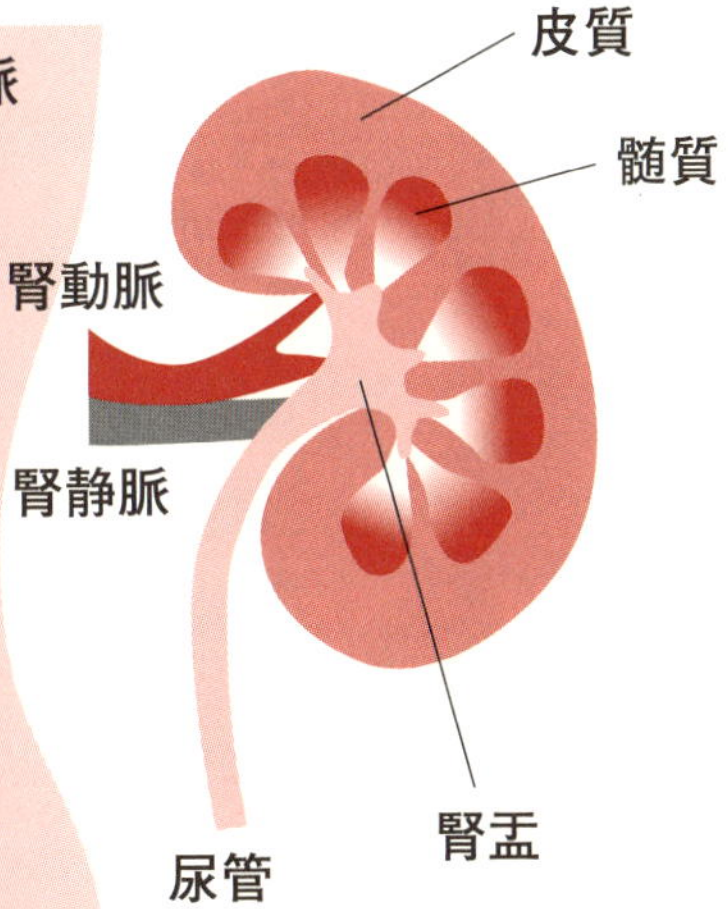

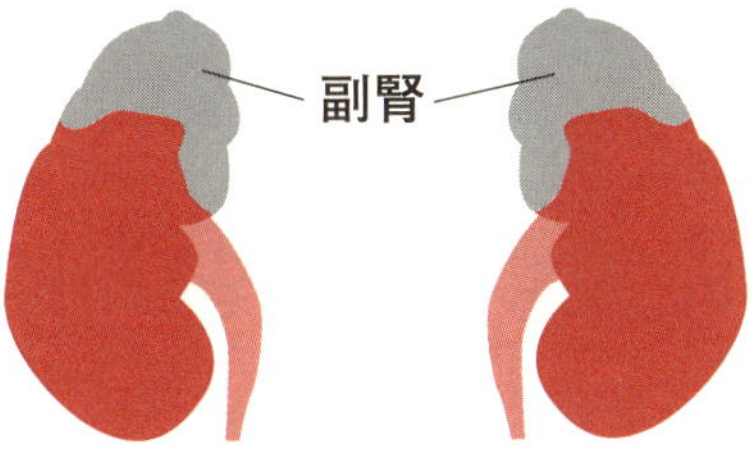

＊ホルモンやビタミンの産生：血圧を調整するホルモン（血圧を上げるレニンや血圧を下げるプロスタグランジン）の産生や赤血球造成を促すホルモン（エリスロポエチン）の分泌。カルシウムの吸収に関係するビタミンDの活性化を行う。

も同様に低いことがわかっています。

体内の水分の多くは、約60～100兆個と言われる細胞内に存在し、残りは細胞と細胞の間に存在する細胞間液と血液に含まれ、それぞれが生命を維持するために働いているのです。

したがって、体内の水分維持は健康と大きく関わっていて、水分が2％失われると、のどの渇きを感じて運動能力が低下しはじめます。

さらに3％失われると、のどの渇きが強くなり、ぼんやり感や食欲不振などの症状が起こり、4～5％喪失すると脱水症状が起こり疲労感や頭痛、めまいなどが現れます。そして、それが10％以上になると、死にいたることさえあります。

そこで腎臓は、体内の水分バランスが常時一定になるように、**尿量の調整**（**体内恒常性の維持**）をしています。運動などによって発汗し、のどがカラカラになるのは、浸透圧が上昇し体内の水分が不足している状態なので、腎臓は尿量を減らします。逆に多くの水分を摂取したときは、浸透圧が減少し体内に水分が余っているので、腎臓は尿を多くつくります。

そして、腎臓でつくられた尿は、尿管を通って膀胱に溜められ、やがて体外に排泄されて水分のバランスがとられます。

腎臓は血管の集合体になっていて、左右合わせて約*200万個のネフロン（腎小体＝糸球体《しきゅうたい》とボーマン嚢《のう》、尿細管でできた小さな塊）があります（p219の図参照）。

＊約200万個のネフロン：実際に機能しているのはその10％程度。したがって、腎臓は左右のどちらか1つでも十分に機能する、とされる。

■腎臓でつくられた尿が排泄されるまでの流れ

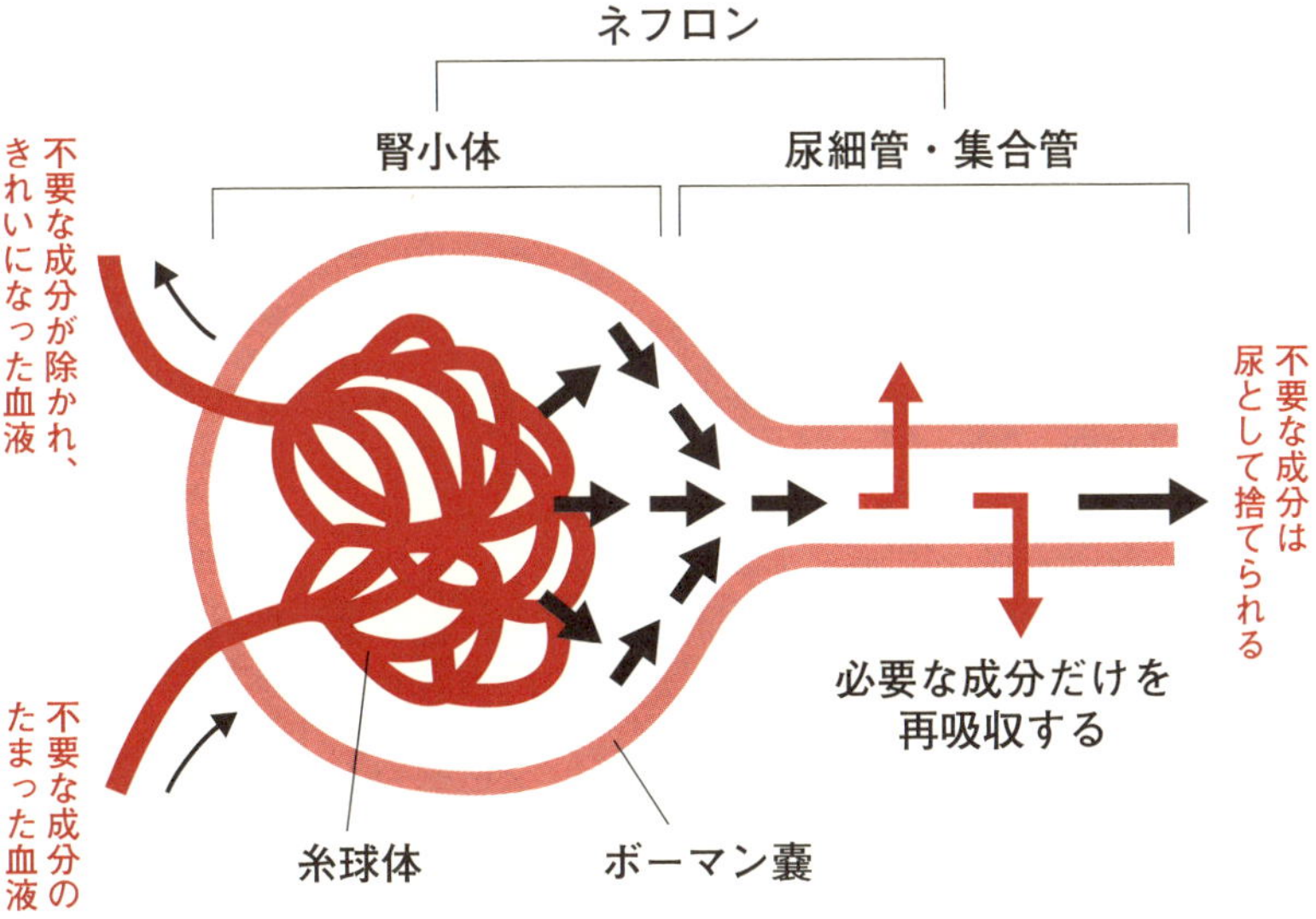

血液が糸球体で濾過されて原尿*ができます。

↓

原尿が尿細管（細尿管）を通る間に、毛細血管を介して原尿の99%は再吸収され、残りは腎盂《じんう》に流れ込み尿になります。

↓

腎盂に集まった尿は、尿管を通って膀胱に送られます。そして、約150mℓの尿が膀胱に溜まりはじめると、膀胱にある平滑筋が伸びはじめます。同時にその刺激が自律神経によって脳に伝えられて尿意を感じるようになります。

↓

約350～500mℓになると、膀胱の貯留量が限界になるため、その信号が脳に伝わり排尿行動が起こされます。

＊原尿：糸球体で血液が濾過され、ボーマン嚢へ押し出されたもの。糸球体は、ボーマン嚢という袋で覆われている（腎小体）。この腎小体と尿細管などの集合体をネフロンと言う。

第5章でも触れたように、老化にともない少なからず動脈硬化は進行していきます。糸球体は毛細血管の集合体ですから、やはり硬化は起こります。正常なネフロンも30歳前後からは減少する傾向にあり、**60歳時点では7割程度までそれが減少**する、とも言われます。それは、老化によって腎臓の**濾過率の低下***が起こることを意味します。

また、血中の過剰な炎症物質、糖分や脂質、塩分などが**糸球体***に流れ込んでくることによって、次第にフィルター機能も低下していきます。それは、過剰な物質が毛細血管を通ることで血管壁やフィルターを傷つけるために、その役目を果たせなくなる、つまり**血中の老廃物の除去能力が落ちる**、ということです。

さらに高齢になると、発汗した場合、のどの渇きを感じにくいことや腎機能の低下などによって、脱水症状に陥りやすく回復しにくい、という報告があります。

劣化するのは、糸球体ばかりではありません。尿細管も劣化し、その数の減少が起こります。

尿細管は、糸球体でつくられた原尿から、必要とされるもの(水、ナトリウム、クロールイオン、アミノ酸、糖質など)を再吸収する役割を担っています。したがって尿細管の数が減ってしまうと、夜間における再吸収がうまく行われず、尿の量が増えて夜間頻尿の原因になる、とされます。

また、老化により肝・腎機能が低下すると、**薬物代謝が不十分**になり、薬物の排泄能力も落ちて副作用が起こりやすくなったり、**ビタミンDを活性化**(骨を丈夫にする)する能力

＊濾過率の低下：血中にクレアチニンという物質が増えることで判断する。この物質は、アミノ酸が分解されたあとに出てくる老廃物なので、尿に排泄される。しかし、濾過機能が衰えると血中に戻され数値が上がる。

＊糸球体：毛細血管などが集まった糸玉状の塊で、流れ込んできた血液を濾過する。

■男性の膀胱機能の模式図

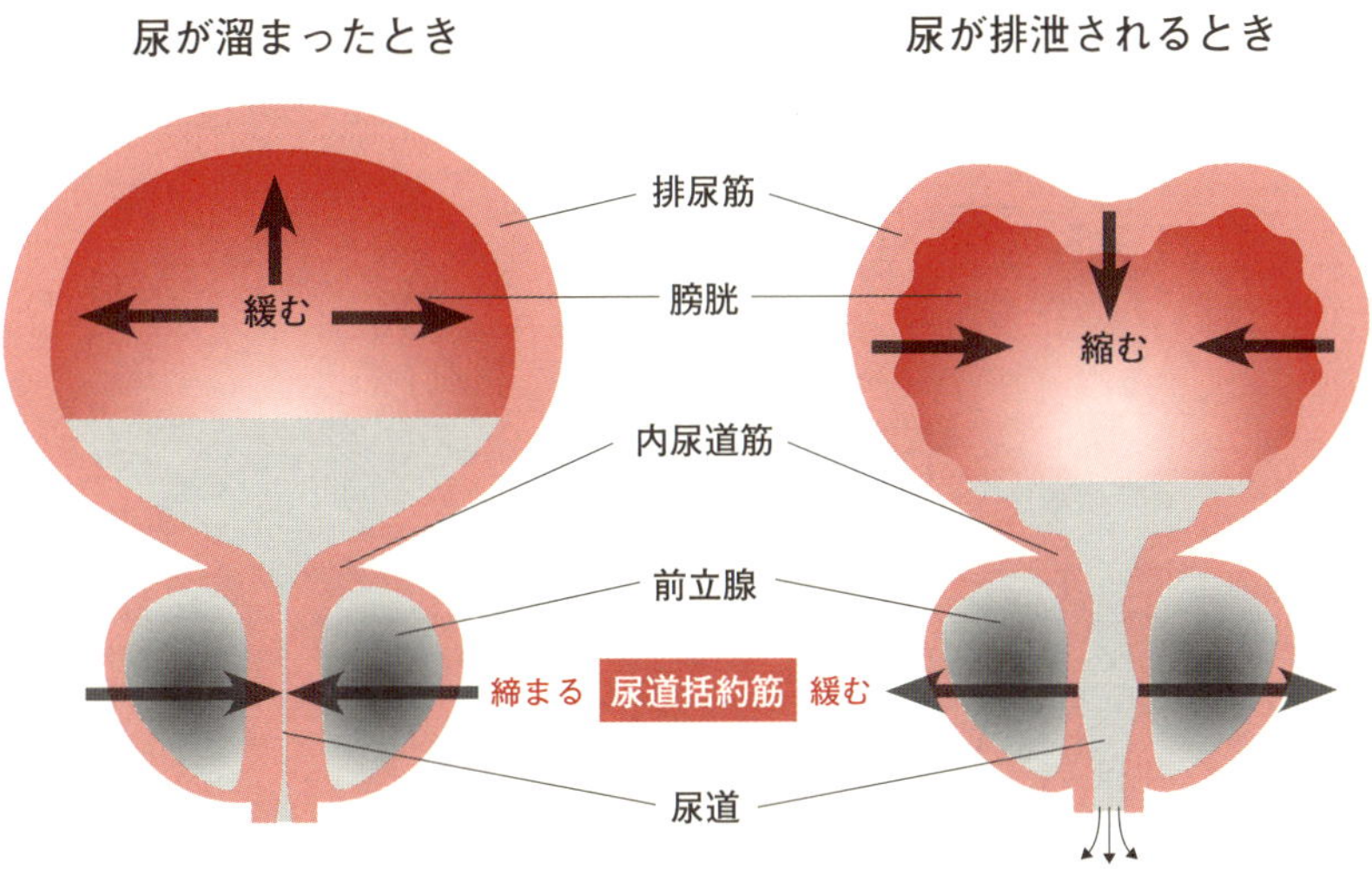

尿道は尿が膀胱に一定量が溜まるまでは閉じています。やがて、膀胱が尿でいっぱいになると、尿道括約筋が緩んで尿道が開き排尿されます。尿を溜めるときは排尿筋が緩み、排尿するときは縮んで尿が押し出されます。

が落ちて**カルシウム不足**や**骨***吸収と形成の不調**（骨粗しょう症の一因）に陥ったり、ということが起こります。

後述しますが、古く漢方医学においても、腎臓と密接に関わるとされる臓器が膀胱です。

膀胱とは、腎臓でつくられた尿が尿管を通り、尿道*から排泄されるまでに**一時的に尿を溜めておく伸展性のある袋状の臓器**であり、下腹部に存在しています。

腎臓から膀胱へは、一般に1時間あたり約60㎖

＊骨吸収：古くなった骨が分解・破壊されていく現象。骨は絶えず部分的に破壊・吸収され、その一方で形成されている。

＊尿道：膀胱内の尿を内尿道口から体外に排泄する管。膀胱に尿が一定量たまるまでは閉じていて、一杯になると開き外に排泄される。長さは男女で著しく異なり、男性で15～20㎝、女性では約4㎝。

■骨盤底筋の位置

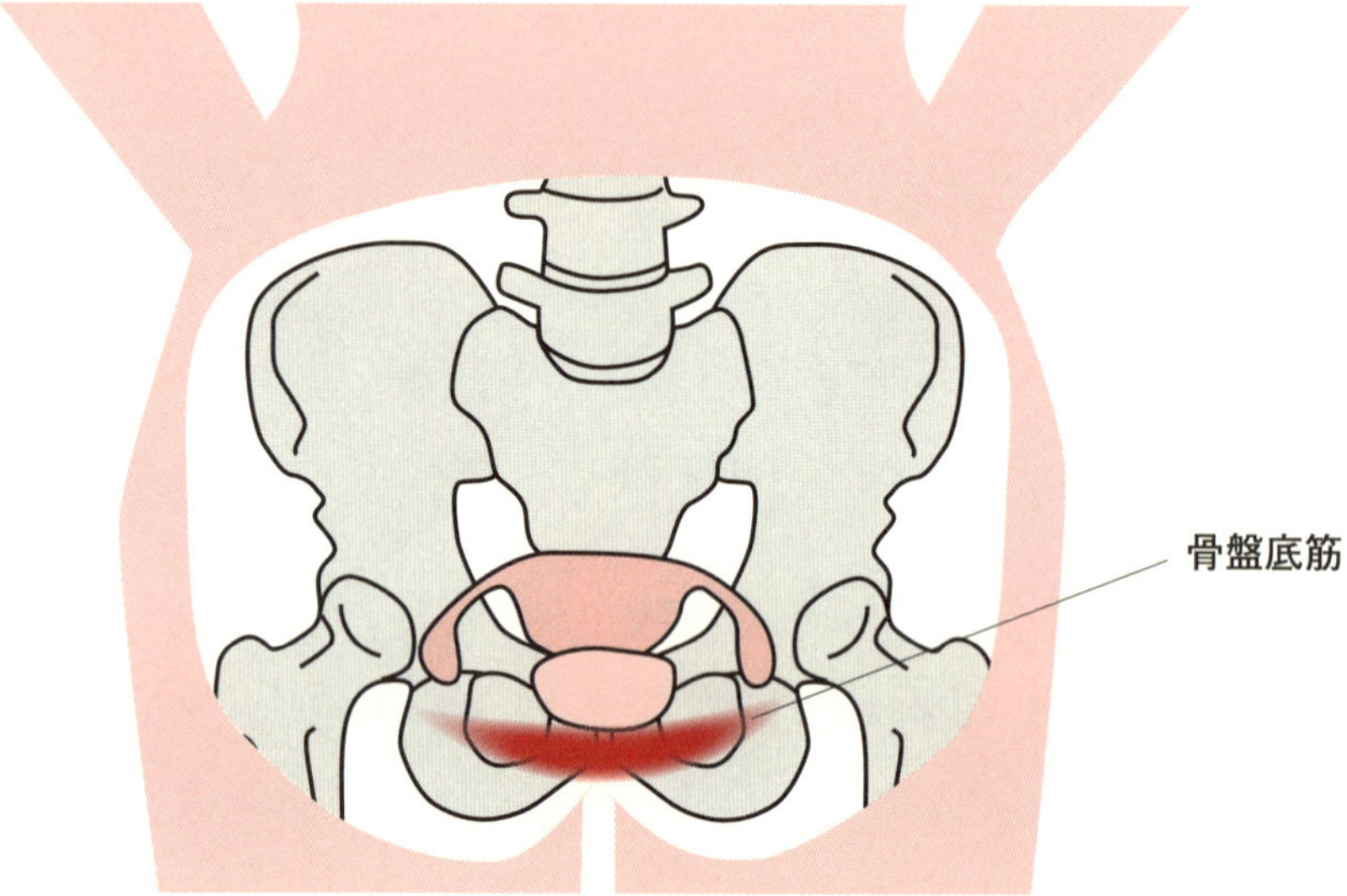

の尿が送られてくる、とされます。その結果として、膀胱は尿が溜まると風船のように膨らみ、排泄されるとしぼみます。

老化による膀胱の障害は、男女によって症状の違いが出てきます。

ひと言で述べると、**女性は**「**尿を溜める障害**」が出やすく、**男性は**「**尿を出す障害**」が起こりやすくなる、とされます。

女性の場合、もともと外尿道括約筋量が男性に比して少なく、しかも出産や肥満などで骨盤底筋*が弱ったり傷ついたりして働きが低下しがちです。

そのような状態のときに腹圧がかかると、本来ならハンモックのように子宮や膀胱をサポートしている骨

＊骨盤底筋：骨盤の底に存在する筋肉群。恥骨から尾骨までの間をハンモックのように下から子宮や膀胱などを支え、尿道や肛門を締める働きをしている。

■前立腺肥大症の膀胱

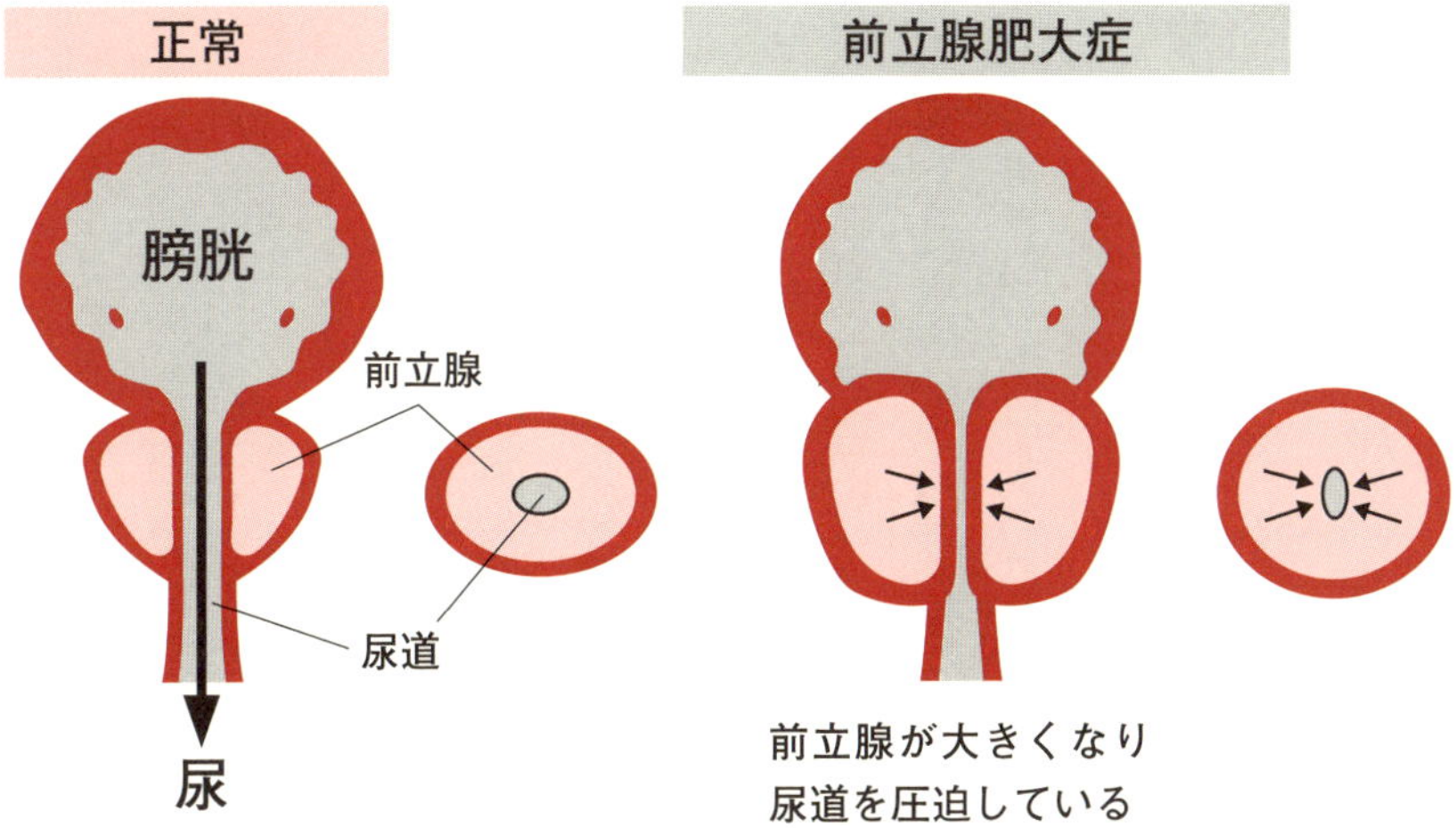

盤底筋(上の図参照)が膀胱を支えきれなくなり、膀胱や尿道の位置が下がって尿が漏れやすくなってしまいます。

さらに、骨盤内臓器*は下焦*にあるため、腹圧と静脈うっ滞による循環器障害を起こしやすく、それが水毒や血の道症になる、とされます。

一方、男性では40歳を過ぎたあたりから前立腺が肥大する傾向が現れます。

前立腺とは膀胱の出口部にあり、後部尿道を取り囲むように存在するクルミ大の臓器で、精液の一部を産生します。

その前立腺が肥大すると、尿道を圧迫して尿の通過障害をきたし、いきまないと尿が出ない、排尿開始ま

＊骨盤内臓器：男性では膀胱、前立腺、精嚢と直腸。女性では膀胱、子宮、卵巣、卵管、直腸など。

＊下焦：三焦の下部。臍以下の部位で、肝・腎・膀胱・小腸・大腸を含む。主として上焦は呼吸、中焦は消化、そして下焦は排泄に関わる機能系とされる。

で時間がかかるなどの**排尿障害**を引き起こします。

また、尿の勢いが弱くなる、排尿時間が長くなる、尿のキレが悪くなるなどのほか、頻尿、夜間頻尿、残尿感などの**蓄尿症状**や**排尿後症状**も起こります。これが**前立腺肥大症**の主な症状と言われるものです。

前立腺肥大症は、加齢とともに罹患率が増加し、**70歳では70％以上の男性が前立腺肥大**を有し、その**¼は治療を必要**とする症状を発症する、というデータがあります。

前立腺肥大と前立腺がん（前立腺肥大は内腺に前立腺がんは外腺に発生）は関連のない病気ですが、男性で排尿困難のある場合には、前立腺がんのチェック（血液検査で前立腺特異抗原であるＰＳＡ*の測定を行うのみ）を日本泌尿器学では勧めています。

そのほか、男女ともに高齢になると増える膀胱の病気で多いのは、トイレが頻繁になる、尿漏れが起こるなどの**過《か》活《かつ》動《どう》膀《ぼう》胱《こう》**です。

過活動膀胱とは「尿意切迫感・頻尿・切迫性尿失禁で構成される症状症候群を呈する病的状態」で、「排尿筋の不随意な収縮、すなわち排尿筋過活動」（排尿の必要性の有無にかかわらず排尿筋の予期せぬ収縮）とされます。

過活動膀胱は、高齢になるほど罹患率が高くなり、**70歳以上では30％以上**を占めるという調査報告もあります。

〈高齢者の排尿機能の特徴〉

①膀胱が萎縮するために膀胱容量の減少が起きるので少量の尿貯留で尿意が起こり、排尿

＊ＰＳＡ：prostate specific antigen＝前立腺特異抗原の略語で、前立腺の上皮細胞から分泌されるタンパク。前立腺の異常にのみ反応し、異常があると血液中に大量に放出されて濃度が高くなる。

の回数が増えて頻尿になる。
②膀胱の弾力性が低下するため排尿後も残尿が生じ頻尿となる。
③成人では膀胱の半量でも尿意を感じるが、高齢者は充満感が鈍くなるため、いっぱいになるまで尿意を感じないので、尿意が起きたときには我慢できず漏らしてしまうことがある（尿失禁）。

漢方では「腎」をどう考える？

漢方では「腎」を「作強《さっきょう》の官、伎巧《ぎこう》これより出づ」（黄帝内経）と規定しています。「作強」とは、作用を強めるということで、「伎巧」の「伎」は「技」に通じ、その意味は精巧で多才ということです。

「腎」は五臓の根源であり、「からだ全体を強くする役割を担い、それによって生体の機能が精巧に働く」と考えられているのです。

第３章でも触れましたが、「腎」は生まれもった**先天の気が宿る**ところで「**精**」**を蓄える**とされます。腎に蓄えられた「精」は、「**腎気《じんき》**」とも呼ばれ**生命活動**、**成長や発育**、**生殖活動を維持**するための基本要素のひとつに数えられます。

先天の気は、生まれた段階でほぼ総量が決まっていて、年齢を経るごとに減少していきます。つまり、使い減りする（腎虚になる）わけです。

そこで「腎」は、養生によって水穀の精微（飲食物から得られる栄養）から後天の精をつくりだして「気」を補充します。

人体を構成する「気血水」は、その「精」の力によって働いているので、すべての生命活動のエネルギー源＝「精」とも言えるのです。

こうしてみると、「腎」は現代医学の腎臓そのものを指すのではなく、副腎や性腺（精巣や卵巣なの生殖腺）などをも含めた機能を象徴している、と考えることができます。

また、「腎」は「水臓」とも認識されていて、気血水の**「水」もコントロール**しているとされます。

「腎」に集まった「水」のうち、有用とされるものは**三焦**《さんしょう》*（第3章参照）に戻し再循環させ、不要な水分は膀胱に送られ、体外に排泄されることになるわけです。

しかし、「水」の代謝がうまくいかず、**体内に過剰な水分**があると代謝が衰えて体温の低下などを引き起こし、**手足の冷え***をもたらすことにもなります。

第7章「肺」でも触れましたが、外部から取り込んだ清気は「肺」から「腎」へ降ろされます。その循環が生まれることによって、新しい清気を「肺」へと吸い込むことが可能になるわけです。

このような働きを担う「腎」ですから、その機能が弱ると後天の精を補充できなくなります。そうすると、当然、「精」が不足して生体は弱ってしまいます。

漢方のバイブルとも称される『黄帝内経』には「腎は髄《ずい》を生ず　脳は髄の海」という言葉があります。

＊三焦：食べ物や飲み物である水穀の道路（栄養と水分の通路）とされ、とくに中焦（胸からヘソまで）が消化吸収作用に関与するとされる。

＊手足の冷え：大きく５つのタイプに分けて考えられる。①血の不足（血虚）②血の滞り（瘀血）③水分の滞り（水滞）④エネルギー不足（気虚）⑤「肝」の不調による自律神経失調症

これは「腎」の「精」は髄（骨髄）をつくり、髄は骨を養い、また髄が頭部に集まってできたのが脳である、と言っているわけです。

現代医学でも、腎臓はビタミンD3をつくり、腸からカルシウムを再吸収し、骨髄は血球や免疫細胞を作る役目を担うと考えられていますから、**「腎」の不調で骨がもろく**なったり、貧血などで**脳の機能低下**を引き起こしたりする、という漢方の指摘もうなずけます。

また、「腎は耳と二陰に開竅《かいきょう》（開く）」するとも言われ、耳と排泄器官の二陰（生殖器と肛門）は「腎」の生理機能により支えられている、と考えられています。

したがって、老化などによって「腎気」が衰えると**腎虚**《じんきょ》という状態になり、耳が遠くなったり、排尿や排便のトラブルが多くなったり、またインポテンスになり気力が衰えたりする、というわけです。

〈腎の主要な働き〉

① 成長や発育、抵抗力などの副腎機能や造血作用、生殖機能を司る。
② 骨や歯の形成と維持。
③ 水分代謝を調節（「水」のコントロール）。
④ 呼吸の維持（肺に空気を取り入れる補助）。
⑤ 思考力、判断力、集中力を保持。

〈腎の障害時に現れる主な症状〉

水分代謝障害（冷え、むくみ）、成長・発育障害、泌尿・生殖器系の症状（夜間頻尿や精力

減退）、加齢現象（骨、歯、頭髪、耳と障害）、呼吸器系の症状（慢性の呼吸器症状）。

五行論における「腎」の概念では、**最も加齢（動脈硬化などによる）の影響を受けやすいのが腎臓**と言われていて、漢方治療でも好適な方剤は少ないとされます。

＊限外濾過《げんがいろか》と再吸収というデリケートで高エネルギーを必要とする腎臓は、一度傷害を受けると多くの場合は再生しません。

しかも、腎疾患は放っておくと炎症が徐々にではなく、糖尿病、感染症、痛風（尿酸による）、妊娠腎など一気に不可逆的に進行します。それゆえに西洋医学でも腎疾患は、厄介な病気と考えられています。

漢方は、気血水の調和というバランス理論に基づく治療です。したがって、**全身状態を整える**ことで、ある程度まで症状を改善することは可能とされます。

急性の場合は別としても、慢性のケースではどこまで現症状を食い止められるか、いかにしてＱＯＬを高められるかを主眼として治療を行います。

そこで、治療は、生体がどのようにバランスが崩れているかを出発点とします。ただし、漢方薬が処方されるのは、代償性腎不全期（腎臓の検査での軽度な異常）以前の状態にある場合で、自覚症状の軽減や感染症に対する抵抗力のアップ、また一時的ではあるにせよ腎機能の改善や固定化などの期待ができます。

一般に**腎疾患**は、発症時では尿が出ないために、むくみを生じる病気とされます。したがって、漢方の診断では**湿証**（体内の水分が局部的に過剰）とされ、処方は体内の水分を排

＊限外濾過：片側の溶液に圧力がかかると、溶液は膜の反対側に押し出される。圧力で水分を濾過する仕組み。

泄して乾燥させる**燥性の方剤**を用います。

これは、足りないものを補い、多すぎるものを減らすという漢方の「**中庸**」＝**健康**という考え方の処方設計によるものです。

その代表的な処方が、**柴苓湯**《さいれいとう》です。この漢方薬は、**小柴胡湯**《しょうさいことう》**と五苓散**《ごれいさん》**の合剤**で、消化器症状（口が苦い、舌に白い苔が付く、悪心、嘔気）や口渇、乏尿（尿量の減少）、むくみなどが主目標ですが、**慢性腎炎をはじめ腎疾患の基本薬**としての薬効実績が蓄積されつつあります。

小柴胡湯は抗炎症や免疫調節、**五苓散**は＊**膠質浸透圧**《こうしつしんとうあつ》（血管内に水を保持しようとする圧力）調節による尿量調節を行う処方です。

猪苓湯《ちょれいとう》と**四物湯**《しもつとう》を併せた方剤の**猪苓湯合四物湯**《ちょれいとうごうしもつとう》は、尿路の感染症による熱や腫《は》れを抑え、尿の出をよくします。具体的には頻尿や残尿感、排尿痛などの排尿異常に適応とされます。

この処方は、体力が中等度で顔色が悪く皮膚の乾燥があり、やや冷え症ぎみで症状が長びくときに向きます。初期症状に向く**猪苓湯**に血の道症の基本薬である**四物湯**を加えることで、症状が慢性化しているときに有効とされ、**十全大補湯**《じゅうぜんだいほとう》と同様に血尿があるときにも用いられる処方で、体の弱った機能を補い、元気をつけてくれます。ことに、足腰や泌尿生殖器など下半身の衰えには有効とされます。

比較的体力がある人で、泌尿器・生殖器の感染症には**竜胆瀉肝湯**《りゅうたんしゃかんとう》を用います。炎症にともない排尿痛、頻尿さらには陰部の痒みのある皮疹（皮膚の湿疹）にも有効とされます。

＊ 膠質浸透圧：アルブミンのような血漿タンパク質によって生じる浸透圧。血中のアルブミンによって血管外にある水が引っ張られて、血管の中に入ってくる。このような血管内外に生じる圧力差で毛細血管内に体液を保持することができる。浸透圧が下がると、細胞間液が増えて浮腫が起きる。

■腎疾患の頻用漢方薬

慢性腎炎	➡	柴苓湯
血尿	➡	猪苓湯合四物湯・十全大補湯
腎機能低下	➡	八味地黄丸・大黄剤*など
腎性高血圧	➡	八味地黄丸・七物降下湯

＊大黄を含む処方：大黄甘草湯、大承気湯、桃核承気湯など

日本医師会「漢方治療の ABC」より

加齢により腎気が衰えている「腎虚」のときに用いる方剤が、**八味地黄丸**《はちみじおうがん》です。疲れやすく、四肢が冷え、尿量が少ない、または多い、口がかわくといった症状があり、排尿困難や頻尿傾向で、足腰や泌尿・生殖器など下半身が衰えているケースでは好適とされています。

腎臓と血圧は、密接に関係しています。腎臓の機能が悪くなると腎血流量が低下して、血圧亢進作用のある生理活性物質を生み出すレニン（タンパク質分解酵素）が分泌されます。

その結果、余分な塩分と水分の排泄が不調になり血液量が増加し、血圧が上がります。これが**腎性高血圧**（腎実質性高血圧）と呼ばれるものです。

そして、血圧が上がれば腎臓への負担が増え、ますます腎臓の機能が低下すると

■冷え性の病態と漢方薬の選択

漢方名	体質	症状
当帰芍薬散	弱	色白　貧血傾向　手足の冷え　下腹痛　頭重　めまい　倦怠感
当帰四逆加呉茱萸生姜湯	やや弱	手足のひどい冷え　寒冷に敏感　頭痛　冷えのぼせ　下腹痛　腰痛
八味地黄丸	やや弱	高齢者の冷え　下半身の脱力　腰痛　夜間頻尿　夕方のむくみ　朝の口内乾燥感　性機能障害

日本医師会「漢方治療の ABC」より

いった悪循環に陥ります。

このような腎性高血圧の第一選択薬とされているのが、**七物降下湯**《しちもつこうかとう》です。この処方は、体質は虚弱でも胃腸の働きは比較的よく、とりわけ**最低血圧が高い場合に有効**とされます。

毛細血管の集合体ゆえに、加齢の影響を受けやすいのが「腎」であり、「腎」は体内の「水」の代謝・排出を司り、その変調は恒常性低下と老化を招くことは前述しました。

老化によって腎虚に陥ると局部的に「水」の流れが滞る「水滞（水毒）」が起こり、血滞を招き、むくみ（とくに足やふくらはぎ）ばかりではなく、代謝異常によって末端部の体温を奪い冷えをも引き起こします。

現代医学では、それほど問題にされることのない「**冷え性**」という症状ですが、**漢方では重要な概念**のひとつです。

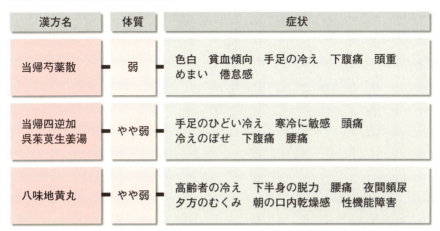

「**冷える**」ということは、新陳代謝が低下することで**気の巡りが阻害**され、それが**血の滞り**、そして「**水**」**の停滞**を招き「気血水」に影響を与えます。また逆に、それが「冷え」を呼びこむということにもなります。

「**冷え性**」というと、女性の病気と思いがちですが、**老化によっても現れる**症状なのです。その症状は、言葉からもわかるように大半が寒証とされます。**寒証**とは、生理機能（基礎代謝）が低下していて体温は低め、手足など局所が冷えるタイプで、男性よりも女性に多いとされます。

このような冷えの場合は、体を温め新陳代謝を盛んにし、機能を高める方剤の**温性薬**が用いられます。

●冷えに効果がある漢方薬

○虚弱な女性の冷え性で、貧血傾向、易疲労感、頭重、めまい、腹痛などある場合→**当帰《とうき》芍薬散《しゃくやくさん》**

○からだ全体が寒冷に敏感で、しかも手足の冷え、しもやけがある場合→**当帰《とうき》四逆《しぎゃく》加《か》呉茱萸《ごしゅゆ》生姜湯《しょうきょうとう》**

○高齢者で足が冷える、老化による下半身の脱力、夜間頻尿、夕方のむくみ、朝の口内乾燥がある場合→**八味地黄丸**

○冷え症（とくに手足）で貧血ぎみ、顔色が悪く、疲労衰弱がひどい場合→**人参養栄湯《にんじんようえいとう》**あるいは**十全大補湯**

老化による膀胱関連の病気と漢方薬

膀胱は「州都の官、津液これに蔵さる」（黄帝内経）という官職にたとえられます。州都とは水中の小陸地であり、それが転じて水液が集まる場所とされます。

つまり、膀胱は津液（体外に排出される以前の尿）を収納する器官と言えます。

五行論では、「腎」と「膀胱」は水の性に属し、陰（臓）と陽（腑）という表裏の関係にあります。体内に取り入れられた水分は、全身を巡った後に「膀胱」に集まり蓄えられ、やがて尿として排泄されます。漢方では、このような六腑のひとつ「膀胱」の働きは、五臓の「腎」によって調節される、としています。

ただし、漢方で言う「**膀胱**」とは、「**泌尿器系の一部である膀胱のみならず、広く泌尿器系統の機能を総称したもののように扱われている**」（長濱善夫『東洋医学概説』）と考えます。

漢方では、ほかの疾患と同様に泌尿器科的症状も全身症状の一兆候と見なします。

そして、下部尿路（膀胱から尿道まで）のさまざまな症状は、「**淋証**」として捉えます。

「淋」とは水が滴るという意味で、「たらたら出る」状態を表し、頻尿、尿意急迫、排尿困難*（痛）、残尿感、さらに前立腺肥大に起因する症状をも含め、排尿に関するあらゆる症状・症候を総称して「淋証」と呼びます。

一般に、「腎」における泌尿器系疾患は、尿量の変化がともなうことが多いので、水分の偏在（水滞＝水毒）を解消する**駆水**（**利水**）**剤**の適応を試みます。

＊排尿困難：子宮筋腫、前立腺肥大症や前立腺がん、尿道狭窄症などでは尿の通り道が狭くなるために生じる。また、尿道結石や尿管結石、子宮脱や膀胱脱、さらに自律神経失調と排尿困難が生じることがある。

駆水（利水）とは、体内の「水」が多ければ排泄を促し、逆に不足していれば保持することです。

したがって、**駆水（利水）剤**とは、細胞膜にある生理活性物質であるアクアポリンに作用して**体内の水分の偏在を調節し、過剰な水分であれば体外に排泄させ、逆に脱水があれば体液保持に働く漢方処方**のことです（関連する生薬は第4章「肝」を参照）。

ほかにも、尿の出方がスッキリしない、下腹部に不快感があるなど「気」の異常とされる尿路不定愁訴には補気剤、「血」が滞る血の道症の瘀血＊（微小循環障害）による前立腺肥大や排尿困難には駆瘀血剤に加え、抗炎症、駆水および補気効果のある処方を用います。

このような泌尿器疾患をもつ人は、体力が虚弱で抵抗力が弱い高齢者に多いとされます。したがって、その処方は弱った「**腎気」を高める作用**（**腎気丸**）で対処します

●前立腺肥大症の漢方薬

「腎気」を高める代表とも言えるのが、古来より腎虚や老化防止薬と言われている**八味地**《はちみじ》**黄丸**《おうがん》で、高齢化するとともに多くなる排尿困難（残尿や頻尿を含む）に頻用されます。

この処方は、**目の衰え**（**老視**）をはじめ、**足腰や泌尿生殖器など下半身の衰え**、**腰痛**、**下肢痛に有効**です。顔色がすぐれず、冷えをともなう虚症タイプの人には、弱った機能を補い元気をつけてくれます。

前立腺肥大症にも**八味地黄丸**は有効で、第一選択薬とされます。この処方は、その名前が示すように主薬の**地黄**《じおう》を中心に8種類の生薬から成ります。

＊微小循環障害：毛細血管や微小血管における血流などの不調を総称した呼び方

地黄には、貧血症状を改善し元気をつける作用があります。また**山茱萸**《さんしゅゆ》や**山薬**《さんやく》（ナガイモ）には、滋養強壮作用があり主薬の働きを高めます。**茯苓**《ぶくりょう》と**沢瀉**《たくしゃ》は、水分循環をよくする生薬です。**牡丹皮**《ぼたんぴ》は瘀血を解消し、血行障害を改善します。さらに、体を温めて痛みをとり、気の停滞を解消し発散させる**桂皮**《けいひ》と同様に体を温め、新陳代謝の機能を高める**附子**《ぶし》を加えて処方されています。

前立腺肥大症は、漢方治療のよい適応例ですが、手術の必要がない初期における自覚症状の改善に限ります。

とくに、高齢者の夜間頻尿は、睡眠不足を招き昼間の活動を鈍らせ、精神的にも不安定にさせます。したがって、前立腺肥大症の自覚症状のうち、夜間頻尿の改善は重要ポイントになる、とされます。

また**八味地黄丸**は、前立腺肥大症のほかにも局所の血流障害である**加齢による性機能異常**（陰萎《いんい》＝インポテンス）にも効果が期待できます。ただし、胃腸障害のない高齢者で、下半身の脱力倦怠感のある場合、とされます。

牛車腎気丸は、前立腺肥大症の諸症状に対する効果が**八味地黄丸**で不十分、あるいは糖尿病を合併しているときに用います。

この処方は、**八味地黄丸**に**牛膝**《ごしつ》と**車前子**《しゃぜんし》という瘀血を改善する生薬を加えたものです。それによって、痛みや利尿促進に働くので、より強力な駆水（利水）効果が期待できます。

しかし、両薬とも胃腸が虚弱な人では、食欲低下、腹痛や下痢などを起こす心配があり、

■前立腺肥大症の頻用漢方薬

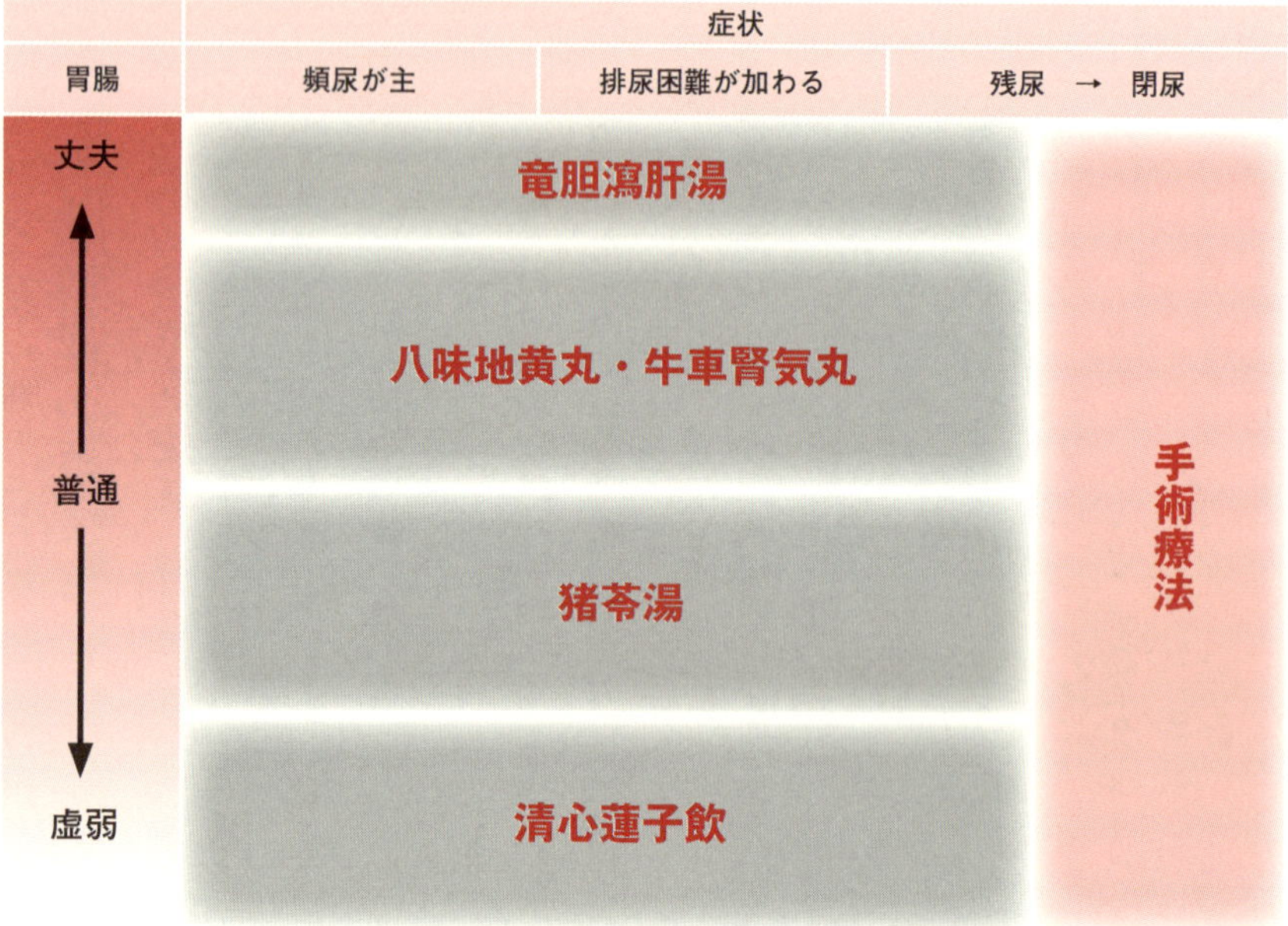

日本医師会「漢方治療の ABC」より一部改変して引用

その場合はすぐに中止し、ほかの処方に替えます。**猪苓湯**《ちょれいとう》は、その両薬で胃腸障害を起こした人、あるいは服薬以前から胃腸の調子が悪い人に用います。

また、非常に胃腸が虚弱でやせ型の人、神経質で愁訴が多い人は、初めから**清心蓮子**《せいしんれんし》**飲**《いん》を用いることになります。この処方は、残尿感を主訴とする場合に適している、とされます。

●過活動膀胱の漢方薬

「咳をした拍子に漏れてしまった」「行ったばかりなのにまたトイレ」「突然、尿意を催し困った」というような症状が起こるのは、**自律神経系**の異常による**過活動膀胱**と考えられます。

前述したように、膀胱の働きは「腎」の調節によって行われます。

過活動膀胱もやはり「**腎」の機能の衰えによる「水」のトラブル**、つまり「腎虚」が背景にある、とされます。したがって、その治療には「腎気」を高める処方を用います。

代表的な処方は、前立腺肥大症と同じく**八味地黄丸**です。ほかには、**猪苓湯**や**清心蓮子飲**などですが、**六味丸**《ろくみがん》を用いることもあります。

六味丸は、**八味地黄丸**から**桂皮**と**附子**を除いた6種類の生薬から構成され、疲れやすく尿量減少または多尿で、ときに口渇がある場合に適する処方とされます。

この処方にはその2種類(低体温改善)の生薬が含まれていないため、冷えのない場合でも用いることができます。

したがって、実証タイプで体がのぼせたり、ほてったりする人、とくに老化予防効果を含めて中高年には**六味丸**が好適とされ頻用されています。

ただし、この漢方薬も**地黄**による作用が考えられるので、胃腸が弱い人や食欲不振、吐き気、嘔吐、下痢などを起こしやすい人は注意が必要です。

ちなみに、**八味地黄丸**は「**腎陽虚**＊」、六味丸は「**腎陰虚**＊」の人に用いられる処方です。

●更年期障害の漢方薬

漢方には、**更年期障害**という病名はありませんが、それは老化によって引き起こされる「腎虚」という「**腎」のパワー低下状態**と考えることができます。「腎」の気が低下して働きが

＊腎陽虚：腎陽とは体を温めたり、機能させたりするエネルギー。それが「虚」している、つまり不足しているのが陽虚。腎陽虚は、エネルギーが不足し、冷えがあり、足腰がだるい、下半身に力がない、夜中にトイレに起きるなどの症状を引き起こす。

＊腎陰虚：腎陰とは体を潤わせ、栄養する作用。それが「虚」(不足)した状態が陰虚。腎陰虚は、潤いや栄養が不足しているために、のぼせやすい、目が疲れやすい、目がかすむという症状が現れる。

悪くなれば、必然的に同系である生殖・泌尿器機能も衰えてしまいます。

また、老化によって「気血水」のバランスも乱れがちになります。それは生命エネルギー（気）が低下し、栄養状態（血）が悪くなり、体の潤い（水）も無くなり、結果的に命のトライアングル（神経系・ホルモン系・免疫系）の活動が低下してしまい、さまざまな機能が低下してしまうのが原因です。

「気」の低下や乱れは、倦怠感やイライラ（不安感）、のぼせ、冷えのぼせ、手足や顔のほてりなどを引き起こします。

「血」の不調では、冷え性や肌荒れ、月経異常などが現れます。そして「水」の乱れは、むくみ、めまい、多汗、頻尿、関節痛などを引き起こします。

このような**「腎虚」による機能低下と「気血水」のバランスの乱れ**による症状は、まさに更年期障害と呼ばれるものです。

更年期とは、一般に閉経前後5年くらいを指し、年齢的には45～55歳頃の時期とされます。この時期は、卵巣機能が停止して行くプロセスであり、女性の加齢に伴う生理機能としてはごく自然な流れと言うことができます。

卵巣の働きは30歳あたりがピークで、その後は緩やかに衰えはじめ、やがてその機能は完全にストップして閉経を迎えます。

更年期になり卵巣の機能が衰えはじめると、卵巣から出る卵胞ホルモン（エストロジェン）の分泌も徐々に少なくなり、やがて加齢とともに激減していきます。

■更年期障害の発生時期

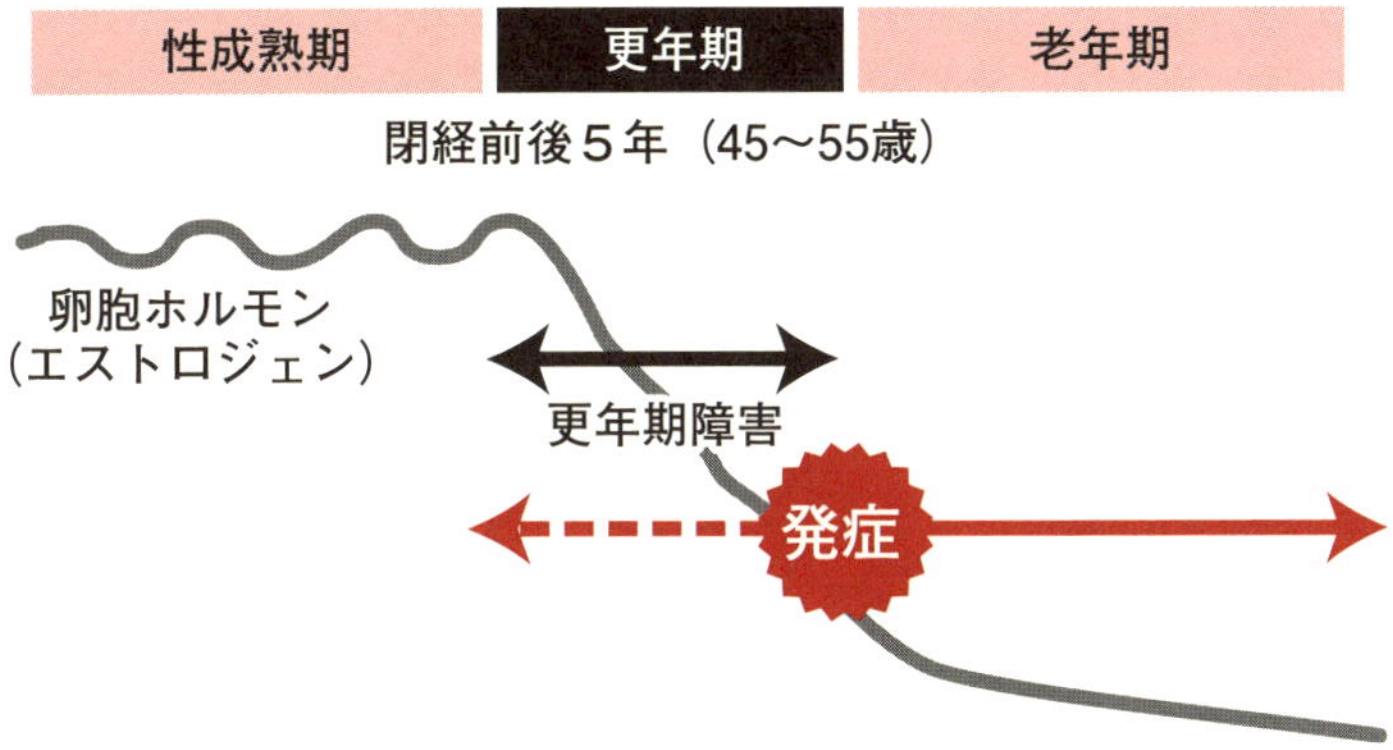

■エストロジェンとライフサイクル

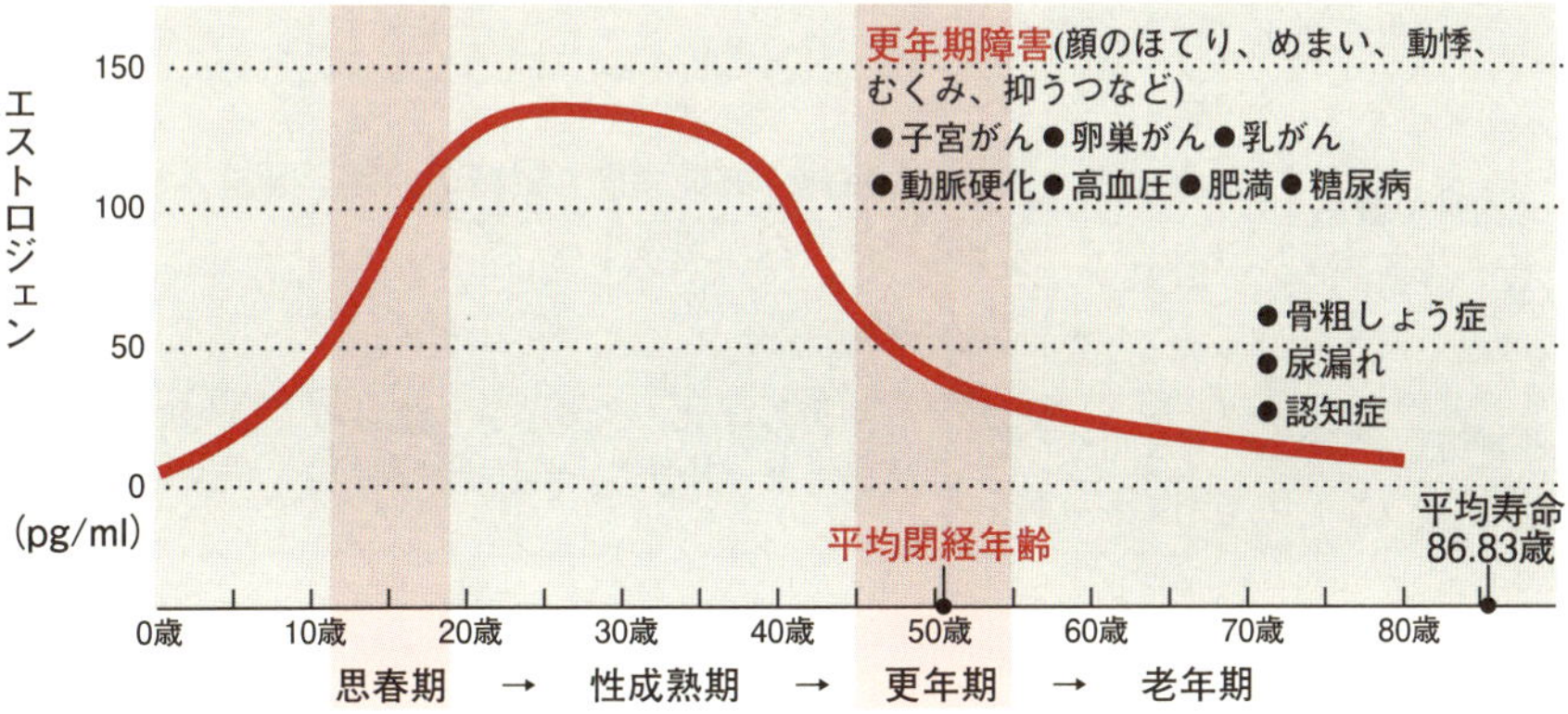

その結果、卵巣をコントロールしている下垂体は、機能しなくなった卵巣を働かせようとして卵胞刺激ホルモンの分泌を高めます。

そうすると、脳の視床下部が興奮状態になり自律神経失調症を引き起こし、顔のほてり、めまい、動悸、むくみ、抑うつなどを引き起こします。それが日常生活に支障をきたすほど強い症状が現れる場合を現代の医学では、更年期障害と呼んでいます。

男性の「腎虚」では、**八味地黄丸**や**牛車腎気丸**が中心ですが、女性の更年期障害の代表的な処方は**加味逍遥散**《かみしょうようさん》です。

この処方は、気の異常（＊気逆《きぎゃく》＝気が逆流し上昇する状態）と血の異常（瘀血や血虚）を正常に戻そうとするもので、のぼせと冷えが交互に起こる場合やイライラ

■更年期障害の病態と漢方薬の選択

漢方名	体質	症状
当帰芍薬散	弱	色白　貧血傾向　足腰の冷え　頭重　めまい　易疲労　下腹痛
加味逍遥散	やや弱	冷えのぼせ　イライラ　怒りっぽい　頭痛　肩こり　不眠　不安　易疲労
女神散	中間	のぼせ　めまい　気うつ　不安感　不眠　頭重　動悸　下肢の冷え
桂枝茯苓丸	中間	頭重　皮膚粘膜の暗紫色化　肌荒れ
柴胡加竜骨牡蛎湯	やや強	不安　不眠　イライラ　動悸　季肋部の重苦しさと圧痛

日本医師会「漢方治療の ABC」より

感が強く怒りっぽい場合、頭痛や肩こり、めまい、発汗、不眠、不安などに効果が期待できます。

同様の症状があり、貧血傾向があり足腰の冷えが強く、疲れやすい体質虚弱な人には、**当帰芍薬散**《とうきしゃくやくさん》、腹部膨満感、皮膚粘膜の暗紫色化、シミ、ソバカス、肌荒れ、頭痛や肩こりなどがある体力中等度の人には**桂枝茯苓丸**《けいしぶくりょうがん》が選択薬とされます。

のぼせ、めまいが主症状で、不安感や不眠、頭痛、動悸、さらに足冷えなどの症状がある体力中等度の人には精神安定剤としての効果もある**女神散**《にょしんさん》、不安や不眠、イライラなどの精神神経症状がメインで、季肋下部の重苦しさと圧痛があるなどの症状があり、体力中等度以上の人には**柴胡加竜骨牡蛎湯**《さいこかりゅうこつぼれいとう》を用います。

老化による骨・関節の病気と痛みを和らげる漢方薬

人間の骨格は、およそ**200個の骨**で形成されていて、**強固な身体をつくりあげる**とともに**内臓を保護する役割**をもっています。

さらに、骨には**血液を作り出す骨髄組織**も存在し、**体内のカルシウムの貯蔵庫**としての役割も担っています。

骨は一度できたら変化しないように思われますが、じつは古くなった骨は、つねに新しくつくり変えられています。

骨は絶えず吸収（**破骨細胞**《はこつさいぼう》が骨を溶かす）と形成（**骨芽細胞**《こつがさいぼう》が新しい骨を作る）を繰り返

＊気逆：「気の上衝（じょうしょう）」とも言われ、上半身ののぼせと下半身の冷えが同時に起こるのが典型症状。上虚下実（上半身は力みがなく下半身には気が満ちている）の状態が、本来の自然な有り様とされる。

し、**約10年をかけてすべてが入れ替わる**と言われています。この生まれ変わりは、**骨の再構築（リモデリング）**と呼ばれます。

したがって、骨の吸収が骨の形成を上回ると、当然ですが骨は次第に減少して弱くなります。

たとえば、**成長期**には破骨細胞よりも骨芽細胞が活発に働くために、**骨量***は**増**えていきます。

ところが、**老化や閉経**が起こると、筋活動の減少や女性ホルモンによる同化作用（エネルギーを蓄積）低下などが起こり、骨吸収によって溶かされた部分を新しい骨で埋める骨形成が不足してしまい**骨量が減**ってしまいます。

こうした「骨の新陳代謝」のバランスが崩れると、**骨粗しょう症**になる危険が高まります。

体内の**カルシウムの99％は骨に蓄えられ**ていて、残りの**1％は血液中や筋肉**に含まれています。じつは、このわずか1％にすぎないカルシウムが、神経情報の伝達や筋肉を動かすなど、生体が正常に機能するために重要な役割を担っているのです。

ところが、腎機能障害などで**血液中のカルシウムが補充不足**になると、**骨に蓄えられたカルシウムが溶け出して不足分を補う**ことになります。そうすると、**骨量（骨密度*）が減ってしまい、骨粗しょう症につながるリスクが増える**のです。

骨密度は、男女とも加齢によって減少することが確認されており、その減少率は男性よりも女性のほうが大きいと言われています。

＊骨量：骨全体に含まれるミネラル（カルシウム）の量。

＊骨密度：骨に存在するミネラル（カルシウム）の単位面積あたりの骨量を示したもの。骨の強度を表す。

とくに女性の場合は、30歳頃にピークを迎えて骨密度が最大となり、以後は骨密度が徐々に低下し、閉経を迎える50歳頃からは骨密度の低下が加速します。

骨の発育には、複数の臓器が関わっています。そのなかでも**腎臓**は、カルシウムを体内に吸収するのに必要な**活性型ビタミンDを産生**（不足すると、くる病になる）しています。ビタミンDはさまざまな食品に含まれていますが、体内に入り肝臓と腎臓で代謝を受け活性型ビタミンDに変化することで、はじめて作用が可能になるのです。

活性型になったビタミンDは、腸管からカルシウムの吸収を促進し、**骨を丈夫に保つ**働きをします。

したがって、腎臓の働きが悪くなると活性型ビタミンDも不足しがちになり、カルシウムが吸収されなくなって、骨が弱くなるなどの症状が出てきます。

骨と骨は、互いに連結して骨格を形成しています。その結合の仕方によって運動の範囲と度合いは変わってきます。

連結には可動性（可動関節）と不動性（不動関節）の2種類がありますが、一般には可動性の連結部分を**関節***と呼んでいます（p244関節の模式図参照）。

骨どうしが接する表面は**関節軟骨***という滑らかな層で覆われており、膝の場合では関節《かんせつ》頭《とう》と関節窩《かんせつか》の間にある**半月板**とともに衝撃を吸収し、関節を滑らかに動かす働きがあります。

さらに可動関節部は、**関節包**《かんせつほう》という袋状のもので覆われています。そこの骨と骨の隙間

＊関節：２つ以上の骨を連結するもの。肩関節、肘関節、股関節、膝関節など運動を目的とした可動関節と頭蓋のように動きを必要としない不動関節がある。

＊軟骨：神経や血管は存在せず、80％前後が水分。コラーゲン、プロテオグリカン（ヒアルロン酸と結合したアミノ糖とグリコサミノグリカン）などで構成されている。厚さは１～５mm程度。

＊滑液（関節液）：滑膜が分泌する液で、関節腔内の表面を覆って潤滑油的働きをしている。その成分はヒアルロン酸と血漿由来の細胞間液。関節軟骨自体には血管が通っていないので、滑液を通して軟膏細胞（半月板も含む）に栄養分を補給したり、老廃物を排出（熱の運搬も含む）したりしている。

■関節の構造模式図

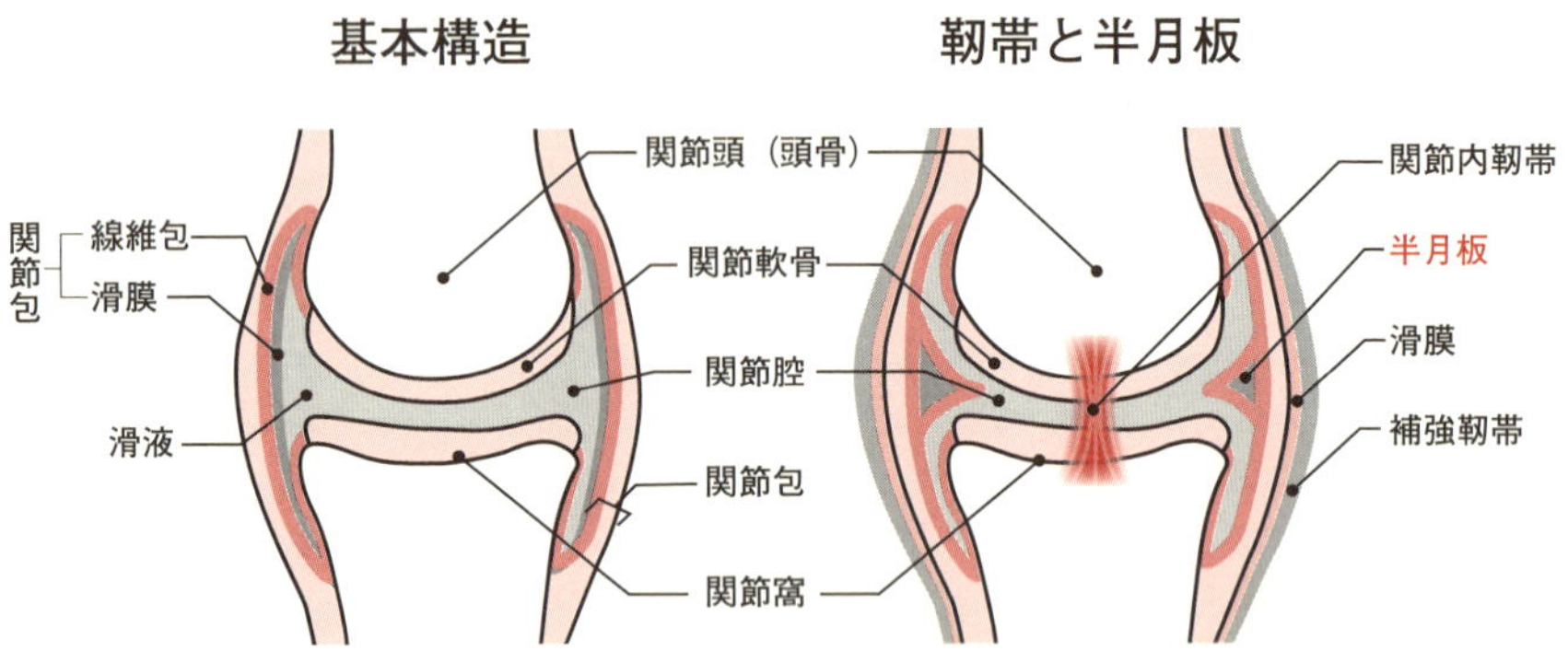

には、**滑膜**で覆われ**滑液***（**関節液**）で満たされた**関節腔**があります。

多くの関節には、コラーゲンの線維でできた**靭帯**《じんたい》が存在します。靭帯は骨どうしを連結する繊維の結合組織で、関節の安定性を高めたり、筋肉の働きによって関節を複雑に動かしたりという役割を担っています（関節の模式図参照）。

加齢や老化は、関節軟骨に変性と痛みを引き起こす原因になります。

ひとつは、関節軟骨や半月板の**コラーゲン繊***維が増加**することで起こります。その部位にコラーゲンなどが増えると、軟骨組織が水分を含んで腫れて軟らかくなり、やがて表面に裂け目ができ、変性が進行することになります。

また、加齢によって関節軟骨に含まれている水分が減少すると、表面には滑らかさがなくなってきます。そうすると、徐々に軟骨がすり減って、**変形性関節症***（最もなりやすい部位が膝

＊コラーゲン繊維が増加：損傷した関節を修復しようとして、コラーゲンやプロテオグリカンなどの軟骨の構成要素の合成を増加させる。

＊変形性関節症：軟骨が変性したり、磨耗したりすることで、軟骨の下にある骨が硬くなったり、関節面の軟骨が肥大増殖して骨化してトゲのようになった骨棘（こつきょく）と呼ばれる骨が出たり、骨のう胞と呼ばれる骨の中に隙間が形成されたりなどの変化が起こる病気。こうした変形のために関節の動きが悪くなったり、痛みを生じたりして、スムーズな身体活動が妨げられる。

関節＝変形性膝関節症）の原因にもなります。

変形性関節症は、負荷がかかりやすい膝関節、股関節、足関節や手関節に多く出現するとされています。

とくに、関節軟骨などのクッション機能の低下が起こると、関節包に過剰な摩擦や圧迫が加わります。

そうすると、滑液をカバーする滑膜に炎症が起こり、滑液の分泌量が増えます（いわゆる水が溜まる）。やがて、そこに**炎症物質***や**発痛物質***が溜まると**痛み**が生じやすくなります。

ちなみに、関節軟骨の変性は、60代では膝関節、股関節、肘関節および手指の関節の80％以上で認められるとも言われます。

そのような老化や運動不足による筋力低下や体重増加（肥満）以外では、病気やけがなどが原因で起こる変形性関節症があります。関節リウマチ、靭帯や半月板の損傷、骨折、痛風などがそのタイプです

高齢者に限らず、**運動器**（骨、関節、筋肉、靭帯、神経など動きを担う組織や器官）疾患による痛みは、誰もが経験することです。

●痛みの仕組みと漢方薬

では、**痛みとは**なんでしょう。

ひと言で言ってしまえば「**生体への警告信号**」です。そして、切迫している危機が大きいと、その警告信号は増強され、繰り返し脳に伝えられます。

＊炎症物質：プロスタグランジンによって炎症症状が引き起こされる。この物資は痛みを生み出さないが、痛みを強くさせる作用もある。

＊発痛物質：組織損傷が起こると、ブラジキニン、ヒスタミン、セロトニン、アセチルコリンなどの発痛物質が神経を刺激し、それが電気信号に変換され脊髄から大脳皮質に痛みが伝わる。

言い方を換えると、痛みは生命活動に欠かせない現象で、身体や命を守る役割を担っている、とも言えるでしょう。痛みは、体温や呼吸、脈拍（心拍）や血圧と同じように、生きていることを示す「**バイタルサイン**」なのです。

たとえば温度感覚ですが、15℃以下と43℃以上になると、生命にとって危険が増すので痛み感覚が生じます。また、睡眠時に寝返りを打つのは、身体の下側にうっ血（漢方で言う瘀血）が起き、炎症や苦痛が発生するために、それを回避しようとする動作なのです。したがって、寝返りを打てない病人は、その危機を回避できないために褥瘡《じょくそう》（床ずれ）を起こしてしまうわけです。

また、乳幼児は空腹感や排泄時の異様な蠕動運動に泣き声を上げるのも、異常を伝える感覚の一種と言えるでしょう。

このような痛みを伝える神経網は、全身のいたるところに張り巡らされています。内臓に何かが起これば、胃痛や腹痛などの「**内臓痛**」（特有の不快感をともなう内臓の痛み）として、筋肉や皮膚、骨などに異常が生じれば「**体性痛**」（表面痛＝皮膚や粘膜と深部痛＝骨膜や骨格筋）として警告信号が脳から発せられるのです。

痛みは、それを引き起こす原因によって、大きく3つに分けられます。

ひとつ目は、**炎症や刺激による痛み**です。これはケガや火傷をすると、その部分に炎症が起こり末梢神経にある侵害受容器（痛みセンサー）を刺激し、痛みを起こす物資や痛みを増強する物質（プロスタグランジン*）が発生します。そのためこの痛みは「**侵害受容性疼痛***

＊プロスタグランジン：多様なファミリーによって組織の環境を変える局所ホルモンと呼ばれる生理活性物質。傷を受けたときなど、身体に何らかの刺激が加わったときに酵素の作用で“アラキドン酸”という物質が変化して作られる。痛みを強めたり、血管を拡張して炎症を引き起こしたりする。プロスタグランジンが、脳の視床下部にある体温調節中枢に作用すると体温が上昇する。

＊侵害受容性疼痛：器官や臓器が傷害されたときに、そこにある末梢神経から発せられる痛み。ほとんどの痛みは、ここに含まれます。

■痛みの種類

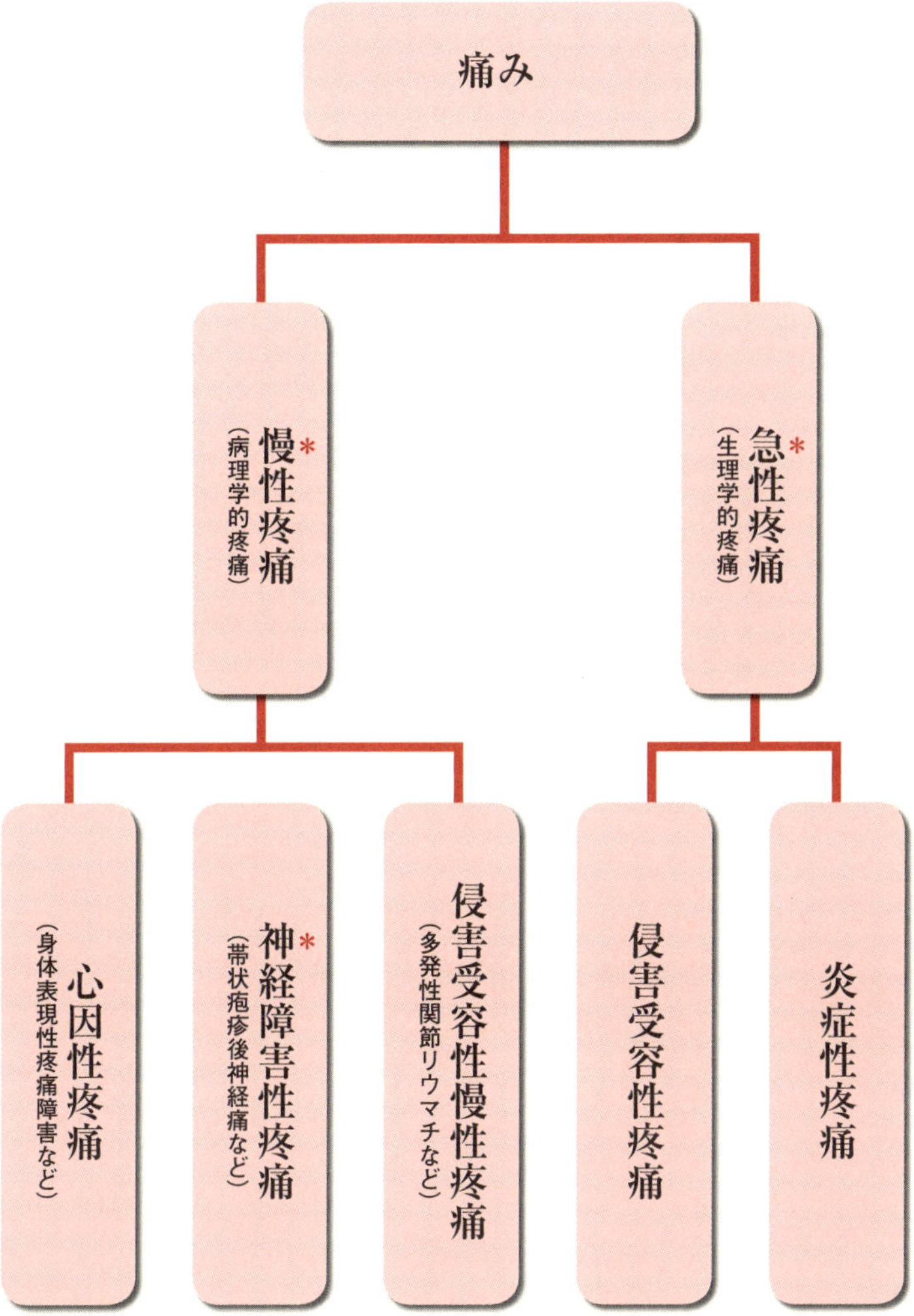

＊急性疼痛：生体防御としての生理学的（本能や感覚）な痛み。
＊慢性疼痛：痛みという不利益のみであって、生体防御のための警報にはならない。病理学的（病気が原因）な痛み。
＊神経障害性疼痛：「体性感覚神経系（内臓と血管系を除く）の病変や疾患によって生じる疼痛」とされ、まさに痛みの記憶（神経感受性の変化）が残った症状。

」と呼ばれています。

このような痛みのほとんどは、急性の痛み(**急性疼痛**)で、肩関節周囲炎(五十肩)や腱炎、腱鞘炎、腰痛、関節リウマチなどがあります。

ふたつ目が、**神経が障害されることで起こる痛み**です。何らかの原因(**慢性疼痛***)による神経路混乱や痛覚抑制系の作用低下)により神経が障害されることで起こる痛みを「**神経障害性疼痛**」と言います。この神経障害性疼痛では、感作を生じ、痛みに過敏になり痛みの増幅や持続が生じます。糖尿病の合併症に伴う痛みやしびれ、坐骨神経痛、また脳卒中や脊髄損傷による痛みなどです。

そして、3つ目が**心理・社会的な要因による痛み**です。これは、不安や社会生活で受けるストレスなど、心理・社会的な要因で起こる痛みなので「**心因性疼痛**」と言われます。

これは神経障害性疼痛同様に、傷や炎症は見えない非ステロイド性消炎鎮痛剤の効かない痛みです。

痛みは実際の損傷がある場合だけではなく、生活環境や心理的要因によっても増強され、持続し治癒しにくくなることがあります。それは、長期間の痛み刺激やストレスにさらされることよって、脳や神経に変化(痛みを抑える神経が弱まるなど)が起こり、痛みの慢性化が起こるためです。

では、痛みはどのような経路で脳に伝わるのでしょう。

痛みの伝導路は、まず侵害受容器(神経細胞一次ニューロン*)がケガなどで痛みの刺激を

＊慢性疼痛：国際疼痛学会では「治療に必要とされる期間を超えているにも関わらず持続する痛み、あるいは非がん性疾患で進行性の痛み」と定義している。慢性疼痛の原因として多い疾患としては、腰痛症、変形性関節症、関節リウマチ、骨粗しょう症などがある。

＊ニューロン：神経細胞。電気信号を発して情報をやりとりする特殊な細胞で、長い「軸索」と木の枝のように複雑に分岐した短い「樹状突起」が伸びている。これらの突起は、別の神経細胞とシナプスと呼ばれる接合装置を介してつながり合い、複雑なネットワーク「神経回路」を形成している。

受けると、脊髄後角（二次ニューロン）→視床（三次ニューロン）→そして大脳皮質へと伝導されます。ニューロン同士はくっついているわけでなく、それぞれのシナプス（接合装置）間に神経伝達物質を放出して情報を伝えています（下図参照）。

前述のように**痛みの主な原因**は、**炎症によるプロスタグランジンという物質の産生**によって起きます。

プロスタグランジン自体には痛みを引き起こす作用はありませんが、感覚神経の感受性を高めブラジキニンなどの発痛物質の作用を増強し、痛みのシグナルを過敏にして炎症を促します。

プロスタグランジンは、体の中のさまざまな生理機能を調節する多様な局所ホルモン群（オータコイド）の一種で、発熱、

■痛みが脳に伝わる経路

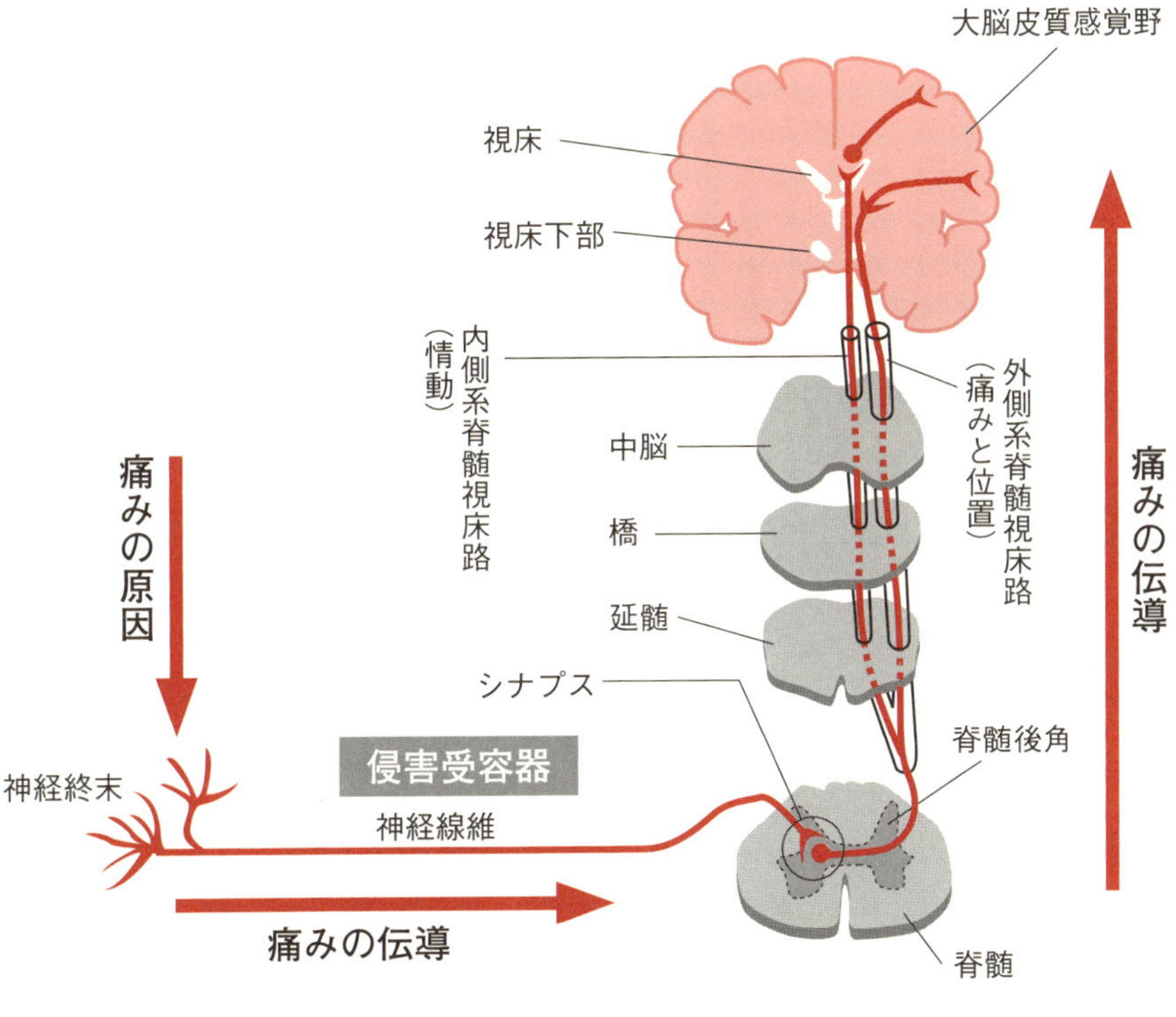

血圧の調整や胃腸機能の調整、分娩誘発など全身にわたり多くの働きをしています。

たとえば、身体のある部位が傷ついた場合、侵害受容器で感知された痛みは、すぐに電気信号に変換され、知覚神経によって脳に伝えられると同時に、シクロオキシゲナーゼ*という酵素の働きでプロスタグランジンが作られます。

そうすると、プロスタグランジンは、傷口から侵入した病原体などが全身に拡大しないよう炎症反応*を起こします。その結果、痛みや熱、腫れなどの症状を引き起こすことになるのです。

では、漢方では痛みをどのような捉え方をしているのでしょう。

漢方には、人体や仕組みについて、独自の考え方があります。

第3章でも触れましたが、体内では「気・血・水」という3つの要素がバランスよく循環していると考えられ、その状態が健康とされています。

逆に「気・血・水」に乱れが生じると、気滞、血滞、水滞などを引き起こし、やがて炎症が起き痛みが生じやすくなるとされます。したがって、痛みを全身症状と捉えて「気・血・水」のバランスを調える処方をします。

漢方では、痛みを「**痺症**《ひしょう》」と呼んでいます。「痺」はふさがって通じない、という意味です。つまり、何らかの原因によって経絡《けいらく》(活きるために必要な代謝物質を運ぶ道)に気(全身を巡るエネルギー)や血(血液とその働き、栄養物質)、水(体液)の流れが滞り、その結果、神経痛や関節痛、リウマチ、腰痛などの痛みを引き起こすと考えます。

＊シクロオキシゲナーゼ：アラキドン酸からプロスタグランジンを生成する酵素。非ステロイド性抗炎症薬は、この酵素を阻害することで抗炎症・鎮痛作用をもたらす。COXと略される。

＊炎症反応：傷ついた組織を修復・再生する反応。

そして、その乱れ（滞り）の原因となるのが、細菌やウイルスの感染症、季節に発生する寒冷や湿気、風、老化、外傷、さらには生活環境であるとされます。

流れが滞って痛み（炎症）が生じた状態を漢方では、「不通則痛《ふつうそくつう》」（通じざれば則ち痛む）と表現しています。それは、痛みとは「血液の供給を絶たれた組織の悲鳴」と捉えることができます。

前述したように、漢方には「腎は骨を司る」（『黄帝内経・素問』）という考え方があり、骨（関節）は「腎」と関連する器官とされているのです。

全身の骨格は、「腎」の精が変化した髄が養っているので、腎精が不足するとさまざまな骨格（関節）の疾患が起こる、としています。

このように運動器の痛みや疾患も全身症状と考えて治療を施す漢方では、慢性の痛みはよい適応例*になります。なかでも、冷えると症状が悪化するようなケースでは効果が大きいとされます。

さらに、高齢者や胃腸が虚弱な人には、第一選択薬として用いることも可能です。ただし、明らかに器質的（病理学的）な問題がある場合は、不適応になります。

頻用処方は、以下のようになります（P253「運動器疾患に頻用される漢方薬」参照）。

体力がある人や胃腸が丈夫な人には、**麻黄《まおう》**を含む処方（**麻黄剤**）がよく用いられます。ただし、麻黄剤で注意しなければならないのは、胃弱の人だと食欲不振や胃部不快感が現れることがあります。

＊よい適応例：漢方薬は体にある正常機能を高め、病気を治すのが特徴。したがって、慢性病のような長期におよぶものには、時間をかけて修復する漢方処方は合っている、と考えられる。

高齢者や冷え性の痛みに対しては、**附子**《ぶし》を含む処方（**附子剤**）が多用されます。附子剤使用で注意すべき点は、若い人や冷えのない元気な人では、のぼせやフラつきが起こることがあります。

●腰痛の漢方薬

平成25年の「国民生活基礎調査」によると、**腰痛**は男性では1位、女性では肩こりに次いで2番目に訴えの多い症状で、順位は平成22年時の調査と変わりません

ただし、腰痛に関する有訴者のパーセンテージは、若干ですが前回と比較して上昇していることがわかります。

ちなみに、「通院者の状況」で傷病別にみると、男では「高血圧症」での通院者率が最も高く、次いで「糖尿病」、「歯の病気」、女では「高血圧症」が最も高く、次いで「腰痛症」、「眼の病気」となっています。

腰痛とは疾患（病気）の名前ではなく、**腰部を主とした痛みやはりなどの不快感といった症状の総称**です。一般に坐骨神経痛を代表とする下肢（脚）の痛みやしびれを伴う場合も含みます。

医師の診察および検査で、腰痛の原因が構造的変化として特定できるものを**特異的腰痛**、厳密な原因が特定できないもの（筋、腱、靭帯などの炎症）を**非特異的腰痛**と言います。病院の外来を受診する腰痛患者のほとんど（約85％）は、原因が特定できない非特異的腰痛です。残りの約15％が特異的腰痛で、代表的なものには腰椎間板ヘルニア（椎間板の中の髄

■運動器疾患に頻用される漢方薬

体力	麻黄剤	附子剤	そのほか
あり	越婢加朮湯→関節リウマチ		桂枝茯苓丸→肩こり、打撲症
	葛根湯→肩こり、上半身の神経痛		
	薏苡仁湯→関節痛、筋肉痛		
			防已黄耆湯→関節炎、関節痛、関節リウマチ
体力	五積散→関節痛、神経痛、リウマチ	八味地黄丸→下肢痛、腰痛、しびれ、坐骨神経痛、五十肩、肩こり	
		牛車腎気丸→下肢痛、腰痛、しびれ	当帰四逆加呉茱萸生姜湯→腰痛、坐骨神経痛
		桂枝加朮附湯→関節痛、神経痛、関節炎、リウマチ、変形性膝関節症	当帰芍薬散→肩こり、腰痛、坐骨神経痛
		真武湯→脊椎疾患による知覚麻痺、リウマチ	
なし		大防風湯→下肢の慢性リウマチ、慢性関節炎、痛風	十全大補湯→病後の体力低下、疲労倦怠

日本医師会「漢方治療のＡＢＣ」より改変して引用

核がせり出し馬尾神経や神経根を圧迫）や腰部《ようぶ》脊柱管狭窄症《せきちゅうかんきょうさくしょう》（老化などで脊柱管が狭くなり背骨の中の神経を圧迫）があります。

したがって、通常、**腰痛症と言えば非特異的腰痛を指す**ことになります。

一般に、慢性の非特異的腰痛は漢方治療のよい適応とされます。しかも、高齢者や胃腸の虚弱な人には、漢方薬を第一選択薬としても可能です。ただし、漢方薬で不十分な場合は、非ステロイド性消炎鎮痛薬を使って経過を観察します。

ただし、痛みが長く激しい場合は、西洋医学的治療を優先させます。とくに、**骨粗しょう症では西洋薬のほうが効果を期待**できます。さらに、**重度の椎間板ヘルニアなど明らかな特異的腰痛**には、**手術などの現代医学が第一選択**となります。

腰痛治療の代表的な漢方薬が**疎経活血湯**《そけいかっけつとう》です。疎経とは、経絡を疎通（滞りなく通じるという意味）して気の流れを促進すること、活血とは血の機能を活性化することを意味しています。まさに不通則痛を改善する第一選択処方と言えます。

疎経活血湯には17種類もの生薬が配合されていて、血の巡りを改善する作用を強化し、さらにかぜ症候群や湿気による体調不良を追い払う作用と利水薬（水の偏在を治す薬）の特徴を併せもっています。

その適応は腰痛だけに止まらず、関節痛、神経痛、筋肉痛と多岐にわたっています。とくに、腰より下に発した痛みを目標に用いられます。

芍薬甘草湯《しゃくやくかんぞうとう》も痛み（内臓痛、体性痛）を軽減する処方として広く使われるます。**芍薬**の生

■性別にみた有訴者率の上位５症状（複数回答）

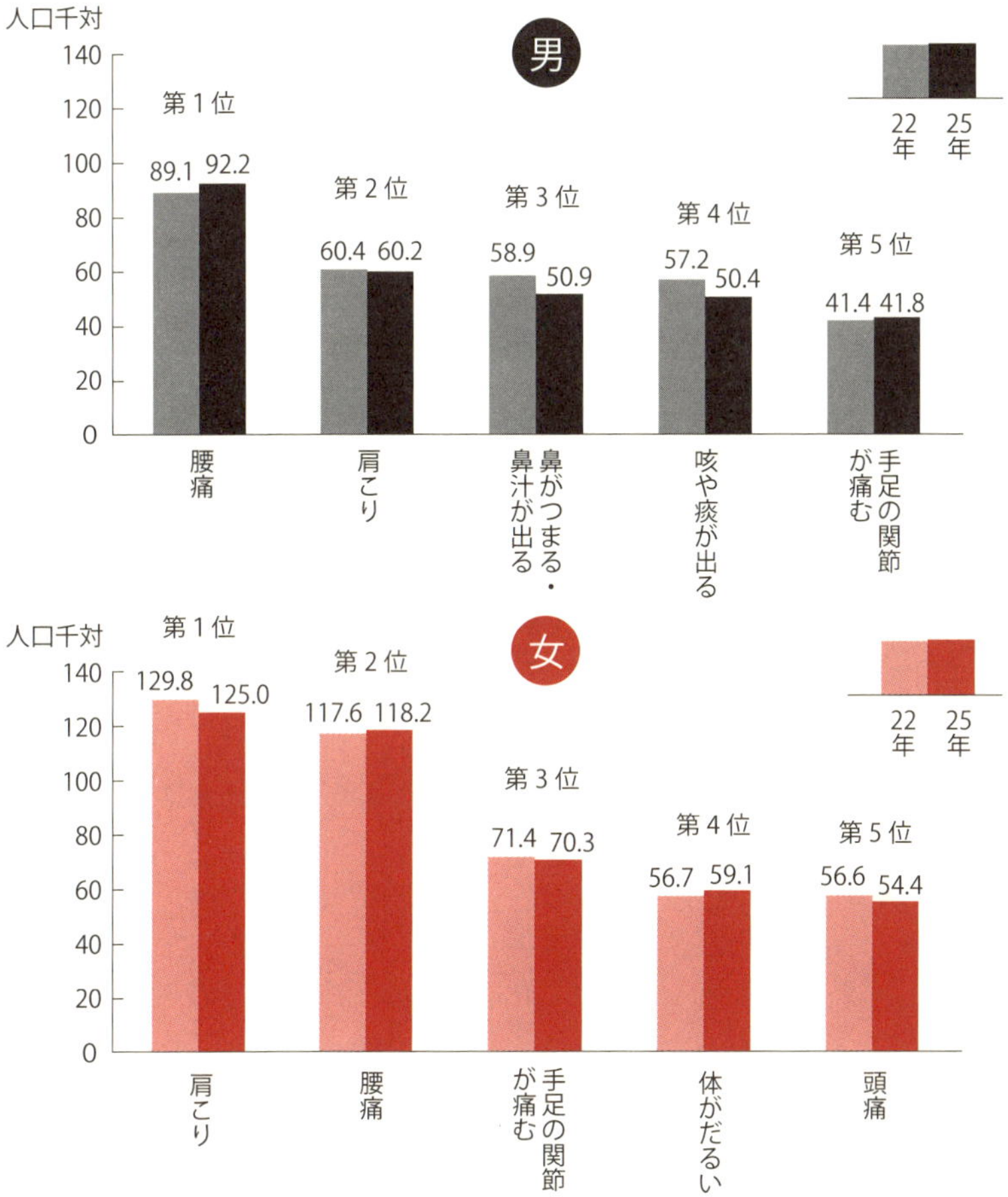

厚生労働省　平成25年「国民生活基礎調査」より

注：有訴者には入院者は含まないが、分母となる世帯人員には入院者は含む。

薬成分ペオニフロリンは、カルシウムイオンの細胞内流入を抑制して筋を緩め、**甘草**に含まれるグリチルリチン酸には、炎症を抑えカリウムイオン流出促進作用があります。

その2つの効果によって、神経筋シナプス遮断作用が加わり、筋の収縮と神経興奮を抑制して痛みを軽減します。とくに、必要な体液が不足して起こる、筋のけいれんや痛みをともなう症状には好適です。ただし、**高齢者の長期連続服用は注意**が必要とされます。

五積散《ごしゃくさん》は、下半身が冷え、上半身はのぼせるという症状があり、寒冷や湿気によって手足の筋肉や関節が痛み、下腹部痛や腰痛があるときに用いられる処方です。

また、**附子を含む処方は慢性疼痛に有効**とされます。脳・脊髄にあるアストロサイトというグリア細胞(神経系を構成する神経細胞以外の細胞)が異常に活性化すると慢性疼痛が引き起こされます。

附子末《ぶしまつ》には、アストロサイト活性化を抑制して**痛みを緩和する作用**があります。

附子は、有毒植物トリカブトの塊根を修治(医薬品としての価値を高め、毒性を減らして臨床応用に合致するよう行なう加工操作)した生薬で、鎮痛のほか強心、利尿、新陳代謝促進などの作用があることから、リウマチや神経痛などの疼痛、四肢の冷えなどの改善処方に配合されます。

附子を含む処方には、**八味地黄丸**、**牛車腎気丸**、**桂枝加朮附湯**《けいしかじゅつぶとう》、**真武湯**《しんぶとう》などがあり、鎮痛薬としても用いられています。

そのほかでは、手足が冷え、足が冷えると腹痛が起こりやすく、さらにしもやけ、下腹部痛、腰痛、下痢のいずれかがある場合は、当帰四逆加呉茱萸生姜湯《とうきしぎゃくかごしゅゆしょうきょうとう》が有効とされます。

また、便秘ぎみで左下腹部圧痛があり、冷えのぼせの傾向があり、月経不順や月経困難など婦人科疾患がある場合は、**桃核承気湯**《とうかくじょうきとう》を用います。

●坐骨神経痛の漢方薬

坐骨神経は、末梢神経のなかで最も太く長い神経です。

その経路は、腰椎の隙間から出て腰の骨（骨盤）をくぐり抜け、お尻を通って太ももの後ろ側を通過して、膝の近くで脛《すね》側とふくらはぎ側の二股に別れて走行し、足の甲と足の裏さらに足先にまで続いています。

■坐骨神経

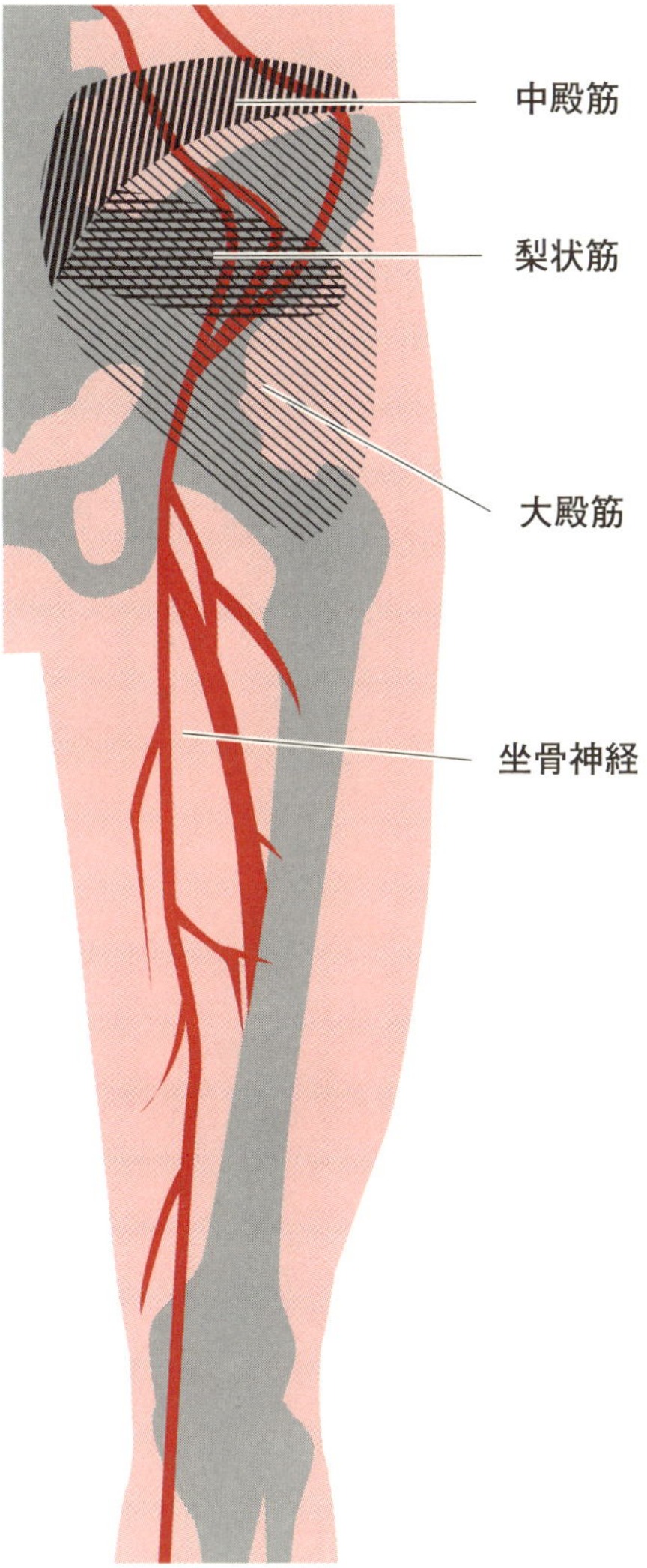

坐骨神経は、太ももと足の筋肉を支配している神経で、脳からの運動指令を伝え、歩く、身体のバランスを取る、といった働きをしています。

その坐骨神経が関係する**腰やお尻、足にかけての痛みやしびれの症状を坐骨神経痛**と言います。それは、人間の二本足歩行に伴う宿命的な病気とも言えるもので、とくに中高年層に多い痛みです。

この神経痛の場合、腰痛に引き続いて発症し、お尻や太ももの後ろ、脛、足先などに痛みやしびれが現れるだけでなく、麻痺や痛みによる歩行障害を伴うこともあります。

ちなみに、**坐骨神経痛**とは、**坐骨神経が関係する痛みやしびれの症状**を指す名称であり、病気の名前ではありません。

坐骨神経痛の主な原因と考えられるのは、若年の場合では腰椎椎間板ヘルニアと梨状筋《りじょうきん》症候群（外傷などで梨状筋を圧迫）が多く、**高齢**になるとほとんどが**腰部脊柱管狭窄**や**腰椎椎間板ヘルニア**

■椎間板と脊柱管の模式図

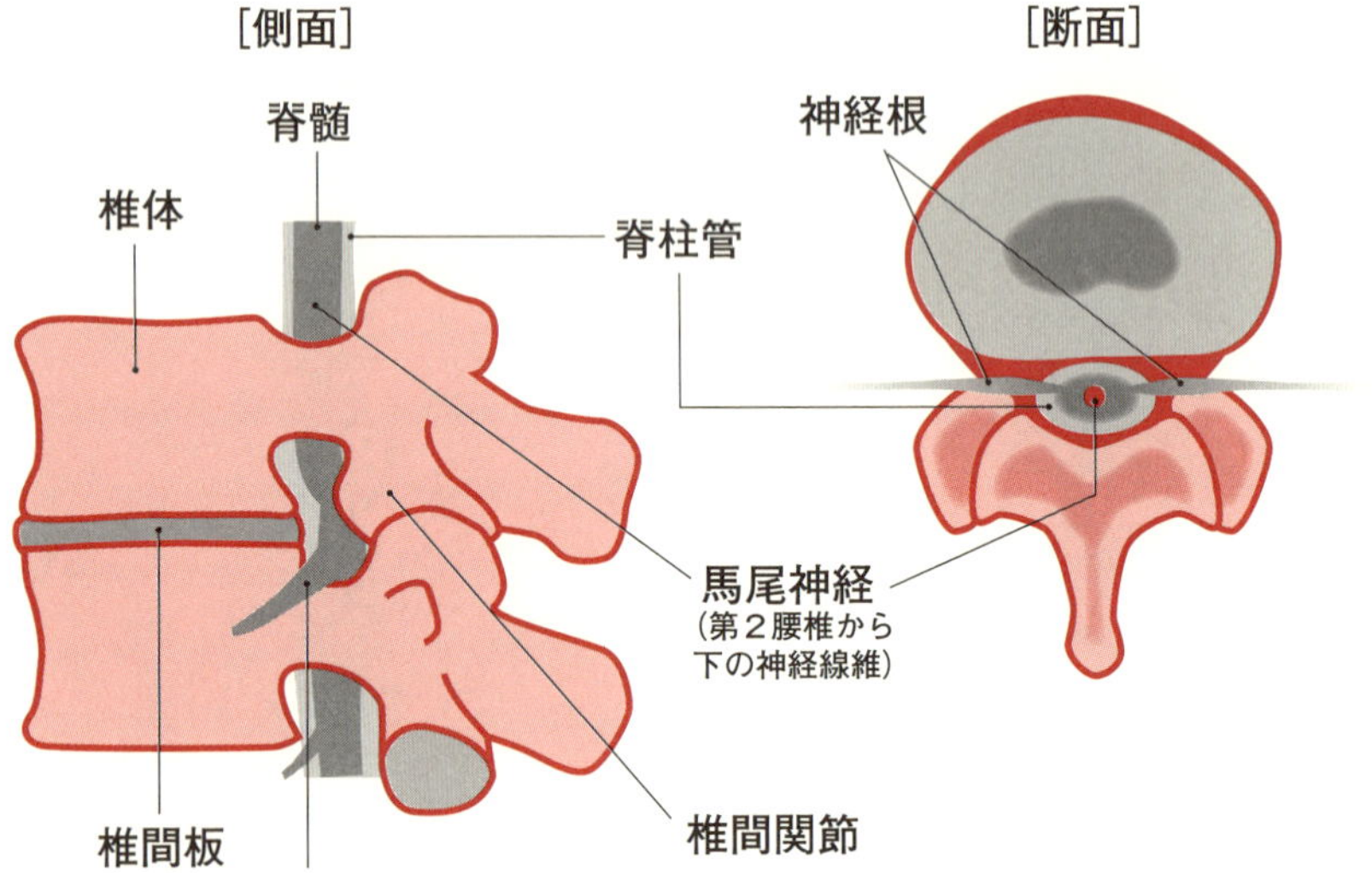

■腰痛・坐骨神経痛の漢方治療

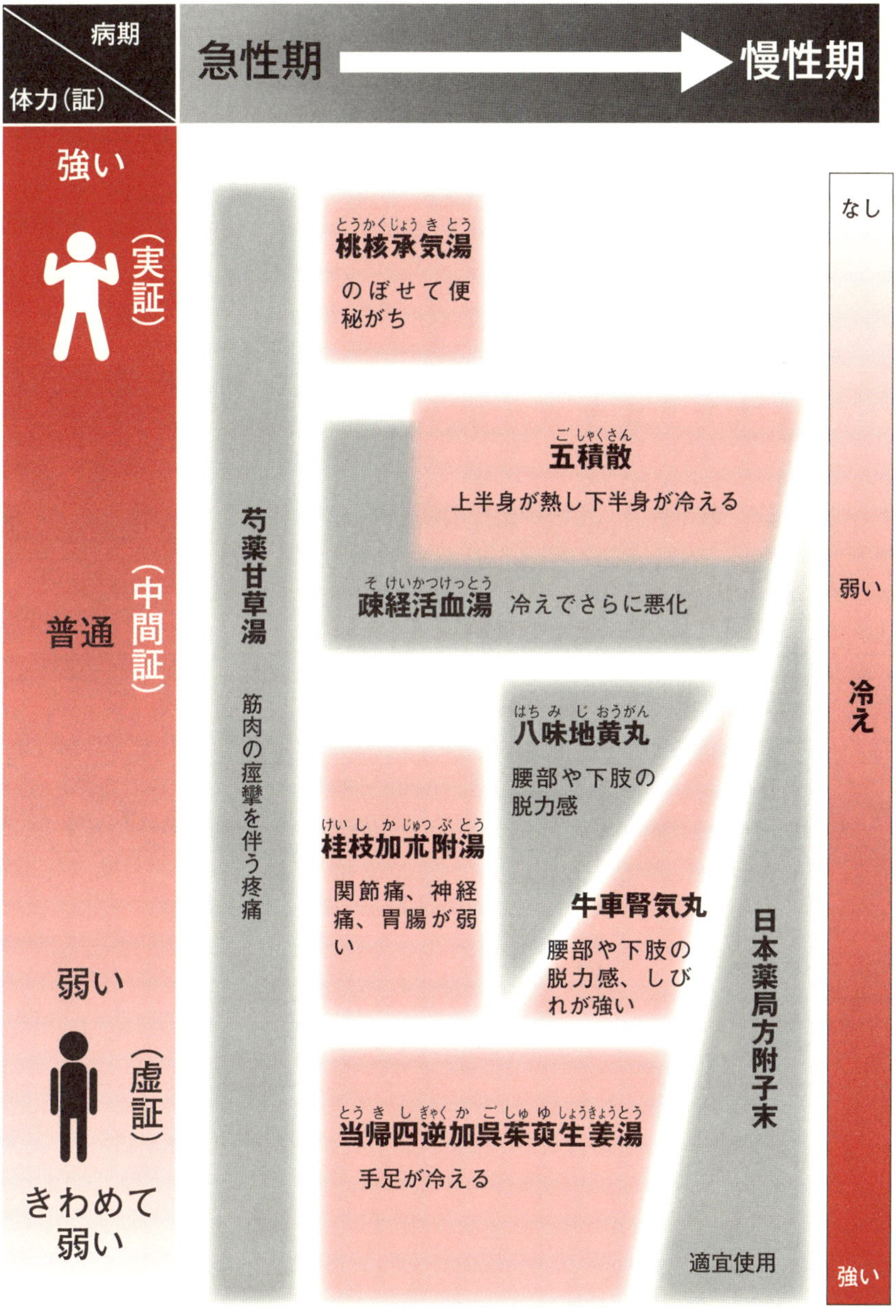

「ツムラ漢方治療 ABC シリーズ」より一部改変して引用

によって発症すると言われています。

腰部脊柱管狭窄症や腰椎椎間板ヘルニアは、ともに腰椎（背骨の腰の部分）に起こる異常（神経や神経根の圧迫）によって坐骨神経が圧迫され、その結果、下半身に痛みやしびれを引き起こすとされます。

腰痛の項でも記したように、漢方では痛みを「痺症」と呼んで、経絡の流れが悪くなっていること（瘀血《おけつ》）が原因と考えます。

したがって、その詰まりを解消して流れをスムーズにすることが治療の基本になります。

そのために用いられる漢方薬は、腰痛の処方とほとんど同じです。

病態と漢方薬の選択は、「腰痛・坐骨神経痛の漢方治療」（Ｐ２５９）およ

■年代と病態で選ぶ腰痛・坐骨神経痛の漢方薬

高齢者 →	八味地黄丸
中年女性 →	五積散
中年男性 →	疎経活血湯
胃弱 →	桂枝加朮附湯
手足が冷たい →	当帰四逆加呉茱萸生姜湯
ぎっくり腰 →	芍薬甘草湯

日本医師会「漢方治療のＡＢＣ」より

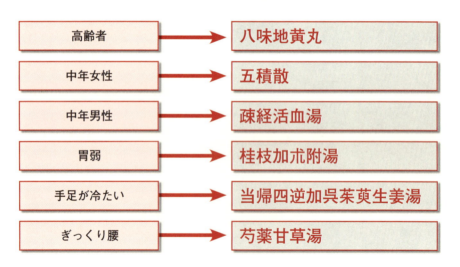

び「年代と病態で選ぶ腰痛・坐骨神経痛の漢方薬」(P260)を参考にしてください。

○高齢者で胃腸は弱くない→**八味地黄丸**または**牛車腎気丸**
○中年女性で腰から脚がとくに冷える→**五積散**
○中年男性の慢性の腰痛・坐骨神経痛→**疎経活血湯**
○胃腸が弱く、きゃしゃな体型で冷え性→**桂枝加朮附湯**
○手足が冷たく、しもやけができやすい→**当帰四逆加呉茱萸生姜湯**
○急性腰痛(ぎっくり腰)→**芍薬甘草湯**(用量は症状に応じて加減する)

そのほかの処方では、認知症の中核症状や周辺症状で怒りっぽい人に第一選択薬として使われる**抑肝散**《よくかんさん》も、慢性疼痛の神経障害性疼痛には有効です。この処方での薬理作用が、ほぼ同様に神経系にも有効性があることが判明しました。

一般に神経痛は、温めると症状が緩和されます。それは血流が良くなることによって、神経系の代謝が改善されるからです。温泉による湯治が神経痛に有効なのも、その理由からなのです。

●変形性膝関節症の漢方薬

日本整形外科学会によると、**変形性膝関節症**は「男女比は1:4で女性に多くみられ、高齢者になるほど罹患率は高くなり、主な**症状は膝の痛みと水がたまる**」とされます。

さらに、「**初期**では立ち上がり、歩きはじめなど**動作の開始時のみに痛み**、休めば痛みがとれますが、正座や階段の昇降が困難となり、**末期**になると**安静時にも痛みがとれず**、変形が目立ち、膝がピンと伸びず**歩行が困難**になる」としています。**原因**は、**関節軟骨の老化**によることが多く、**肥満や素因（遺伝子）も関与**しているとされます。

また**骨折**、**靭帯**や**半月板損傷などの外傷**、化膿性関節炎などの感染の後遺症として発症することがある、としています。

変形性膝関節症の**初期**は、**漢方治療のよい適応**になりますが、骨・軟骨の変形が強く、痛みが激しい場合は、漢方治療は困難とされます。

病態と漢方薬の選択は、「変形性膝関節症に頻用される漢方薬」を参考にしてください。

○体力があり、胃腸が弱くない→**越婢加朮湯**（胃もたれすることがあり、

■変形性膝関節症に頻用される漢方薬

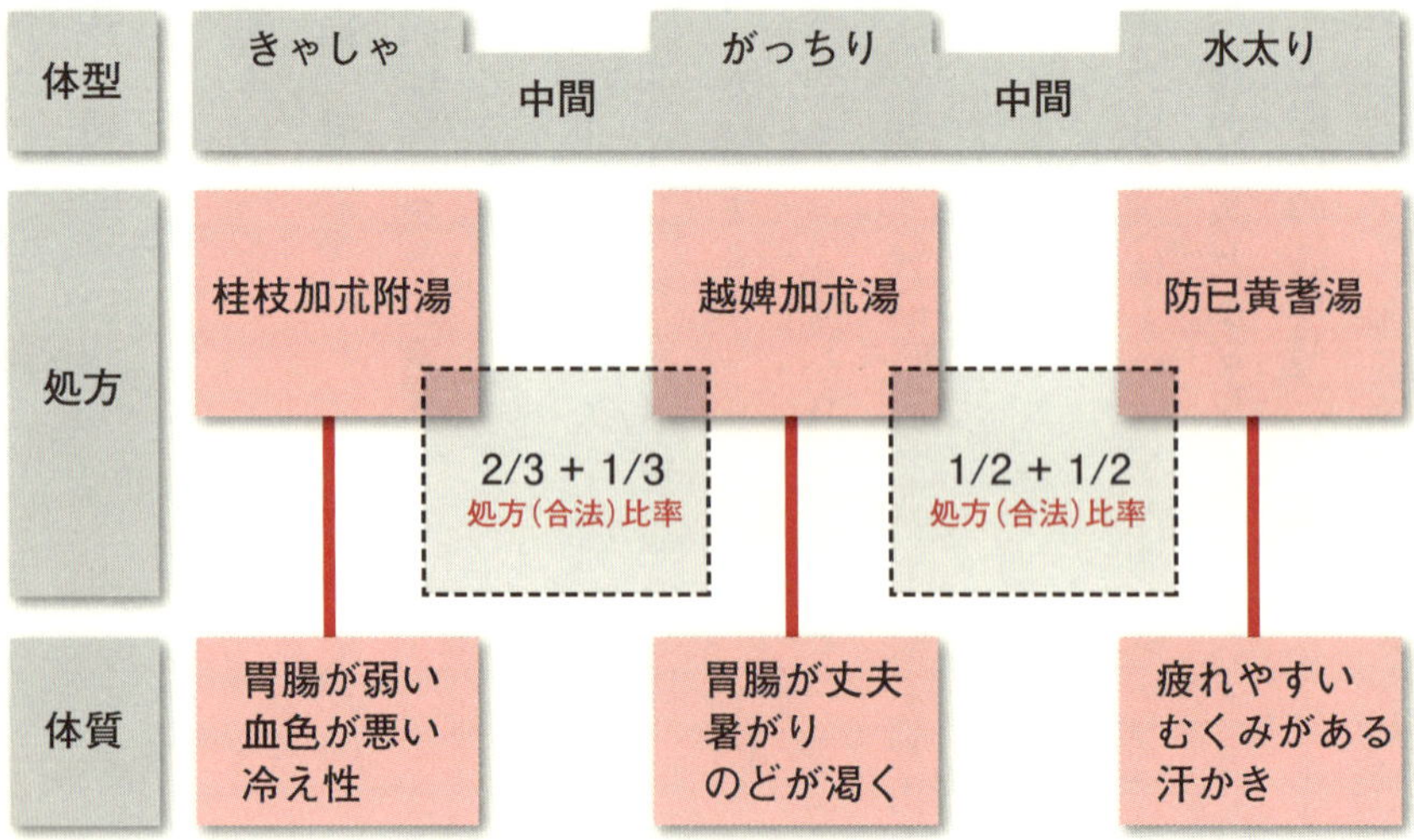

日本医師会「漢方治療のＡＢＣ」より

■変形性膝関節症の進行変化

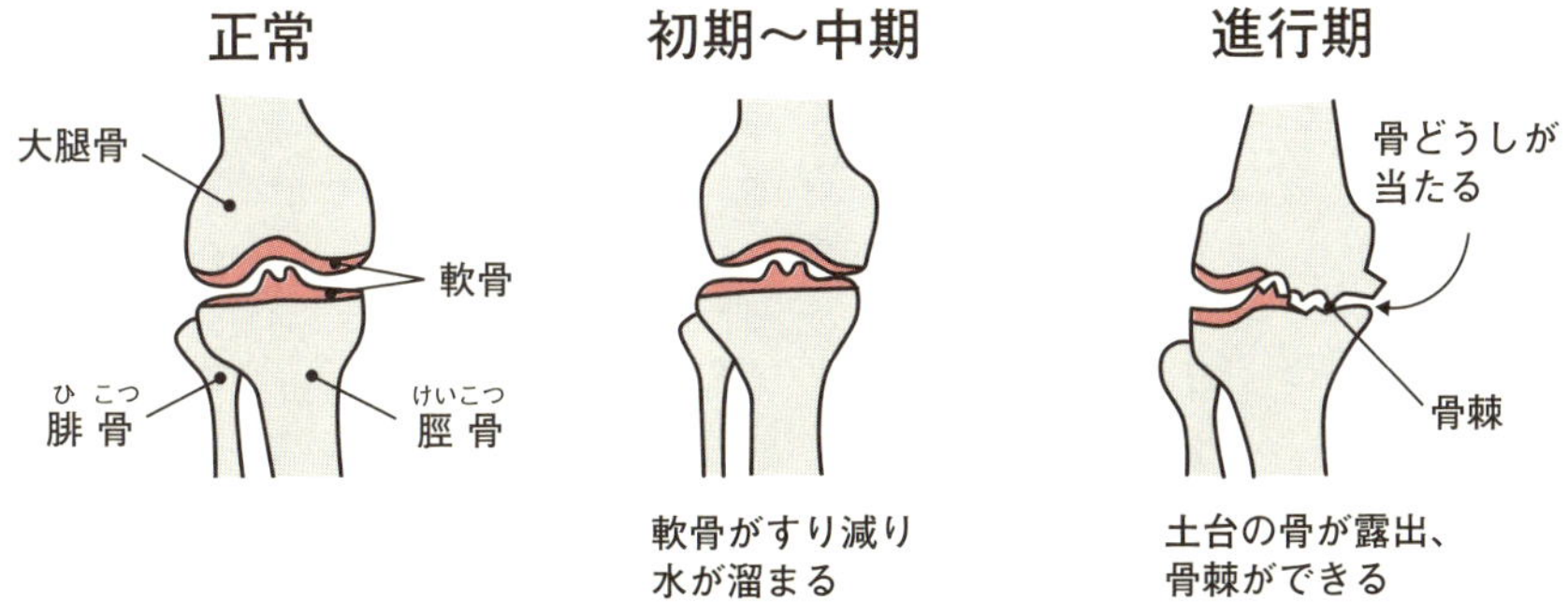

食後に服用か半量の服用にする。麻黄剤の注意）

○疲れやすく、よく下肢がむくむ→**防已黄耆湯**

○胃腸が弱く、冷え性→**桂枝加朮附湯**

○体力が中等度で、むくみがある→**越婢加朮湯**と**防已黄耆湯**を半々にミックス。体力が比較的弱く冷え性→**桂枝加朮附湯**と**越婢加朮湯**を2：1にミックス。

注・複数の漢方薬の併用はP262図を参照。

●関節リウマチの漢方薬

一般的にリウマチと言えば、**関節リウマチ**のことで、関節や関節の周囲の骨、腱、筋肉などに痛みが起きる病気です。

前述のように、骨と骨とが接する面（関節）には軟骨があって、その周囲の外側を関節包、内側を滑膜《かつまく》という薄くて軟らかい膜が覆っています。軟骨どうしの間には滑膜から作られた関節液があって、潤滑油の役割をしています。

関節リウマチは、関節の内面を裏打ちする滑膜の炎症から始まります（下図参照）。

その結果、滑膜が厚くなり、そこに炎症性のサイトカインによる肉芽組織（免疫反応のひとつ）ができ、それはやがて関節軟骨にも拡大し、そこにも**肉芽組織**ができ厚い線維性の**パンヌス***ができます。

パンヌスはコラゲナーゼといった蛋白質分解酵素や活性酵素、プロスタグランジンを分泌することで軟骨や骨を破壊します。その結果、軟骨が無くなり、関節の変形などのリウマチ症状を引き起こします。

パンヌスによる関節の変形や脱臼は、手足の指関節など末梢の関節に止まらず、膝関節や股関節、肩関節などにもおよぶようになります。

そうなると歩行が困難になり、日常の行動にも支障がでるため、ＱＯＬ（生活の質、人生の質）が著しく低下してしまいます。

■正常な関節

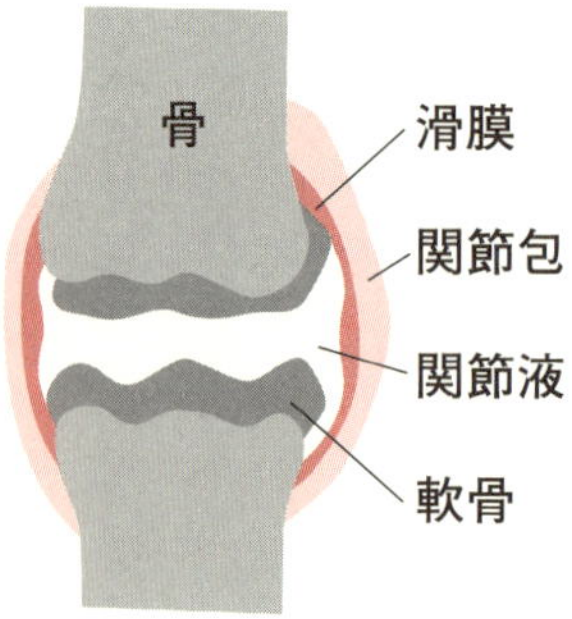

■関節リウマチの関節

●初期の状態

●進行した状態

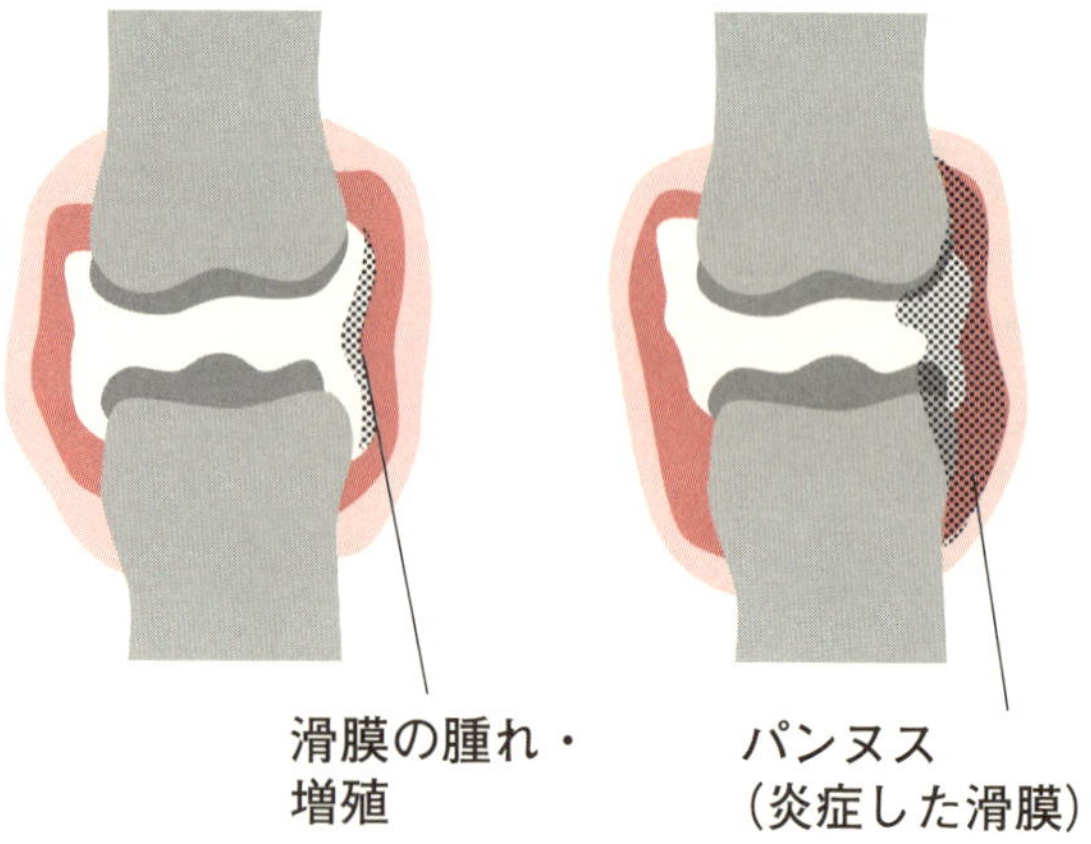

＊パンヌス：炎症の生じた滑膜の表層細胞が増殖して、それが絨毯状に広がって軟骨や骨に浸潤している状態。

厚労省の調べでは「日本では、70～80万人の関節リウマチ患者が推定されており、40～50歳の働き盛りの女性の発症が中心である」とされています。

また、関節リウマチは「**免疫機能異常状態を基礎とする慢性炎症性疾患**であり、多発する関節炎と急速に進行する関節破壊等の関節症状を主症状とし、関節外症状として肺臓、腎臓、心臓、眼、皮下組織等にも炎症性障害が分布する関節局所優位の**全身性疾患**である」とも規定しています。

リウマチは、**自己免疫疾患***のひとつと考えられています。その背景には感染症と免疫細胞異常があるとされているのですが、現在においても病因や病態は未だ十分に解明されていません。効果的な対症療法はありますが、根治的な治療法は確立されていません。

とは言え、新規にリウマチを発症したケースでは、早期から炎症性サイトカインを抑える抗リウマチ剤*などで積極的な治療を開始することによって、リウマチによる関節破壊の阻止を期待できる治療方法が確立されつつあります。

では、漢方ではリウマチをどのように考えているのでしょうか。

漢方薬の場合は抗リウマチ薬と違い、関節リウマチに対処する薬という使い方をしません。同じ関節の痛みや腫れでも、その人の体質（虚・実）や痛み具合、炎症の状態などを考慮して、適した処方が決まります。

また、**関節リウマチを患っている人**は「気・血・水」の気（生命のエネルギー）が不足する「**気虚**」という状態になっていることが多く、そのために疲労感や冷えなどの諸症状が出て

＊自己免疫疾患：本来はウイルスや細菌から身を守るはずの免疫系に異常が起き、自分の身体の構成成分を非自己（異物）と見なして、抗体を作って攻撃してしまう。

＊抗リウマチ剤：第一選択剤はメトトレキサートで免疫抑制作用をもち、関節内で炎症を起こす細胞の増殖を抑え、関節炎を鎮静化させる。この薬を中心に、生物学的製剤（抗体製剤、ワクチンや血液製剤などの医薬品）、ステロイド、消炎鎮痛剤などを用いる。

いることがある、と考えます。

そこで、それらの症状を改善するための処方を用います。

漢方治療のポイントは、**自覚症状を重視**し、**全身の状態に目を向け**、**痛みを取る目的の処方と体質改善**の処方を行います。

症状の軽い場合は第一選択薬として、また**高齢者や胃腸が虚弱な人**には、**漢方薬での対処は適応**します。そのほか、**冷えると症状が悪化するケース**に対しては、**効果が期待できる**とされています。

ただし、漢方薬の関節リウマチへの標準治療は、現在のところ確立されていないため、単独での使用ではなく**坑リウマチ剤と併用することが基本**になります。また漢方薬の関節リウマチへの標準治療は、現在のところ確立されていません。

関節リウマチに対する漢方処方は以下のとおりです。

○口渇、発汗などを伴い関節の腫脹疼痛熱感があるか、または皮膚炎でむくみ、水疱形成、分泌物がある場合→**越婢加朮湯**

○筋肉痛、または関節の腫れと痛みがある場合→**麻杏薏甘湯**《まきょうよくかんとう》

○手足の関節や筋肉の疼痛、熱感、腫れがあり慢性化している場合→**薏苡仁湯**《よくいにんとう》

○多汗、疲労倦怠感を伴い、筋肉が少なく水太り体質で、関節痛、むくみがある、膝に水がたまるなどの場合→**防已黄耆湯**

○胃腸が弱く、手足や指の関節痛、手のこわばり、または神経痛があり、冷えると痛みが

悪化する場合↓**桂枝加朮附湯**

○虚弱で疲れやすく、慢性の関節炎があり、関節炎の腫脹疼痛は軽微で晩期の関節リウマチの場合↓**大防風湯**

■関節リウマチ・関節痛の漢方治療

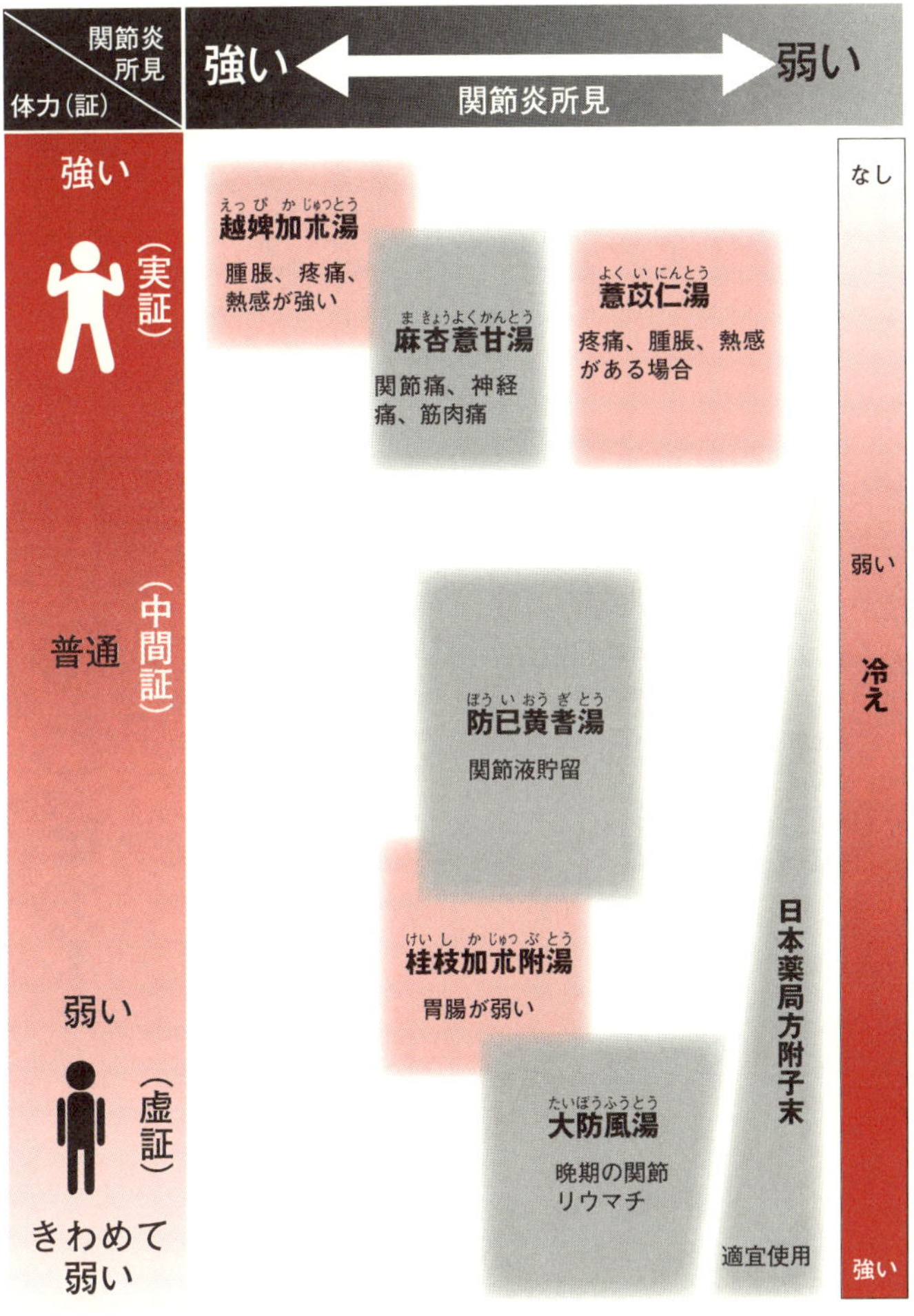

「ツムラ漢方治療 ABC シリーズ」より一部改変して引用

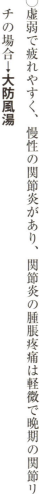

漢方薬を使用するときの大切な知識

薬……薬効薬理　禁……禁忌（使用不可）

副……長期使用による重大な副作用　注……服用する場合の注意　効……効能または効果

●アルドステロン症……アルドステロンという血圧上昇ホルモンが体内で過剰に分泌されることで引き起こされる高血圧症。

●低カリウム血症……血清中のカリウム濃度が低くなり、消化管や筋肉、腎臓、神経系に障害を受け高血圧、疲労、筋力低下などの症状が現れる。

○間質性肺炎……細気管支末端にある小さな袋状の空洞である肺胞の壁に線維性の炎症を起こす肺炎。

○偽アルドステロン症……アルドステロンの増加がないにもかかわらず高血圧、むくみ、カリウムが喪失する低カリウム血症などの症状が現れる。

○ミオパシー……筋肉自体の障害のために筋萎縮や筋力低下をきたす疾患。

○肝機能障害、黄疸……ＡＬＴ、ＡＳＴ、γ-ＧＴＰなどの上昇をともなう肝障害や黄疸が現れることがある。

安中散《あんちゅうさん》

副 甘草による偽アルドステロン症

副 甘草によるミオパシー

効 やせ型で腹部筋肉が弛緩する傾向、胃痛または腹痛があって、ときに胸やけ、げっぷ、食欲不振、吐き気などをともなう次の諸症：神経性胃炎、慢性胃炎、胃アトニーなど。

茵蔯蒿湯《いんちんこうとう》

薬 肝障害に対する作用(ラット、マウス)、肝線維化抑制作用(ラット)、利胆(胆汁分泌促進)作用(ラット)

副 肝機能障害、黄疸

注 ①下痢や軟便のある人は、その症状が悪化する恐れがある。②著しく胃腸の虚弱な人は、食欲不振、胃部不快感、腹痛、下痢などが現れることがある。③著しく体力が衰えている人は、副作用が現れやすくなり、その症状が増強される恐れがある。

効 尿量減少、やや便秘がちで比較的体力がある人の次の諸症：黄疸、肝硬変、ネフローゼ、蕁麻疹、口内炎など。

越婢加朮湯《えっぴかじゅつとう》

薬 皮膚炎に対する作用(マウス)

副 甘草による偽アルドステロン症

副 甘草によるミオパシー

注 ①病後の衰弱期や著しく体力が衰えている人は、副作用が現れやすくなり、その症状が増強される恐れがある。②胃腸の虚弱な人は、食欲不振、胃部不快感、悪心、嘔吐、軟便、下痢などが現れることがある。③食欲不振、悪心、嘔吐がある場合は、症状が悪化する恐れがある。④発汗傾向が著しい人は、発汗過多や全身脱力感などが現れる恐れがある。

⑤狭心症や心筋梗塞など循環器系の障害がある人または既往歴のある人。
⑥重症高血圧症の人。
⑦高度の腎障害がある人。
⑧排尿障害がある人。
⑨甲状腺機能亢進症の人。

効 比較的体力があり、浮腫（むくみ）と汗が出て小便不利（尿量が少ない、尿が出ないなど排尿困難となる状態）がある次の諸症：腎炎、ネフローゼ、脚気、関節リウマチ、夜尿症、湿疹など。

黄連解毒湯《おうれんげどくとう》

薬 循環器系に対する作用（ラット）、胃粘膜に対する作用（ラット）、抗炎症作用（ラット、マウス）

副 間質性肺炎（発熱、咳込み、呼吸困難、肺音の異常などが現れた場合には中止する）

副 機能障害、黄疸

注 著しく体力が衰えている人は、副作用が現れやすくなり、その症状が増強される恐れがある。

効 比較的体力があり、のぼせ気味で、イライラする傾向にある人の次の諸症：喀血、吐血、下血、脳溢血、高血圧、心悸亢進、ノイローゼ（不安障害）、皮膚掻痒症、胃炎など。

乙字湯《おつじとう》

副 柴胡による間質性肺炎（発熱、咳込み、呼吸困難、肺音の異常などが現れた場合には中止する）

副 甘草による偽アルドステロン症

副 甘草によるミオパシー

副 柴胡による機能障害、黄疸

注 ①下痢や軟便のある人は、その症状が悪化する恐れがある。
②著しく胃腸の虚弱な人は、食欲不振、胃部不快感、腹痛、下痢などが現れることがある。

③著しく体力が衰えている人は、副作用が現れやすくなり、その症状が増強される恐れがある。
④食欲不振、悪心、嘔吐がある場合は、その症状が悪化する恐れがある。

効 体力が中等度で、病状がそれほど激しくなく衰弱していない人の次の諸症：キレ痔、イボ痔など。

葛根湯《かっこんとう》

副 抗アレルギー作用（マウス）、インフルエンザウイルス感染症に対する作用（マウス）

副 甘草による偽アルドステロン症

副 甘草によるミオパシー

副 機能障害、黄疸

注 ①病後の衰弱期、著しく体力の衰えている人は、副作用が現れやすくなり、その症状が増強される恐れがある。
②病後の衰弱期、著しく体力の衰えている人は、副作用が現れやすくなり、その症状が増強される恐れがある。
③著しく胃腸の虚弱な人は、食欲不振、胃部不快感、悪心、嘔吐などが現れることがある。
④食欲不振、悪心、嘔吐のある人は、それらの症状が悪化する恐れがある。
⑤発汗傾向が著しい人は、発汗過多、全身脱力感などが現れることがある。
⑥狭心症、心筋梗塞などの循環器系の障害がある人、またはその既往歴のある人。
⑦重症高血圧症の人。
⑧高度の腎障害がある人。
⑨排尿障害のある人。
⑩甲状腺機能亢進症の人。

効 比較的体力がある人で、自然発汗がなく、頭痛、悪寒、肩こりなどをともなう次の諸症：かぜ症候群、鼻かぜ、熱性疾患の初期、炎症性疾患（結膜炎、角膜炎、中耳炎、扁桃炎、乳腺炎、リンパ腺炎)、肩こり、上半身の神経痛、蕁麻疹など。

加《か》味《み》帰《き》脾《ひ》湯《とう》

薬 抗不安様作用(ラット)

副 甘草による偽アルドステロン症

副 甘草によるミオパシー

注 食欲不振、悪心、嘔吐がある場合は、その症状が悪化する恐れがある。

効 虚弱体質で血色の悪い人の次の諸症：貧血、不眠症、精神不安、神経症など。

加《か》味《み》逍《しょう》遥《よう》散《さん》

薬 更年期障害に対する作用(ラット、マウス)

副 甘草による偽アルドステロン症

副 甘草によるミオパシー

副 柴胡による肝機能障害、黄疸(使用始めと長期使用時に注意)

注 ①著しく胃腸の虚弱な人は、食欲不振、胃部不快感、腹痛、下痢などが現れることがある。②食欲不振、悪心、嘔吐がある場合は、その症状が悪化する恐れがある

効 比較的虚弱な人で疲れやすく、精神不安などの神経症状。とくに婦人で肩こり、ときに便秘がある次の諸症：冷え性、虚弱体質、更年期障害、頭痛、めまい、胸脇苦満(胸苦しい状態)など。

桔《き》梗《きょう》湯《とう》

禁 アルドステロン症の人

禁 ミオパシーのある人

禁 低カリウム血症の人

副 甘草による偽アルドステロン症

副 甘草によるミオパシー

効 体力に関わらず使用でき、のどがはれて痛み、ときに咳が出る扁桃炎、扁桃周囲炎など。

芎《きゅう》帰《き》膠《きょう》艾《がい》湯《とう》

禁 アルドステロン症の人

禁 ミオパシーのある人

禁 低カリウム血症の人

副 甘草による偽アルドステロン症

副 甘草によるミオパシー

注 ①著しく胃腸の虚弱な人は、食欲不振、胃部不快感、腹痛、下痢などが現れることがある。

②食欲不振、悪心、嘔吐がある場合は、症状が悪化する場合がある。

効 比較的体力が低下した人の痔出血や下血の次の諸症：出血が長引いて、貧血やめまい、手足の冷えをともなう場合。

桂《けい》枝《し》加《か》芍薬《しゃくやく》大黄《だいおう》湯《とう》

副 甘草による偽アルドステロン症

副 甘草によるミオパシー

注 ①下痢や軟便のある人は、その症状が悪化する恐れがある

②著しく胃腸の虚弱な人は、食欲不振、胃部不快感、腹痛、下痢などが現れることがある。

効 比較的体力のない人で、腹部が膨満し腹痛があり、裏急後重をともなう下痢または便秘がある場合の次の諸症：急性胃腸炎、常習性便秘、宿便、しぶり腹（残便感があり繰り返し腹痛を伴うもの）など。

桂《けい》枝《し》加《か》朮《じゅつ》附《ぶ》湯《とう》

副 甘草による偽アルドステロン症

副 甘草によるミオパシー

注 ①体力が充実している人は、副作用が現れやすくなり、その症状が増強される恐れがある。

②暑がりで、のぼせが強く、赤ら顔の人は、心悸亢進、のぼせ、舌のしびれ、悪心などが現れる恐れがある。

効 冷え性で比較的体力の低下した人で、関節痛や神経痛がある場合。

桂《けい》枝《し》加《か》竜骨《りゅうこつ》牡蛎《ぼれい》湯《とう》

副 甘草による偽アルドステロン症

副 甘草によるミオパシー

効 体質虚弱な人で、やせて顔色が悪く、神経過

敏あるいは精神不安などがある神経衰弱、精神的衰弱、インポテンスなど。

桂《けい》枝《し》人参湯《にんじんとう》

禁 アルドステロン症の人

禁 ミオパシーのある人

禁 低カリウム血症の人

副 甘草による偽アルドステロン症

副 甘草によるミオパシー

効 比較的体力が低下した人で、食欲不振、悪心、嘔吐、胃部停滞感、下痢などの胃腸症状に頭痛、頭重、心悸亢進などを伴う場合、また冷え性で顔色が悪く疲れやすい場合の次の諸症：頭痛、動悸、慢性胃腸炎、胃アトニーなど。

五《ご》積《しゃく》散《さん》

副 甘草による偽アルドステロン症

副 甘草によるミオパシー

注 ①胃腸の虚弱な人は、食欲不振、胃部不快感、悪心、嘔吐、軟便、下痢などが現れることがある。

②病後の衰弱期や著しく体力が衰えている人は、副作用が現れやすくなり、その症状が増強される恐れがある。

③食欲不振、悪心、嘔吐がある場合は、症状が悪化する恐れがある。

④発汗傾向が著しい人は、発汗過多や全身脱力感などが現れる恐れがある。

⑤狭心症や心筋梗塞など循環器系の障害がある人または既往歴のある人。

⑥重症高血圧症の人。

⑦高度の腎障害がある人。

⑧排尿障害がある人。

⑨甲状腺機能亢進症の人。

効 体力が中等度前後の人で、症状が激しくない慢性の次の諸症：胃腸炎、腰痛、神経痛、関節痛、月経痛、頭痛、冷え性、更年期障害、かぜ症候群など。

牛《ご》車《しゃ》腎《じん》気《き》丸《がん》

薬 しびれに対する作用（ヒト）、冷感に対する作用（ヒト）、水晶体混濁に対する作用（ラット）、神経伝達速度に対する作用（ラット）、抗侵害受容（鎮痛）作用（マウス）、血流量増加作用（ラット）

副 間質性肺炎（発熱、咳込み、呼吸困難、肺音の異常などが現れた場合には中止する）

副 機能障害、黄疸

注 ①体力の充実している人は、副作用が現れやすくなり、その症状が増強される恐れがある。②暑がりで、のぼせが強く、赤ら顔の人は、心悸亢進、のぼせ、舌のしびれ、悪心などが現れることがある。③著しく胃腸の虚弱な人は、食欲不振、胃部不快感、腹痛、下痢などが現れることがある。④食欲不振、悪心、嘔吐がある場合は、症状が悪化する場合がある。

効 比較的体力が低下した人、あるいは高齢者で疲れやすく、四肢が冷えやすく尿量減少または多尿で、ときに口渇がある次の諸症：下肢痛、腰痛、しびれ、高齢者の目のかすみ、排尿困難、頻尿、むくみなど。

五《ご》苓《れい》散《さん》

薬 アルコール代謝改善作用（マウス）、利尿作用（ラット）、消化管運動亢進作用（マウス）

効 体力に関わらず使用でき、のどが渇いて尿量が少なく、めまい、はきけ、嘔吐、腹痛、頭痛、むくみなどのいずれかを伴う次の諸症：水様性下痢、急性胃腸炎（しぶり腹には使用不可）、暑気あたり、頭痛、むくみ、二日酔いなど。

柴《さい》胡《こ》加《か》竜《りゅう》骨《こつ》牡《ぼ》蛎《れい》湯《とう》

薬 血圧降下作用（ウサギ）、抗動脈硬化作用（ウサギ、ラット）、向精神作用（ラット、マウス）、

抗痙攣作用（マウス）

副 柴胡による間質性肺炎（発熱、咳込み、呼吸困難、肺音の異常などが現れた場合には中止する）

副 柴胡による機能障害、黄疸

効 比較的体力があり、心悸亢進、不眠、イライラなどの精神症状がある人の次の諸症：高血圧症、動脈硬化症、慢性腎臓病、神経衰弱症、てんかん、ヒステリー（神経症の一種）、インポテンスなど。

柴胡桂枝乾姜湯《さいこけいしかんきょうとう》

副 柴胡による間質性肺炎（頻度不明）：発熱、咳込み、呼吸困難、肺音の異常などが現れた場合には、服用中止。

副 甘草による偽アルドステロン症

副 甘草によるミオパシー

副 肝機能障害、黄疸

効 比較的体力の低下し冷え性の人で、顔色がすぐれず疲労倦怠感があり、動悸、息切れ、不眠など精神神経症状をともなう次の諸症：更年期障害、血の道症（女性ホルモンの変動によって現れる精神神経症状および身体症状）、神経症、不眠症など。

柴胡桂枝湯《さいこけいしとう》

薬 抗潰瘍作用（ラット）、肝障害抑制作用（ラット）、膵炎抑制作用（ラット）

副 間質性肺炎

副 偽アルドステロン症

副 ミオパシー

副 肝機能障害、黄疸

効 体力中等度またはやや虚弱で、多くは腹痛をともない、ときに微熱や寒気、頭痛、吐き気などの場合の次の諸症：胃腸炎、かぜ症候群の中期から後期の症状、胃潰瘍、十二指腸潰瘍、胆のう炎、肝機能障害、膵臓炎など。

柴苓湯《さいれいとう》

【薬】利水作用(ラット、マウス)、抗炎症作用(ラット、マウス)

【副】柴胡による間質性肺炎(0.1%未満):発熱、咳込み、呼吸困難、肺音の異常などが現れた場合には、服用中止。

【副】甘草による偽アルドステロン症

【副】甘草によるミオパシー

【副】肝機能障害、黄疸

【注】著しく体力の衰えている人は、副作用が現れやすくなり、その症状が増強される恐れがある。

【効】体力中等度の人で、吐き気、食欲不振、のどの渇き、排尿が少ない次の諸症:水瀉性下痢(激しい水様性の下痢)、急性胃腸炎、暑気あたり(熱中症など)、むくみなど。

三黄瀉心湯《さんおうしゃしんとう》

【注】①下痢や軟便のある人は、その症状が悪化する恐れがある。

②著しく胃腸の虚弱な人は、食欲不振、胃部不快感、腹痛、下痢などが現れることがある。

③著しく体力が衰えている人は、副作用が現れやすくなり、その症状が増強される恐れがある。

【効】比較的体力があり、のぼせぎみで、顔面紅潮し、精神不安で便秘傾向がある人の次の諸証:高血圧の随伴症状(のぼせ、肩こり、耳鳴り、頭重、不眠、不安)、鼻血、痔出血、便秘、更年期障害、血の道症など。

酸棗仁湯《さんそうにんとう》

【副】甘草による偽アルドステロン症

【副】甘草によるミオパシー

【注】①胃腸の虚弱な人は、食欲不振、胃部不快感、悪心、嘔吐、軟便、下痢などが現れることがある。

②食欲不振、悪心、嘔吐がある場合は、症状が悪化する恐れがある。

効 体力が低下した人で、心身ともに疲労して不眠がある場合や慢性疾患がある場合の次の諸症：精神不安や神経過敏または高齢者で夜間目が冴えて眠れないとき。

滋陰至宝湯《じいんしほうとう》

薬 更年期障害に対する作用（ラット、マウス）

副 甘草による偽アルドステロン症

副 甘草によるミオパシー

注 ①著しく胃腸の虚弱な人は、食欲不振、胃部不快感、悪心、嘔吐、軟便、下痢などが現れることがある。

②食欲不振、悪心、嘔吐がある場合は、症状が悪化する恐れがある

効 体力が低下した人の慢性になっている咳の次の諸症：比較的切れやすい痰で量が多くない場合、食欲不振や全身倦怠感、寝汗などをともなう場合、呼吸器疾患が長引いた場合の咳および痰など。

四逆散《しぎゃくさん》

薬 抗潰瘍作用（ラット）、肝・胆道障害抑制作用（ラット）

副 甘草による偽アルドステロン症

副 甘草によるミオパシー

注 著しく体力が衰えている人は、副作用が現れやすくなり、その症状が増強される恐れがある。

効 比較的体力がある人で、胸脇苦満（胸苦しさ）、イライラ、不眠、抑うつ感など精神神経症状がある場合の次の症状。胆のう炎、胆石症、胃炎、胃酸過多、胃潰瘍、気管支炎、神経質、ヒステリー（神経症の一種）など。

四逆湯《しぎゃくとう》

副 甘草による偽アルドステロン症

副 甘草によるミオパシー

効 体力虚弱あるいは体力が消耗し、手足が冷える人の次の諸症：かぜ症候群、急・慢性胃腸

炎、下痢、吐き気など。

四君子湯《しくんしとう》

薬 潰瘍に対する作用（ラット）、制吐作用（イヌ）

副 甘草による偽アルドステロン症状

副 甘草によるミオパシー

効 体力が低下した人で、胃腸機能の低下によって食欲不振、心窩部（みぞおち）の膨満感がある場合の次の諸症：胃腸虚弱、慢性胃炎、胃もたれ、嘔吐、下痢など。

七物降下湯《しちもつこうかとう》

薬 血圧降下作用（ラット）

副 甘草による偽アルドステロン症状

副 甘草によるミオパシー

効 身体が虚弱にも関わらず、胃腸の働きが比較的よい人の高血圧症、またはそれにともなう肩こり、のぼせ、耳鳴り、頭重など。

芍薬甘草湯《しゃくやくかんぞうとう》

薬 痙縮（筋緊張が亢進した状態）モデルにおける筋疲労抑制作用（ラット）

次の疾患がある人には使用不可（いずれも甘草による作用）。

禁 アルドステロン症の人

禁 ミオパシーのある人

禁 低カリウム血症の人

＊使用によって上記の疾患および症状が悪化する恐れがある。

副 甘草による偽アルドステロン症

副 うっ血性心不全、心室細動、心室頻拍などが現れることがある（動悸、息切れ、倦怠感、めまい、失神などの異常があったときは、服用中止）。

副 肝機能障害、黄疸

注 一般に高齢者では生理機能が低下しているので減量など慎重服用が必用。

効 体力に関わらず使用でき、筋肉の急激な痙攣をともなう痛みのある人の次の諸症：こむらがえり、筋肉の痙攣、腹痛、腰痛など。

十全大補湯《じゅうぜんだいほとう》

薬 病後の体力低下に対する作用（ラット、マウス）、手足の冷えに対する作用（マウス）、貧血に対する作用（マウス）、免疫調整作用（マウス）

副 甘草による偽アルドステロン症

副 甘草によるミオパシー

副 肝機能障害、黄疸

注 ①著しく胃腸の虚弱な人は、食欲不振、胃部不快感、悪心、嘔吐、下痢などが現れることがある。
②食欲不振、悪心、嘔吐のある人は、症状が悪化する恐れがある。

効 病後の体力低下、慢性疾患で疲労倦怠、食欲不振など体調がすぐれない場合の次の諸症：全身倦怠感、手足の冷え、貧血、寝汗、口内乾燥感など。

小建中湯《しょうけんちゅうとう》

副 甘草による偽アルドステロン症

副 甘草によるミオパシー

効 体質虚弱で疲れやすく、血色がすぐれず、腹痛、動悸、手足のほてり、冷え、頻尿および多尿のいずれかをともなう次の諸症：疲労倦怠感、慢性胃腸炎、心悸亢進、寝汗、四肢倦怠感など。虚弱児童に頻用。

小柴胡湯《しょうさいことう》

薬 肝障害抑制作用（ラット）、肝血流低下抑制作用（ラット）、肝再生促進作用（ラット）、肝線維化抑制作用（ラット）、免疫調整作用（マウス）、免疫複合体（免疫の機能に問題が生じる）除去作用（マウス）、抗アレルギー作用（モルモット）、抗炎症作用（ラット）、胃粘膜障害に対する作用（ラット）、胃酸・ペプシンの分泌抑制作用（ラット）

禁 次の疾患がある場合には服用不可です。疾患や症状が悪化する恐れがあります。

禁 インターフェロン製剤を投与中の人(間質性肺炎が現れることがある)。

禁 肝硬変、肝がんの人(間質性肺炎が起こり死亡などの重篤な結果に至ることがある)。

禁 慢性肝炎における肝機能障害で血小板数が10万/㎣以下の人(肝硬変が疑われる)。

副 柴胡による間質性肺炎(0.1%未満):発熱、咳込み、呼吸困難、肺音の異常などが現れた場合には、服用中止。

副 甘草による偽アルドステロン症

副 甘草によるミオパシー

副 肝機能障害、黄疸

注 ①著しく体力の衰えている人は、副作用が現れやすくなり、その症状が増強される恐れがある。

②慢性肝炎における肝機能障害で血小板数が15万/h㎣以下の人(肝硬変に移行している可能性がある)。

効 体力中等度で胸脇苦満(上腹部が張って苦しい)があり、舌苔を生じ口中不快、食欲不振、ときにより微熱や悪心のある次の諸症:諸種の急性熱性病、肺炎、気管支炎、かぜ症候群、胸膜炎、肺結核などの補助療法。リンパ腺炎、慢性胃腸障害、産後回復不全など。また慢性肝炎の肝機能障害改善。

小柴胡湯《しょうさいことう》加《か》桔梗石膏《ききょうせっこう》

副 甘草による偽アルドステロン症

副 甘草によるミオパシー

副 肝機能障害、黄疸

注 ①胃腸の虚弱な人は、食欲不振、胃部不快感、悪心、嘔吐、下痢などが現れることがある。

②著しく体力の衰えている人は、副作用が現れやすくなり、その症状が増強される恐れがある。

効 体力が中等度で微熱があり、のどが腫れて痛む次の諸症：扁桃炎、扁桃周囲炎、上気道の亜急性ないし炎症性疾患など。

小《しょう》青《せい》竜《りゅう》湯《とう》

薬 抗アレルギー作用（モルモット、ラット）

副 間質性肺炎（発熱、咳込み、呼吸困難、肺音の異常などが現れた場合には中止する）。

副 甘草による偽アルドステロン症

副 甘草によるミオパシー

副 肝機能障害、黄疸

注 ①著しく胃腸の虚弱な人は、食欲不振、胃部不快感、悪心、嘔吐、軟便、下痢などが現れることがある。

②病後の衰弱期や著しく体力が衰えている人は、副作用が現れやすくなり、その症状が増強される恐れがある。

③食欲不振、悪心、嘔吐がある場合は、症状が悪化する恐れがある。

④発汗傾向が著しい人は、発汗過多や全身脱力感などが現れる恐れがある。

⑤狭心症や心筋梗塞など循環器系の障害がある人または既往歴のある人。

⑥重症高血圧症の人。

⑦高度の腎障害がある人。

⑧排尿障害がある人。

⑨甲状腺機能亢進症の人。

効 体力が中等度の人で、喘鳴、咳、呼吸困難、鼻症状がある場合の次の諸症：水様の痰、水様の鼻汁、鼻づまり、くしゃみ、流涙などがある場合。気管支喘息、鼻炎、アレルギー性鼻炎、アレルギー結膜炎、かぜ症候群に加え、気管支炎。

小半《しょうはん》夏《げ》加《か》茯苓湯《ぶくりょうとう》

注 一般に高齢者では生理機能が低下しているので減量など慎重服用が必用。

効 体力が中等度の人で、悪心、嘔吐を主訴とする場合の次の諸症：つわり、そのほかの諸病

の嘔吐(急性胃炎、湿性胸膜炎、水腫性脚気、蓄膿症)。

真武湯《しんぶとう》

【薬】血圧降下作用(ラット)

【注】①体力が充実している人は、発疹やかゆみ、じんましんなどが現れやすくなる。
②暑がりで、のぼせが強く赤ら顔の人は、心悸亢進(心臓の拍動が増加し不快に感じる)、舌のしびれ、のぼせ、悪心などが現れる恐れがある。

【効】新陳代謝が低下して体力が虚弱な人で、全身倦怠感や四肢の冷感があり下痢や腹痛がある次の諸症:胃腸疾患、胃腸虚弱症、慢性胃炎、消化不良、胃アトニー、胃下垂、ネフローゼ(低タンパク症によるむくみ)、腹膜炎、脳溢血、神経衰弱、高血圧症、心悸亢進、リウマチなど。

清心蓮子飲《せいしんれんしいん》

【副】間質性肺:炎発熱、咳込み、呼吸困難、肺音の異常などが現れた場合には、服用中止。

【副】甘草による偽アルドステロン症

【副】甘草によるミオパシー

【副】肝機能障害、黄疸

【効】平素から胃腸虚弱で体力が低下した人で、全身倦怠感があり、口や舌が乾き、尿ができくい次の諸症:残尿感、頻尿、排尿痛など。

清肺湯《せいはいとう》

【薬】去痰作用(ウサギ、ハト)

【副】間質性肺炎(発熱、咳込み、呼吸困難、肺音の異常などが現れた場合には中止する)。

【副】甘草による偽アルドステロン症

【副】甘草によるミオパシー

【注】①著しく胃腸の虚弱な人は、食欲不振、胃部不快感、悪心、嘔吐、軟便、下痢などが現れることがある。
②食欲不振、悪心、嘔吐がある場合は、症状

が悪化する恐れがある。

効 比較的体力の低下した人で、粘っこく切れにくい痰が多く咳が長引いている場合の次の諸症：咽喉痛や声かれ、血痰などをともなう咳、慢性化した呼吸器疾患で痰が多く出る咳。

疎経活血湯《そけいかっけつとう》

副 甘草による偽アルドステロン症

副 甘草によるミオパシー

注 ①著しく胃腸の強弱な人は、食欲不振、胃部不快感、悪心、嘔吐、下痢などが現れることがある。

②食欲不振、悪心、嘔吐のある人は、症状が悪化する恐れがある。

効 体力が中等度の人で、腰部から下肢にかけての筋肉、関節、神経が痛む場合の次の諸症：関節痛、神経痛、腰痛、筋肉痛など。

大黄甘草湯《だいおうかんぞうとう》

臨床成績 便秘症と診断された患者に対する本薬とプラセボの二重盲検比較臨床試験において、86・4%、プラセボ群は有効率44・7%

副 甘草による偽アルドステロン症

副 甘草によるミオパシー

注 ①下痢、軟便のある人は、その症状が悪化する恐れがある。

②著しく胃腸の強弱な人は、食欲不振、胃部不快感、悪心、嘔吐、下痢などが現れることがある。

③著しく体力の衰えている人は、副作用が現れやすくなり、その症状が増強される恐れがある。

効 体力に関わらず使用でき、便秘、便秘にともなう頭重、のぼせ、湿疹、皮膚炎、ふきでもの(にきび)、食欲不振(食欲減退)、腹部膨満、腸内異常醗酵、痔などの常習便秘。

大黄牡丹皮湯《だいおうぼたんぴとう》

注 ①下痢、軟便のある人は、その症状が悪化する恐れがある。

②著しく胃腸の強弱な人は、食欲不振、胃部不快感、悪心、嘔吐、下痢などが現れることがある。

④著しく体力の衰えている人は、副作用が現れやすくなり、その症状が増強される恐れがある。

効 比較的体力が充実した人で、下腹部痛があり便秘しがちな次の諸症：便秘、痔疾、月経不順、月経困難など。主として瘀血をともなう場合に用いる。

大建中湯《だいけんちゅうとう》

薬 消化管運動促進作用（ヒト）、消化管ホルモンに対する作用（ヒト）、消化管過剰運動抑制作用（イヌ、マウス）、イレウス改善作用（ラット、マウス）

副 肝機能障害、黄疸

効 体力が低下した人で、四肢や腹部が冷えて痛み腹部膨満や鼓張（ガスが溜り腹が張る）がある次の諸症：開腹術後の腸管通過障害にともなう腹痛、腹部膨満感など。

大柴胡湯《だいさいことう》

薬 肝障害抑制作用（ラット）、肝の脂質代謝改善作用（ラット）、胆石形成抑制作用（ハムスター）、循環系に対する作用（ウサギ、ラット、マウス）

副 柴胡による間質性肺炎

副 柴胡による肝機能障害、黄疸

注 ①下痢、軟便のある人は、その症状が悪化する恐れがある。

②著しく胃腸の強弱な人は、食欲不振、胃部不快感、悪心、嘔吐、下痢などが現れることがある。

③著しく体力の衰えている人は、副作用が現れやすくなり、その症状が増強される恐れがある。

効 比較的体力のある人で、便秘がちで上腹部が張って苦しく、耳鳴りや肩こりなどをともなう次の諸症：胆石症、胆のう炎、黄疸、肝機能障害、高血圧症、脳溢血、蕁麻疹、胃酸過多症、急性胃腸カタル、悪心、嘔吐、食欲不振、糖尿病、ノイローゼ(不安障害)、不眠症、痔疾など。

大承気湯《だいじょうきとう》

注 ①下痢、軟便のある人は、その症状が悪化する恐れがある。

②著しく胃腸の強弱な人は、食欲不振、胃部不快感、悪心、嘔吐、下痢などが現れることがある。

③著しく体力の衰えている人は、副作用が現れやすくなり、その症状が増強される恐れがある。

効 体力が充実した人あるいは肥満体質で、腹部とくにヘソを中心に膨満感が強く、便秘する場合の次の諸症：常習便秘、急性便秘、高血圧症、神経症、食あたりなど。

大防風湯《だいぼうふうとう》

薬 慢性関節リウマチモデルに対する作用(ラット)

副 甘草による偽アルドステロン症

副 甘草によるミオパシー

注 ①体力が充実している人は、発疹やかゆみ、じんましんなどが現れやすくなる。

②暑がりで、のぼせが強く赤ら顔の人は、心悸亢進(心臓の拍動が増加し不快に感じる)、舌のしびれ、のぼせ、悪心などが現れる恐れがある。

③著しく胃腸の強弱な人は、食欲不振、胃部不快感、悪心、嘔吐、下痢などが現れることがある。

④著食欲不振、悪心、嘔吐のある人は、症状が悪化する恐れがある。

効 体力が低下した人で、顔色が悪く関節の腫れ、疼痛、運動機能障害があり、それが慢性化している場合の次の諸症：下肢の慢性関節リウマチ、慢性関節炎、痛風など。

竹《ちく》茹《じょ》温《うん》胆《たん》湯《とう》

副 甘草による偽アルドステロン症

副 甘草によるミオパシー

効 比較的体力が低下した人で、かぜ症候群などで発熱が長引き、あるいは解熱後に咳が出て痰が多く、心悸亢進をともなう場合の次の諸症：インフルエンザ、かぜ症候群、精神不安、心悸亢進、胸脇苦満（とくにみぞおちの下の胸苦しさ）など。

調《ちょう》胃《い》承《じょう》気《き》湯《とう》

副 甘草による偽アルドステロン症

副 甘草によるミオパシー

注 ①下痢や軟便のある人は、その症状が悪化する恐れがある。

②著しく胃腸の虚弱な人は、食欲不振、胃部不快感、腹痛、下痢などが現れることがある。

③著しく体力が衰えている人は、副作用が現れやすくなり、その症状が増強される恐れがある。

効 体力が中等度の人の便秘

釣《ちょう》藤《とう》散《さん》

薬 血圧降下作用（ラット）

薬 脳血流保持作用（ラット）

副 甘草による偽アルドステロン症

副 甘草によるミオパシー

効 体力が中等度あるいはやや低下した中年以降の人で、慢性の頭痛や肩こり、めまいなどがあり高血圧の傾向がある場合。とくに目覚め時に頭痛や頭重感があるとき、のぼせ、耳鳴り、不眠、眼球結膜の充血をともなう場合。

猪《ちょ》苓《れい》湯《とう》

薬 利尿作用（ラット）

薬 結石形成抑制作用（ネコ、ラット）

薬 抗腎炎作用（ラット）

効 体力に関わらず使用でき、排尿異常があり、ときに口が渇く場合の次の諸症：腎臓炎、排尿困難、排尿痛、残尿感、頻尿、むくみなど。

猪苓湯合四物湯《ちょれいとうごうしもつとう》

注 ①著しく胃腸の強弱な人は、食欲不振、胃部不快感、悪心、嘔吐、下痢などが現れることがある。

②食欲不振、悪心、嘔吐のある人は、症状が悪化する恐れがある。

効 体力中等度前後の人で、頻尿、残尿感、排尿痛などの排尿障害の慢性化や反復して起こる場合の次の諸症：排尿困難、排尿痛、残尿感、頻尿など。

通導散《つうどうさん》

副 甘草による偽アルドステロン症

副 甘草によるミオパシー

注 ①著しく胃腸の虚弱な人は、食欲不振、胃部不快感、悪心、嘔吐、軟便、下痢などが現れることがある。

②食欲不振、悪心、嘔吐がある場合は、症状が悪化する恐れがある。

③著しく体力の衰えている人は、副作用が現れやすくなり、その症状が増強される恐れがある。

③下痢、軟便のある人は、その症状が悪化する恐れがある。

効 比較的体力があり、下腹部に圧痛があって便秘しがちな人の次の諸症：月経不順、月経痛、更年期障害、腰痛、便秘、打ち身（打撲）、高血圧の随伴症状（頭痛、めまい、肩こり）など。桃核承気湯を用いるケースよりも精神神経症状が激しいとき。

桃核承気湯《とうかくじょうきとう》

副 甘草による偽アルドステロン症

副 甘草によるミオパシー

注 ①著しく胃腸の虚弱な人は、食欲不振、胃部不快感、悪心、嘔吐、軟便、下痢などが現れることがある。

②著しく体力の衰えている人は、副作用が現れやすくなり、その症状が増強される恐れがある。

④下痢、軟便のある人は、その症状が悪化する恐れがある。

効 体力が中等度以上で、のぼせて便秘しがちな人の次の諸症：月経不順、月経困難症、月経痛、月経時や産後の精神不安、腰痛、便秘、高血圧の随伴症状（頭痛、めまい、肩こり）、痔疾、打撲症など。

当《とう》帰《き》四《し》逆《ぎゃく》加《か》呉《ご》茱《しゅ》萸《ゆ》生《しょう》姜《きょう》湯《とう》

副 甘草による偽アルドステロン症

副 甘草によるミオパシー

注 ①著しく胃腸の虚弱な人は、食欲不振、胃部不快感、悪心、嘔吐、軟便、下痢などが現れることがある。

②食欲不振、悪心、嘔吐がある場合は、症状が悪化する恐れがある。

効 平素から冷え性で体質虚弱な人で、手足の冷えを感じ下肢部痛や腰痛などがある場合の次の諸症：頭痛、下腹部痛、腰痛、しもやけなど。

当《とう》帰《き》芍《しゃく》薬《やく》散《さん》

薬 ホルモンに対する作用（ヒト）、血液流動性に対する作用（ヒト）、排卵誘発作用（ラット）、更年期障害に対する作用（マウス）

注 ①著しく胃腸が虚弱な人は、食欲不振、胃部不快感、悪心、嘔吐、頭痛、下痢などが現れることがある。

②食欲不振、悪心、嘔吐がある場合は、その症状が悪化する恐れがある。

効 体力虚弱で、冷え症で貧血の傾向があり疲労しやすく、ときに下腹部痛、頭重、めまい、肩こり、耳鳴り、動悸などを訴える人の次の諸症：月経不順、月経異常、月経痛、更年期障害、産前産後あるいは流産による障害（貧血、疲労倦怠、めまい、むくみ）、めまい、立ちくらみ、頭重、肩こり、腰痛、足腰の冷え症、しもやけ、むくみ、しみ、耳鳴りなど。

副 甘草による偽アルドステロン症

副 甘草によるミオパシー

二陳湯《にちんとう》

効 体力中等度前後の人で、悪心、嘔吐、胃部不快感（胸のつかえ）などがある場合の次の諸症：また、めまい、動悸、頭痛などをともなう場合（胃部でチャポチャポ音がすることが多い）。

副 甘草による偽アルドステロン症

副 甘草によるミオパシー

女神散《にょしんさん》

副 肝機能障害、黄疸

注 ①著しく胃腸の虚弱な人は、食欲不振、胃部不快感、悪心、嘔吐、軟便、下痢などが現れることがある。
②食欲不振、悪心、嘔吐がある場合は、症状が悪化する恐れがある。

効 体力が中等度かそれ以上の人で、のぼせとめまいがある精神神経症の次の諸症：更年期障害。血の道症（女性ホルモンの変動にともなって現れる精神神経症状および身体症状）、産前産後の神経症、不安、不眠、頭痛、動悸など。

人参湯《にんじんとう》

禁 アルドステロン症の人

禁 ミオパシーのある人

禁 低カリウム血症の人
＊使用によって上記の疾患および症状が悪化する恐れがある。

副 甘草による偽アルドステロン症
副 甘草によるミオパシー
効 体力虚弱で、疲れやすくて手足などが冷えやすい人の次の諸症：胃腸虚弱、下痢、嘔吐、胃痛、腹痛、急・慢性胃炎など。

人参養栄湯《にんじんようえいとう》

副 甘草による偽アルドステロン症
副 甘草によるミオパシー
副 肝機能障害、黄疸
注 ①著しく胃腸の強弱な人は、食欲不振、胃部不快感、悪心、嘔吐、下痢などが現れることがある。
②食欲不振、悪心、嘔吐のある人は、症状が悪化する恐れがある。
効 病後・手術後あるいは慢性疾患などで疲労衰弱している人の次の諸症：病後の体力低下、疲労倦怠感、食欲不振、寝汗、手足の冷え、貧血など。

麦門冬湯《ばくもんどうとう》

薬 鎮咳作用（モルモット）、去痰作用（ウズラ）、気管支拡張作用（モルモット）
副 間質性肺炎（発熱、咳込み、呼吸困難、肺音の異常などが現れた場合には中止する）
副 甘草による偽アルドステロン症
副 甘草によるミオパシー
副 肝機能障害、黄疸
効 体力中等度以下で、痰が切れにくく、ときに強くせきこみ、または咽頭の乾燥感がある人の次の諸症：からぜき、気管支炎、気管支ぜんそく、咽頭炎、しわがれ声など。

八味地黄丸《はちみじおうがん》

薬 実験的糖尿病抑制作用（ラット）、循環器系に対する作用（ウサギ、マウス）、骨代謝に対する作用（ラット）、造精機能に対する作用（ラット、マウス）、利尿作用（ラット）、血圧降下作用（ラット）、腎臓に対する作用（ラット）

注 ①体力が充実している人は、副作用が現れやすくなり、その症状が増強される恐れがある。
②暑がりで、のぼせが強く、赤ら顔の人は、心悸亢進、のぼせ、舌のしびれ、悪心などが現れることがある。
③著しく胃腸の虚弱な人は、食欲不振、胃部不快感、腹痛、下痢などが現れることがある。
④食欲不振、悪心、嘔吐がある場合は、症状が悪化する場合がある。

効 体力中等度以下で、疲れやすく四肢が冷えやすく、尿量減少または多尿で、ときに口渇がある人の次の諸症：下肢痛、腰痛、しびれ、高齢者のかすみ目、かゆみ、排尿困難、残尿感、夜間尿、頻尿、むくみ、高血圧に伴う随伴症状の改善(肩こり、頭重、耳鳴り)、軽い尿漏れなど。

半《はん》夏《げ》厚朴湯《こうぼくとう》

注 一般に高齢者では生理機能が低下しているので減量など慎重服用が必用。

効 体力中等度を目安として、気分がふさいで咽喉や食道部に異物感があり、ときに動悸、めまい、嘔気などをともなう人の次の諸症：不安神経症、神経性胃炎、つわり、咳、しわがれ声、のどのつかえ感など。

半《はん》夏《げ》瀉心湯《しゃしんとう》

薬 胃排出促進作用(ヒト)、胃粘膜障害に対する作用(ラット)、制吐作用(フェレット)、止瀉作用(ラット、マウス)

禁 アルドステロン症の人

禁 ミオパシーのある人

禁 低カリウム血症の人

*使用によって上記の疾患および症状が悪化する恐れがある。

副 間質性肺炎

副 甘草による偽アルドステロン症

副 甘草によるミオパシー

副 肝機能障害、黄疸

効 体力中等度で、みぞおちのつかえ感があり、ときに悪心や嘔吐があり、食欲不振で腹が鳴って軟便または下痢の傾向のある人の次の諸症：急・慢性胃腸炎、下痢、軟便、消化不良、胃下垂、神経性胃炎、胃弱、二日酔い、げっぷ、胸やけ、口内炎、神経症など。

半《はん》夏《げ》白《びゃく》朮《じゅつ》天《てん》麻《ま》湯《とう》

注 一般に高齢者では生理機能が低下しているので減量など慎重服用が必用。

効 比較的体力が低下した胃腸虚弱な人で、下肢の冷え、めまい、頭痛、頭重感などがある場合。

茯《ぶく》苓《りょう》沢《たく》瀉《しゃ》湯《とう》

副 甘草による偽アルドステロン症

副 甘草によるミオパシー

効 体力中等度以下で、胃もたれ、悪心、嘔吐などがあり、渇きを覚える人の次の諸症：胃炎、胃アトニー、胃腸虚弱など。

平《へい》胃《い》散《さん》

副 甘草による偽アルドステロン症

副 甘草によるミオパシー

効 体力中等度前後の人で、消化障害がある場合の次の諸症：急・慢性胃カタル（胃炎の一種）、胃アトニー、消化不良、食欲不振など。

防《ぼう》已《い》黄《おう》耆《ぎ》湯《とう》

薬 尿蛋白抑制作用

副 間質性肺炎肺

副 甘草による偽アルドステロン症

副 甘草によるミオパシー

副 肝機能障害、黄疸

効 体力中等度以下で、疲れやすく、汗のかきやすい傾向がある人の次の諸症：肥満にともなう関節の腫れや痛み、むくみ、多汗症、肥満症（筋肉にしまりのない、いわゆる水太り）など。

防風通聖散《ぼうふうつうしょうさん》

薬 肥満に対する作用（褐色脂肪細胞＝身体の熱を生成の活性化作用）

副 間質性肺炎

副 甘草による偽アルドステロン症

副 甘草によるミオパシー

副 肝機能障害、黄疸

注 ①下痢や軟便のある人は、その症状が悪化する恐れがある。
②胃腸の虚弱な人は、食欲不振、胃部不快感、悪心、嘔吐、軟便、下痢などが現れることがある。
③病後の衰弱期や著しく体力が衰えている人は、副作用が現れやすくなり、その症状が増強される恐れがある。
④食欲不振、悪心、嘔吐がある場合は、症状が悪化する恐れがある。
⑤発汗傾向が著しい人は、発汗過多や全身脱力感などが現れる恐れがある。
⑥狭心症や心筋梗塞など循環器系の障害がある人または既往歴のある人。
⑦重症高血圧症の人。
⑧高度の腎障害がある人。
⑨排尿障害がある人。
⑩甲状腺機能亢進症の人。

効 体力充実して腹部に皮下脂肪が多く、便秘がちな人の次の諸症：高血圧や肥満に伴う動悸・肩こり・のぼせ・むくみ・便秘、蓄膿症（副鼻腔炎）、湿疹・皮膚炎、ふきでもの（にきび）、肥満症など。

補中益気湯《ほちゅうえっきとう》

薬 病後の体力低下に対する作用（ラット、マウス）、高齢者の体力低下に対する作用（マウス）、感冒に対する作用（マウス）

副 柴胡による間質性肺炎（頻度不明）：発熱、咳込み、呼吸困難、肺音の異常などが現れた場合には、服用中止。
副 甘草による偽アルドステロン症
副 甘草によるミオパシー
副 肝機能障害、黄疸
効 体力が虚弱で元気がなく、胃腸の働きが衰えて、疲れやすい人の次の諸症：虚弱体質、疲労倦怠、病後・術後の衰弱、食欲不振、寝汗、かぜ症候群など。

麻黄湯《まおうとう》

薬 抗炎症作用（ラット）
副 甘草による偽アルドステロン症
副 甘草によるミオパシー
注 ①著しく胃腸の虚弱な人は、食欲不振、胃部不快感、悪心、嘔吐、軟便、下痢などが現れることがある。
②病後の衰弱期や著しく体力が衰えている人は、副作用が現れやすくなり、その症状が増強される恐れがある。
③食欲不振、悪心、嘔吐がある場合は、症状が悪化する恐れがある。
④発汗傾向が著しい人は、発汗過多や全身脱力感などが現れる恐れがある。
⑤狭心症や心筋梗塞など循環器系の障害がある人または既往歴のある人。
⑥重症高血圧症の人。
⑦高度の腎障害がある人。
⑧排尿障害がある人。
⑨甲状腺機能亢進症の人
効 体力充実して、かぜのひきはじめで、寒気がして発熱や頭痛があり、咳が出て身体のふしぶしが痛く汗が出ていない人の次の諸症：かぜ症候群、鼻かぜ、気管支炎、鼻づまりなど。

麻黄附子細辛湯《まおうぶしさいしんとう》

薬 抗炎症作用（ラット、マウス）、抗侵害受容作用（ラット、マウス）

副 肝機能障害、黄疸

注 ①体力が充実している人は、副作用が現れやすくなり、その症状が増強される恐れがある。
②暑がりで、のぼせが強く、赤ら顔の人は、心悸亢進、のぼせ、舌のしびれ、悪心などが現れることがある。
③著しく胃腸の虚弱な人は、食欲不振、胃部不快感、腹痛、下痢などが現れることがある。
④食欲不振、悪心、嘔吐がある場合は、症状が悪化する場合がある。
②発汗傾向が著しい人は、発汗過多や全身脱力感などが現れる恐れがある。
③狭心症や心筋梗塞など循環器系の障害がある人または既往歴のある人。
④重症高血圧症の人。
⑤高度の腎障害がある人。
⑥排尿障害がある人。
⑩甲状腺機能亢進症の人。

効 比較的体力が低下した人で、悪寒や全身倦怠感をともなう発熱(微熱)がある場合の次の諸症：かぜ症候群、気管支炎など。

麻杏甘石湯《まきょうかんせきとう》

薬 抗アレルギー作用(ラット)

副 甘草による偽アルドステロン症

副 甘草によるミオパシー

注 ①著しく胃腸の虚弱な人は、食欲不振、胃部不快感、悪心、嘔吐、軟便、下痢などが現れることがある。
②病後の衰弱期や著しく体力が衰えている人は、副作用が現れやすくなり、その症状が増強される恐れがある。
③食欲不振、悪心、嘔吐がある場合は、症状が悪化する恐れがある。
④発汗傾向が著しい人は、発汗過多や全身脱力感などが現れる恐れがある。
⑤狭心症や心筋梗塞など循環器系の障害があ

る人または既往歴のある人。
⑥重症高血圧症の人。
⑦高度の腎障害がある人。
⑧排尿障害がある人。
⑨甲状腺機能亢進症の人。

効 体力中等度以上で、咳が出て、ときにのどが渇く人の次の諸症：咳、小児喘息、気管支喘息、気管支炎、感冒、痔の痛みなど。

麻《ま》杏《きょう》薏《よく》甘《かん》湯《とう》

副 甘草による偽アルドステロン症

副 甘草によるミオパシー

注 ①著しく胃腸の虚弱な人は、食欲不振、胃部不快感、悪心、嘔吐、軟便、下痢などが現れることがある。
②病後の衰弱期や著しく体力が衰えている人は、副作用が現れやすくなり、その症状が増強される恐れがある。
③食欲不振、悪心、嘔吐がある場合は、症状が悪化する恐れがある。
④発汗傾向が著しい人は、発汗過多や全身脱力感などが現れる恐れがある。
⑤狭心症や心筋梗塞など循環器系の障害がある人または既往歴のある人。
⑥重症高血圧症の人。
⑦高度の腎障害がある人。
⑧排尿障害がある人。
⑨甲状腺機能亢進症の人。

効 比較的体力がある人で、諸関節や筋肉が腫れて痛む場合の次の諸症：関節痛、神経痛、筋肉痛など。

麻《ま》子《し》仁《にん》丸《がん》

注 ①下痢や軟便のある人は、その症状が悪化する恐れがある。
②著しく胃腸の虚弱な人は、食欲不振、胃部不快感、悪心、嘔吐、軟便、下痢などが現れることがある。

効 体力が中等度またはやや低下した人の習慣性便秘で、とりわけ高齢者や病後の虚弱者に頻用。

薏苡仁湯《よくいにんとう》

効 体力中等度あるいはそれ以上の人で、比較的慢性に経過する四肢の関節、筋肉の疼痛、腫れ、熱感のある次の諸症：関節痛、筋肉痛など。

薬 抗炎症作用（ラット）

副 甘草による偽アルドステロン症

副 甘草によるミオパシー

注 ①病後の衰弱期、著しく体力の衰えている人は、副作用が現れやすくなり、その症状が増強される恐れがある。

②著しく胃腸の虚弱な人は、食欲不振、胃部不快感、悪心、嘔吐などが現れることがある。

③食欲不振、悪心、嘔吐のある人は、それらの症状が悪化する恐れがある。

④発汗傾向が著しい人は、発汗過多、全身脱力感などが現れることがある。

⑤狭心症、心筋梗塞などの循環器系の障害がある人、またはその既往歴のある人。

⑥重症高血圧症の人。

⑦高度の腎障害がある人。

⑧排尿障害のある人。

⑨甲状腺機能亢進症の人。

＊⑤～⑨の疾患および症状が悪化することがある。

抑肝散《よくかんさん》

薬 抗不安作用（マウス）

副 甘草による偽アルドステロン症

副 甘草によるミオパシー

注 ①下痢や軟便のある人は、その症状が悪化する恐れがある。

②著しく胃腸の虚弱な人は、食欲不振、胃部不快感、悪心、嘔吐、軟便、下痢などが現れ

ることがある。

効 体質が虚弱な人で、神経が高ぶる次の諸症：神経症、不眠症、更年期障害、小児の夜泣き、小児の疳の虫など。

抑肝散《よくかんさん》加陳皮《かちんぴ》半夏《はんげ》

副 甘草による偽アルドステロン症

副 甘草によるミオパシー

注 ①著しく胃腸の虚弱な人は、食欲不振、胃部不快感、悪心、嘔吐、軟便、下痢などが現れることがある。
②食欲不振、悪心、嘔吐がある場合は、症状が悪化する恐れがある。

効 体質が虚弱な人で、消化器が弱く神経が高ぶる次の諸症：神経症、不眠症、更年期障害、小児の夜泣き、小児の疳の虫など。

苓桂朮甘湯《りょうけいじゅつかんとう》

副 甘草による偽アルドステロン症

副 甘草によるミオパシー

効 体力中等度以下で、めまい、ふらつきがあり、ときにのぼせや動悸がある人の次の諸症：立ちくらみ、めまい、頭痛、耳鳴り、動悸、息切れ、神経症、神経過敏など。

六君子湯《りっくんしとう》

薬 胃酸の逆流を防ぐ胃排出促進作用、潰瘍部粘膜の再生を促進、胃粘血流増加作用など、ヒトでの作用を確認。消化管運動亢進作用（イヌ）、胃粘膜血流低下抑制作用（ラット、モルモット）、胃酸・ペプシンの分泌抑制作用（ラット）

副 甘草による偽アルドステロン症

副 甘草によるミオパシー

副 肝機能障害、黄疸

効 体力中等度以下で、胃腸が弱く、食欲がなく、みぞおちがつかえ、疲れやすく、貧血性で手足が冷えやすい人の次の諸症：胃炎、胃腸虚弱、胃下垂、消化不良、食欲不振、胃痛、嘔吐など。

竜胆瀉肝湯《りゅうたんしゃかんとう》

副 甘草による偽アルドステロン症

副 甘草によるミオパシー

注 ①著しく胃腸の虚弱な人は、食欲不振、胃部不快感、悪心、嘔吐、軟便、下痢などが現れることがある。

② 食欲不振、悪心、嘔吐がある場合は、症状が悪化する恐れがある。

効 比較的体力があり、下腹部筋肉が緊張する傾向がある人の次の諸症：排尿痛、残尿感、生殖器の炎症性疾患など。

産婦人科領域の頻用処方	不妊症	当帰芍薬散
	月経不順・月経困難	当帰芍薬散、桂枝茯苓丸
	習慣性流産	当帰芍薬散
	つわり	小半夏加茯苓湯
	更年期障害	加味逍遙散
	産褥神経症	女神散
小児科領域の頻用処方	虚弱児	小建中湯
	感冒にかかりやすい(腺病体質改善)	小柴胡湯
	小児喘息	小柴胡湯＋麻杏甘石湯(咳き込みが主)、小青竜湯・桂枝柴胡湯(喘鳴が主)
	反復性腹痛(反復性臍疝痛)	小建中湯(虚弱児)
	周期性嘔吐	五苓散
	急性胃腸炎	五苓散
	下痢	五苓散、人参湯
	夜尿症	小建中湯など
	めまい	半夏白朮天麻湯
皮膚科領域の頻用処方	化膿性皮膚疾患	十味敗毒湯
	にきび	清上防風湯、桃核承気湯
	しもやけ	当帰四逆加呉茱萸生姜湯
耳鼻咽喉科領域の頻用処方	アレルギー性鼻炎、花粉症	小青竜湯、葛根湯加川芎辛夷(急性)、辛夷清肺湯(慢性)
	滲出性中耳炎	小青竜湯(急性　鼻炎)、辛夷清肺湯(慢性　むくみ)
	咽喉頭異常感症	半夏厚朴湯、柴朴湯
整形外科領域およびその他の頻用処方	関節炎	越婢加朮湯 (胃腸が丈夫)
	慢性関節リウマチ	大防風湯
	腰痛	八味地黄丸、疎経活血湯、五積散、芍薬甘草湯、桃核承気湯、当帰四逆加呉茱萸生姜湯、牛車腎気丸
	肩こり	葛根湯
	五十肩	二朮湯
	しびれ	牛車腎気丸
整形外科領域およびその他の頻用処方	筋肉痛	疎経活血湯、桂枝加朮附湯、麻杏薏甘湯、薏苡仁湯
	坐骨神経痛	八味地黄丸、抑肝散、芍薬甘草湯、疎経活血湯
	神経痛	桂枝加朮附湯、疎経活血湯
	関節痛	桂枝加朮附湯、薏苡仁湯、芍薬甘草湯、疎経活血湯
	関節炎	防已黄耆湯
	下肢痛	牛車腎気丸
	筋炎	防已黄耆湯
	疲労倦怠	大防風湯
	食欲不振	補中益気湯
	二日酔い	六君子湯
	車酔い (吐き気)	五苓散
	貧血	当帰芍薬散、十全大補湯、帰脾湯、人参養栄湯

病名・症状による漢方薬選択の例

呼吸器領域の頻用処方	急性上気道炎	葛根湯、桂枝湯、麻黄附子細辛湯、香蘇散
	気管支炎	小柴胡湯（＋麻杏甘石湯）、竹筎温胆湯、柴朴湯（心身症傾向）
	気管支喘息	小柴胡湯＋麻杏甘石湯（咳き込み型）、小青竜湯（アレルギー型）
	乾咳	麦門冬湯、滋陰降火湯
	慢性気管支炎	清肺湯（痰の多く出る咳）
消化器領域の頻用処方	慢性肝炎	小柴胡湯
	過敏性腸症候群（腹痛）	桂枝加芍薬湯
	慢性胃炎	六君子湯
	ストレス性胃炎	半夏瀉心湯（体格良好の人）、安中散（やせ型で神経質な人）
	消化性潰瘍（軽症例）	柴胡桂枝湯、半夏瀉心湯
	胆道ジスキネジー（腹痛）	柴胡桂枝湯
	口内炎	半夏瀉心湯、黄連解毒湯
	便秘	大黄製剤（大黄甘草湯、大承気湯、麻子仁丸）
	下痢（水様）	真武湯、人参湯
	術後通過障害（腹痛・腹部膨満）	桂枝加芍薬湯＋大建中湯
	痔疾	乙字湯
循環器内分泌代謝領域の頻用処方	高血圧症＊	大柴胡湯（頑健で肥満）、釣藤散（やせ型）、七物降下湯（中年女性に頻用）
	低血圧症	真武湯
	糖尿病性末梢神経障害（しびれ＊）	牛車腎気丸
	原発性甲状腺機能亢進症（動悸・息切れ＊）	炙甘草湯（補助療法）
腎・泌尿生殖器領域の頻用処方	腎炎・ネフローゼ（むくみ＊）	柴苓湯
	膀胱炎	猪苓湯（急性期に抗生剤と併用）、猪苓湯合四物湯（慢性例）、清心蓮子飲（虚弱体質）
	尿路結石	猪苓湯＋芍薬甘草湯
	陰萎（インポテンツ）	八味地黄丸（加齢による）、桂枝加竜骨牡蠣湯（心因性）
神経筋領域の頻用処方	頭痛	呉茱萸湯・五苓散（偏頭痛）、釣藤散（老人起床時、慢性頭痛）
	めまい	苓桂朮甘湯（内耳性）、半夏白朮天麻湯（胃下垂傾向、胃弱）
	脳卒中後遺症	黄連解毒湯
	こむらがえり	芍薬甘草湯
精神科領域の頻用処方	不眠症	黄連解毒湯、酸棗仁湯など
精神科領域の頻用処方	神経症（不安状態）	柴胡加竜骨牡蠣湯（体格頑健）、半夏厚朴湯（体格中等度～虚弱）桂枝加竜骨牡蛎湯（中～虚証）
	神経症（抑うつ状態）	柴胡加竜骨牡蠣湯（体格頑健）、加味帰脾湯（虚弱体質）
	神経症（怒りっぽい・感情失禁）	抑肝散
老人科領域の頻用処方	前立腺肥大	八味地黄丸
	腰痛	八味地黄丸
	変形性膝関節症（関節痛）	防已黄耆湯
	老人性皮膚掻痒症（老人性の慢性湿疹）	当帰飲子、八味地黄丸

＊印の病名・症状は西洋医薬に併用、自覚症状軽減が目的

五島雄一郎・高久史麿・松田邦夫監修『漢方治療の ABC』日本医師会より

生薬名	基原（原材料）	効能
沢瀉 （たくしゃ）	オモダカ科サジオモダカの根茎	利尿、止渇、鎮痛、コレステロール降下、血糖・血圧降下
陳皮 （ちんぴ）	ミカン科ウンシュウミカンの果皮	健胃、整腸、止嘔、去痰、鎮咳、発汗
猪苓 （ちょれい）	サルノコシカケ科チョレイマイタケの菌核	解熱、止渇、利尿
当帰 （とうき）	セリ科トウキ属植物の根	鎮痛、鎮静、駆瘀血、強壮貧血症、月経不順、更年期障害
桃仁 （とうにん	バラ科モモまたはノモモの種子	駆瘀血、活血、鎮痛、緩下、消炎、排膿、解毒
人参 （にんじん）	ウコギ科チョウセンニンジンの根	強壮、強精、鎮静、抗疲労、強心、利尿、血圧降下
麦門冬 （ばくもんどう）	ユリ科ジャノヒゲの肥大根	解熱、消炎、 鎮咳、去痰、利尿、強心、強壮
半夏 （はんげ）	サトイモ科カラスビシャクの球茎	鎮嘔、鎮吐、鎮静、鎮咳、去痰、唾液分泌亢進
白朮 （びゃくじゅつ）	キク科オケラまたはオオバナオケラなどの根茎	健胃・整腸、強壮、利尿、解熱、鎮痛、止汗
茯苓 （ぶくりょう）	サルノコシカケ科のマツホド菌の菌核	利尿、健胃、めまい、利尿、補脾腎
附子 （ぶし）	キンポウゲ科シナトリカブトの子根	強心、鎮痛、鎮静、利尿
防已 （ぼうい）	ツヅラフジ科オオツヅラフジのツル性の茎または根茎	消炎、利尿、鎮痛、解熱
芒硝 （ぼうしょう）	天然の含水硫酸ナトリウム	蠕動運動亢進による緩下・瀉下
牡丹皮 （ぼたんぴ）	ボタン科ボタンの根の皮	鎮静、鎮痛、駆瘀血、排膿、消炎、止血、鎮痛
牡蛎 （ぼれい）	イタボガキ科マガキなどの殻	制酸、止渇、止汗、鎮静
麻黄 （まおう）	マオウ科マオウまたは同属植物の茎	発汗、解熱、鎮咳、鎮痛発、利尿
木通 （もくつう）	アケビ科アケビまたは同属植物の蔓性の茎	消炎性利尿、鎮痛、抗コレステロール作用
薏苡仁 （よくいにん）	イネ科ハトムギの種子	滋養、緩和、利尿、排膿
竜骨 （りゅうこつ）	大型ほ乳動物の化石化した骨	鎮静、鎮痙、消炎、去痰、止血
竜胆 （りゅうたん）	リンドウ科リンドウまたは同属植物の根および根茎	消化器の充血、炎症、尿道炎、リウマチ

生薬名	基原（原材料）	効能
杏仁 （きょうにん）	バラ科アンズの種子	鎮咳、去痰、緩下
桂枝 （けいし）	クスノキ科ケイや同属植物の若枝	解熱、鎮痛、健胃、抗菌、抗ウイルス、抗真菌
桂皮 （けいひ）	クスノキ科ケイや同属植物の樹皮	発汗、解熱、鎮痛、整腸、駆風（胃腸に溜まったガスを除く）
厚朴 （こうぼく）	モクレン科ホオノキなどの樹皮や根皮	抗菌、鎮痙、健胃、腹部膨満感、鎮痛、中枢抑制
牛膝 （ごしつ）	ヒユ科イノコズチまたは近縁種の根	利尿、浄血、腹痛、月経不順
呉茱萸 （ごしゅゆ）	ミカン科ゴシュユまたは近縁種の果実	健胃、利尿、鎮嘔、鎮痛、頭痛
五味子 （ごみし）	マツブサ科のチョウセンゴミシの果実	鎮咳、去痰、止瀉、滋養強壮
柴胡 （さいこ）	セリ科ミシマサイコまたは同属植物の根	解熱、鎮痛、消炎、解毒、鎮静、抗真菌、抗ウイルス
細辛 （さいしん	ウマノスズクサ科ウスバサイシンまたは近縁種の根及び根茎	鎮咳、鎮痛、去痰、利尿
山梔子 （さんしし）	アカネ科クチナシなどの果実	解熱、消炎、利胆（胆汁排出促進）、止血、抗菌、鎮静
山茱萸 （さんしゅゆ）	ミズキ科サンシュユの果実	補血、強壮作、止汗、止尿、滋養、補腎
山椒 （さんしょう）	ミカン科サンショウなどの果皮	鎮痛、健胃、整腸、利尿、抗菌、駆虫
山薬 （さんやく）	ヤマノイモ科ナガイモの周皮を除いた根茎	滋養強壮、強精、止瀉、鎮咳、止渇
地黄 （じおう）	ゴマノハグサ科アカヤジオウの根	強壮、止血、滋潤補血、解熱、止瀉、緩下
紫蘇子 （しそし）	シソ科シソまたは近縁種の種子	解熱、鎮咳、健胃、利尿剤
紫蘇葉 （しそよう）	シソ科シソまたは近縁種の葉および枝先	発汗、解熱、鎮咳、鎮痛、去痰、消化促進
芍薬 （しゃくやく）	ボタン科シャクヤクの根	鎮痛、鎮静、鎮痙、抗炎、平滑筋弛緩
車前子 （しゃぜんし）	オオバコ科シャゼンの種子	利尿（排尿障害）、去痰、消炎、解熱、止瀉
生姜 （しょうきょう）	ショウガ科ショウガの根茎	発散、健胃、鎮吐・鎮嘔、食欲不振
川芎 （せんきゅう）	セリ科センキュウのひげ根を除いた根茎	駆瘀血、鎮静、鎮痛、補血、強壮
蒼朮 （そうじゅつ）	キク科ホソバオケラなどの根茎	健胃、利尿・発汗、鎮痛、血糖降下、強壮
大黄 （だいおう）	タデ科のダイオウ属植物の根および根茎	瀉下、抗菌、収斂、健胃、利痰、抗腫瘍
大棗 （たいそう）	クロウメモドキ科ナツメの果実	強壮、鎮静、緩和、利尿

や

ら

頻用生薬の効能（主として動物実験に基づく薬理活性）

生薬名	基原（原材料）	効能
茵陳蒿（いんちんこう）	キク科カワラヨモギの幼苗	利胆、利尿、解熱、消炎
茴香（ういきょう）	セリ科ウイキョウの果実	消化機能亢進、胃蠕動促進、鎮痛
鬱金（うこん）	ショウガ科のウコンの根茎	理気、活血、止痛、健胃、利胆、利尿
黄耆（おうぎ）	マメ科キバナオウギまたは同属植物の根	抗菌、抗アレルギー、解熱、解毒、消炎、止血、利尿
黄芩（おうごん）	シソ科コガネバナの根	抗菌、解熱、利尿、抗アレルギー、解毒、肝機能の活性化
黄柏（おうばく）	ミカン科キハダなどの樹皮	解熱、消炎、健胃整腸、利尿、抗菌
黄連（おうれん）	キンポウゲ科オウレンの根茎	解熱、消炎、止血、精神不安、健胃
葛根（かっこん）	マメ科クズの根	発汗、止渇、鎮痛、項背部の凝り
乾姜（かんきょう）	ショウガ科ショウガの根茎を蒸して乾燥させたもの	四肢の冷え、冷えによる腹痛、腰痛、瀉下、健胃
甘草（かんぞう）	マメ科カンゾウ属植物の根や根茎	鎮痙、鎮咳、抗炎症、止痛、潰瘍修復、抗アレルギー
桔梗（ききょう）	キキョウ科キキョウの根	鎮咳、去痰、排膿、抗潰瘍
枳実（きじつ）	ミカン科ダイダイまたは近縁植物の未熟果	健胃、去痰、緩下、抗アレルギー

な

は

ま

さ

た

ら

漢方薬索引

あ

か

ま

や

な

は

た

さ

か

索引

あ

【参考文献】

本書を著すにあたり以下の文献を参考にさせていただきました。

浦澤喜一『老いのしくみ』筒井書房

杉山孝博『イラストでわかる高齢者のからだと病気』中央法規

今泉和友『老化とは何か』岩波新書

五島雄一郎、高久史麿、松田邦夫 / 監修『漢方治療の ABC』日本医師会

高久史麿、北村聖監修『実地医医家のための漢方医学入門』協和企画

安藤進、鈴木隆雄、高橋龍太郎『老化のことを正しく知る本』中経出版

『TSUMURA KAMPO MEDICINE FOR ETHICAL USE ツムラ医療用漢方製剤』ツムラ

藤平健『漢方処方類方鑑別便覧』リンネ

花輪壽彦『漢方診療のレッスン』金原出版

長濱善夫『東洋医学概説』創元社

(社)日本東洋医学会学術教育委員会編『入門漢方医学』南江堂

朝田隆『家族が認知症と診断されたら読む本』日東書院

桑木崇秀『漢方診療ハンドブック』創元社

小山誠次『高齢者の漢方治療』メディカルユーコン

佐藤弘、吉川信『東洋医学の基本講座』成美堂出版

著者略歴

◎関水康彰（せきみず　やすあき）

薬剤師、薬草研究家。1947年生まれ。東京薬科大学卒業後、川崎市立川崎病院、琴平診療所で薬剤師として勤務。横浜商業高校職業科生理学講師を経て、現在は横浜関水薬局で調剤を行うかたわら、在宅・認知症施設の医療にも従事。横浜市介護認定委員。

●企画・編集
福島一充（オフィス・シカーダ）

●本文デザイン＆DTP
森谷光利（HB スタジオ）

●装丁
森谷光利（HB スタジオ）

老化《ろうか》とたたかう漢方薬入門《かんぽうやくにゅうもん》

2016年7月10日　初版　第1刷発行

著　者　関水　康彰
発行者　片岡　巌
発行所　株式会社技術評論社
東京都新宿区市谷左内町21-13
電話　03-3513-6150　販売促進部
　　　03-3267-2270　書籍編集部
印刷・製本　日経印刷株式会社

定価はカバーに表示してあります

ISBN978-4-7741-8160-8　C2047
Printed in Japan